L'ALTRA MEDICINA/333

La collana "L'altra medicina" propone terapie, tecniche e rimedi a sostegno di un "progetto-salute" in una visione complessiva della persona come insieme inscindibile di corpo, mente e spirito. Sua finalità è il benessere integrale, non soltanto l'assenza della malattia o la guarigione.

Alcune delle discipline complementari trattate sono talvolta guardate con diffidenza dalla medicina ufficiale perché la loro efficacia, per quanto riscontrata nell'uso, non è stata ancora dimostrata da sperimentazioni scientifiche classiche.
Il ricorso a queste medicine è però una realtà in continua espansione in tutto il mondo e il diffonderne la conoscenza appare un doveroso atto di informazione.
Ognuno degli argomenti della collana "L'altra medicina" è il risultato di una scelta svolta a livello nazionale e internazionale tra tutto ciò che di meglio viene scoperto, provato e pubblicato in tema di salute e di benessere.

Forma di presentazione e linguaggio dei volumi sono curati in modo tale da poter essere compresi da chiunque, perché tutti vi possano trovare concrete indicazioni a beneficio della propria esistenza.

Gail Reichstein (1965-2016) è stata una nota agopuntrice. Dopo gli studi alla University of Pennsylvania e al Tri-State College of Acupuncture, dal 1995 ha praticato l'agopuntura e la medicina cinese a New York e nel Vermont.

Wataru Ohashi (Hiroshima, 1944), autore della Presentazione di pag. 15, è uno dei più eminenti praticanti di shiatsu al mondo. Nel 1977 ha fondato l'Ohashi Institute di cui è tuttora direttore. Insegna negli Stati Uniti e in Europa ed è autore di numerosi libri, tra cui *Shiatsu* e *Ohashiatsu*®, pubblicati da red!.

Titolo originale: *Wood becames Water. Chinese Medicine in Everyday Life*

Per la prima edizione italiana con il titolo *La danza dei cinque elementi*:

www.ilcastelloeditore.it

Per questa edizione italiana con il titolo *La medicina cinese nella vita quotidiana*:

Ristampa 2021
www.rededizioni.it

Traduzione di Silvia Marchesa Rossi
Associazione Il Vaso di Pandora, via Tartini 38, 20158 – Milano
www.vasodipandora.it

Illustrazioni di Pat Tan e Marie T. Keller
a eccezione di pag. 71, sin. (planolla/it.freepik.com)

Stampa: Grafica Veneta S.p.A.

red! è un marchio Il Castello Srl
Via Milano 73/75 – 20007 Cornaredo (MI)
www.ilcastelloeditore.it

Gail Reichstein

LA MEDICINA CINESE NELLA VITA QUOTIDIANA

red!

Avvertenza

Questo libro non può sostituire la consulenza di un medico. Il lettore dovrà consultare regolarmente un medico per quanto riguarda la sua salute e, in particolare, relativamente ai sintomi che possono richiedere una diagnosi o attenzione medica.

Prefazioni alla nuova edizione

Un inno alla gioia, alla bellezza, all'amore

Nei vent'anni trascorsi dalla prima pubblicazione di questo libro, mia moglie Gail Reichstein ha ricevuto molte bellissime e commoventi lettere da parte di lettori e persone che conoscono il suo lavoro di agopuntrice e insegnante. In risposta a una di queste note, una richiesta di informazioni sul significato del titolo [*Wood becomes Water, ovvero "il Legno diventa Acqua", è il titolo originale di questo libro, n.d.R.*], Gail ha scritto:

"In sostanza, il titolo ha lo scopo di evocare l'insieme del ciclo Sheng da Legno a Fuoco, alla Terra, al Metallo, all'Acqua. Sebbene sappia che talvolta è fonte di confusione per la gente, ho scelto questa formulazione perché ne ho amato la poesia; sia il suono delle parole, sia l'immagine dell'energia che si muove da elemento a elemento".

Gail trattava ogni comunicazione ricevuta come se provenisse dal lettore della prima copia che avesse mai venduto: ogni lettore, ogni domanda, ogni commento era importante. In realtà, questo è il modo in cui ha vissuto la sua vita: ogni persona, ogni parola, ogni elemento era importante.
Durante i miei dodici anni di matrimonio con Gail, lei cercava sempre la magia: la magia delle erbe aromatiche, la magia della guarigione, la magia di chiamare il suo partner, la magia di chiamare e di occuparsi di nostro

figlio, e la magia di essere chiamata a svolgere il suo compito successivo. Insieme, ci siamo meravigliati della magia che si poteva trovare ovunque, sia nei suoi libri preferiti, sia nelle erbe aromatiche che trovavamo nei giardini e nei prati, sia in quello che nostro figlio ci diceva. Ha vissuto la sua vita con la magia come sua forza guida: vivere per ciò che è – il *qui e ora* che porta gioia, bellezza, abbondanza, amore; non per le mancanze che non lo sono.

Nel pensare a come rivedere e aggiornare questo suo libro divulgativo, Gail ha scritto:

"Dopo oltre vent'anni di esperienza come agopuntrice e autrice, ho trovato che questo libro è rimasto rilevante e importante per quei lettori che cercano informazioni sulla teoria e la pratica della medicina cinese. Ci sono pochi libri nel mercato che coprono anche solo una parte di queste informazioni, e io voglio accertarmi di mantenere il posto unico del mio testo nella letteratura sull'argomento. Come introduzione accessibile alle teorie e ai concetti della medicina cinese, questo libro appartiene a pieno titolo ai testi classici di base come La tela che non ha tessitore *di Ted Kaptchuk e* Tra cielo e terra *di Harriet Beinfield ed Efrem Korngold".*

Sfortunatamente, la sua intenzione di aggiornare il volume non è andata come da programma. Morì, all'improvviso, nell'agosto del 2016. Non siamo perciò in grado di incorporare le nuove intuizioni su cui Gail stava riflettendo, ma ci è rimasto ciò che scrisse in origine, che continua a essere sorprendente, illuminante e intramontabile.

Gail ha costantemente spinto se stessa (e i suoi clienti, a volte) a conoscere il nostro corpo all'interno e all'esterno. I suoi trattamenti clinici, così come le sue parole, hanno consentito ai suoi clienti e ai suoi lettori di guarire in modo inaspettato. Nel partecipare alla magia degli elementi (come si collegano con le stagioni sulla Terra), così come ai flussi e riflussi all'interno del nostro corpo, Gail ci ha lasciato potenti insegnamenti per l'autoguarigione e la consapevolezza di se stessi.

Qualche anno fa, Gail ricevette questo messaggio da un lettore:

"Mi prendo la libertà di contattarla per esprimerle la mia gratitudine per aver condiviso il suo libro, che mi ha ispirato al di là delle parole. Sono un insegnante di yoga e insegno Yin Yoga insieme ad altri stili. Prima di iniziare la maggior parte delle mie lezioni, rileggo passaggi o capitoli del suo libro. Mi sembra sempre di trovare qualcosa di nuovo e di stimolante".

Non riusciremo mai a capire le ragioni per cui qualcuno ci ha lasciato. Forse lo faremo quando ci ritroveremo con loro, più tardi. Ma per ora, non siamo destinati a unirci a loro o a capire il perché. Possiamo pregare e meditare nella speranza di aiutare i nostri cari defunti a raggiungere ciò che sono destinati a raggiungere su altri piani. Potremo avere visite (attraverso sogni, esperienze chiaroveggenti, ecc.) che spieghino vagamente cosa e perché. Ma, cosa più importante, per noi ancora su questo piano, possiamo incorporare nella nostra vita la loro essenza, la loro compassione, i loro insegnamenti per contribuire a rendere questo regno più tollerabile per noi, le nostre relazioni, i meno fortunati, e costruire (ricostruire) il nostro universo personale – la nostra vita – con gioia, bellezza e amore.

Robert Rex, 2018

Da un incontro, un dono

Non è esagerato dire che Gail Reichstein mi ha ridato la mia vita. Non solo mi ha aiutata a guarire quando tutto il resto ha fallito; mi ha anche dato il dono della medicina cinese, che è diventata il lavoro della mia vita.

Quando incontrai Gail, ero una donna di ventiquattro anni che si sentiva e funzionava come una donna di ottantaquattro anni. Un anno prima della nostra prima seduta di agopuntura, una mattina mi ero svegliata per scoprire che il mio corpo mi si era apparentemente rivoltato contro. Ogni articolazione sembrava arrugginita e ogni muscolo faceva male. I linfonodi si gonfiavano e la febbre divampava. "Devo avere l'influenza," pensai all'epoca, non sapendo che questi sintomi sarebbero durati ben più a lungo di una settimana. Nei mesi successivi, vidi le mani trasformarsi nelle mani di mia nonna: nodose, gonfie, rigide e doloranti. Il gomito destro si bloccò a un angolo di 45 gradi e protestavo ad alta voce quando, per abitudine, stendevo il braccio per aprire una porta o raggiungere il mio shampoo sotto la doccia. Il colore era sparito dal mio viso, perdevo peso senza volerlo e avevo a malapena l'energia per iniziare la giornata, figuriamoci per finirla. Diventai ansiosa e depressa.

In questo periodo, vidi una miriade di medici – medici di base, reumatologi, specialisti di malattie infettive, specialisti della malattia di Lyme. La diagnosi fu malattia di Lyme, babesosi, ehrlichiosi secondo alcuni; fibromialgia secondo un altro; artrite reumatoide secondo vari altri; e *non-proprio-lupus* secondo altri ancora. Mi vennero prescritti antibiotici, antimalarici e antidepressivi. Anti, anti, anti. E niente migliorava.
Come può attestare chiunque abbia gestito una malattia cronica, essere malati predispone a un sacco di suggerimenti da parte di persone che vogliono vederti migliorare. Rendendomi conto che i farmaci non mi aiutavano, ma non conoscendo cure alternative, seguii ogni pista che mi si presentava. Andai da un chiropratico. Mi sottoposi alla terapia della luce, alla terapia craniosacrale e al reiki. Eliminai latticini, frumento e centinaia di altri alimenti dalla mia dieta già vegetariana sulla base di test cinesiologici. Iniziai a praticare la meditazione. Trovai un buon psicoterapeuta. Tutte queste pratiche mi aiutarono, ma nessuna arrivava a risolvere i miei problemi.
Una delle cose che mi ha dato più sollievo è stato il Qi Gong. Trovai un insegnante dopo aver letto che questa pratica cinese era utile per il dolore cronico, e l'idea di spostare l'energia attraverso il corpo mi piaceva molto. Eppure, quando un vicino di casa che aveva sperimentato sintomi simili ai miei mi diede il numero di telefono di Gail, lo misi nella mia cartella della salute senza prestargli molta attenzione. Mi sentivo la pelle sottile e vulnerabile e l'idea degli aghi nel mio corpo mi spaventava.

Quando finalmente decisi di contattare Gail, mi sentivo quasi disperata. Ricordo ancora di aver compilato i suoi moduli di ingresso facendo un cerchio su ogni articolazione con una matita rosso-rabbia, per mostrarle dov'era il mio dolore. Entrai nel suo studio pronta a restare delusa, come lo ero stata tante volte prima. E lei mi venne incontro per accogliermi. Gail era calda, gentile, delicata e competente. Mi guardò attraverso una lente così diversa da tutte le altre lenti che avevo già visto prima. E così mi accompagnò nella guarigione.

L'anno successivo, con la guida premurosa di Gail, riuscii a uscire dal profondo abisso della mia malattia. L'anno dopo, ritrovai forza e resistenza. E l'anno dopo ancora, riuscii a guardare nuovamente al futuro. Su suggerimento di Gail, mi iscrissi al TriState College of Agopuncture per studiare l'arte, la filosofia e la pratica della medicina cinese.

Dopo tre anni di scuola e tredici anni di pratica privata, rimango impressionata dall'efficacia di questa medicina. Come Gail, io non sono una praticante dei Cinque Elementi, ma i Cinque Elementi informano le mie interazioni con ogni singolo cliente.

Prendiamo il caso di Brian, un giovane nervoso che era molto contratto, pronto all'azione, facilmente frustrato da tutto ciò che ostacolava i suoi piani. Brian venne da me per una tensione al limite del dolore nella parte superiore della schiena, del collo e delle spalle. Per essere efficaci, le mie interazioni con Brian dovevano riconoscere il suo eccesso di Legno – aveva bisogno di spazio per srotolarsi, ma anche di una chiara visione del futuro. Punti come Fegato 3 e Fegato 14 sono sempre stati inclusi nei trattamenti di Brian, ed erano anche prescritti per l'auto-agopressione a casa. Con trattamenti regolari, auto-cura, esercizi per ridurre lo stress e per accrescere la flessibilità, Brian imparò a gestire la sua inclinazione costituzionale verso uno squilibrio di Legno.

Un altro esempio che mi piace citare è quello di Martha. Martha portava il suo peso nella pancia e nei fianchi, e aveva un colorito giallo, il colore dell'elemento Terra. Il suo più grande bisogno era quello di essere compresa dagli altri e si dedicava disinteressatamente a coloro che le stavano a cuore, anche a proprio danno. Il suo corpo soffriva con tempo umido, e quando era turbata, aveva disturbi digestivi. Nelle mie interazioni con Martha, tenni a mente che per sentirsi al sicuro, Martha aveva bisogno di sentirsi ascoltata e sostenuta. Il suo trattamento di agopuntura e di agopressione domestica includeva sempre Milza 6, Milza 9 e Stomaco 36, i punti più potenti per regolare l'elemento Terra.

O ancora, il caso di Elizabeth, il cui marito era morto quattro anni prima. Lei tirava avanti, ma era ancora profondamente addolorata e spesso piena di tristezza. Quando iniziò il trattamento con me, sentii la sua incapacità di riempire i polmoni mentre parlava, e la pelle intorno agli occhi era priva di colore, quasi traslucida. Era diventata estremamente vulnerabile ai raffreddori; il trattamento mirava a rafforzare il suo sistema immunitario. L'elemento Metallo di Elizabeth era in squilibrio a causa della tragica perdita del marito. Con ripetuti trattamenti, in particolare agendo sui punti Polmone 1 e Polmone 3, le sue crisi di pianto divennero meno frequenti e cominciò a sorridere più spesso.

Come Gail, amo praticare una medicina che riconosce le nostre tendenze costituzionali, i nostri stili di vita, le nostre abitudini, preferenze e modelli. Mi è piaciuto lavorare con Brian, Martha ed Elizabeth, e lavorare con ognuno di loro dove ce n'era bisogno per rendere la loro guarigione più profonda, come Gail aveva fatto con me quando ero nel mio momento più buio. Mi sono davvero appassionata per un tipo di medicina che, come scrisse Gail nella sua Presentazione di questo libro, si interessa di sapere se preferisco la sera o mattina, se mi piacciono i broccoli e detesto i funghi: ogni cliente è un mistero, unico eppure parte di un modello cosmologico più grande, e ogni abitudine, ogni sintomo, ogni parola, persino il suono stesso della sua voce, è un indizio che aiuta i praticanti a sostenere la loro guarigione.

Prima di iniziare la scuola di agopuntura, ordinai il libro di Gail e non mi sorprese apprendere, leggendo la Presentazione, che il suo rapporto con l'agopuntura era iniziato come il mio. Quello stesso volume sta accanto a me mentre scrivo questo mio breve testo, e penso che la maggior parte delle frasi sia sottolineata in giallo – prova duratura dello zelo di una novizia per la saggezza del suo mentore. È il libro che rivisito per trovare ispirazione e che suggerisco ai miei clienti che vogliono approfondire la loro comprensione della medicina cinese.

E ora, è il libro che teneramente sfoglierò quando voglio sentire la voce della mia guaritrice, la mia ispiratrice e mentore. Possa questo libro, e la vostra relazione con la medicina cinese come cliente o praticante, servirvi bene, nel corpo, mente e spirito.

Jessica DePete, agopuntrice, 2018

Un invito a vivere in armonia con il mondo

Da quando Gail Reichstien scrisse questo libro, ormai due decenni fa, la medicina cosiddetta "alternativa" ha attraversato una specie di rivoluzione. L'agopuntura, un tempo considerata del tutto estranea alla pratica medica tradizionale, è diffusa oggi in tutti gli Stati Uniti, anche nelle città più piccole. L'efficacia dello yoga nel contrastare vari disturbi, dallo stress, all'ansia, all'osteoporosi, è ormai ampiamente riconosciuta. I rimedi erboristici, un tempo reperibili solo nei quartieri cinesi, ora sono in vendita nella maggior parte delle farmacie. Negli Stati Uniti e in alcuni altri Paesi, molte terapie "alternative" sono coperte anche dalle polizze assicurative standard.

In realtà, non c'è nulla di "alternativo" nella medicina cinese; i suoi metodi sono praticati da migliaia di anni. È solo in tempi relativamente recenti che curare il problema, piuttosto che l'intera persona, è diventata la norma. Lentamente e con riluttanza, i medici occidentali stanno giungendo ad accettare il fatto che le persone non percepiscono il proprio corpo, la propria mente e il proprio spirito come entità separate, ma come un tutt'uno integrato. Per guarire il corpo, bisogna guardare sia dentro sia fuori di esso.

La teoria dei Cinque Elementi comprende tutti i modi in cui esistiamo nel mondo e i modi in cui il mondo esiste in noi. Per essere in salute, dobbiamo vivere in armonia con il mondo che ci circonda. Il libro di Gail serve come introduzione ai Cinque Elementi, aiutandoci a capire come sperimentiamo gli elementi della nostra vita quotidiana sulla terra, e cosa possiamo fare per metterci in armonia con essi.

Oggi, alle prese con l'attuale crisi del cambiamento climatico, questo libro diventa più importante che mai. Nulla illustra la connessione tra il corpo e la terra meglio del ciclo dei Cinque Elementi; quando gli elementi sono in equilibrio, il corpo è in equilibrio e la terra è in equilibrio. Come l'autrice stessa spiega così bene nella sua conclusione:

"Il pianeta e le sue creature sono fatti della stessa materia. Soffriamo delle stesse malattie e guariremo con le stesse cure: siamo così strettamente interconnessi".

Gail Reichstein mi ha ispirata come terapista. Attraverso questa nuova edizione del suo libro, la sua ispirazione arriverà sempre più in là. Gail ha compreso il battito del cuore della terra e ci trasmette in queste pagine molti dei modi in cui i Cinque Elementi risuonano con noi.

Florence Patsy Roth, agopuntrice, 2018

Presentazione di Ohashi

Quando l'informazione di una cultura si sposta dal paese di origine verso un diverso paese, con quanta accuratezza si traduce l'informazione tra le due culture? Ho sempre avuto questa curiosità nella mia vita accademica. Negli ultimi trent'anni questa domanda mi è tornata spesso in mente, perché la società moderna affronta la cosiddetta "rivoluzione culturale globalizzata, orientata verso l'informazione".

La prima "rivoluzione" fu lo sviluppo della parola. Quando noi esseri umani cominciammo a parlare, diventammo diversi dagli altri animali, perché potevamo comunicare con rapidità e precisione.

La seconda "rivoluzione" fu lo sviluppo della scrittura. Ogni linguaggio che non abbia una forma scritta è destinato a sparire dalla terra quando la razza che ha parlato quella lingua scompare. Solo le lingue in forma scritta possono durare fino alla generazione che segue cronologicamente e geograficamente.

La terza "rivoluzione" avvenne quando fu inventata la macchina da stampa. I pochi privilegiati non potevano più manipolare le masse disinformate monopolizzando l'informazione per soddisfare i loro precisi desideri e bisogni, o per il loro profitto. Gli uomini che potevano influenzare la gente con i loro scritti, per esempio Martin Lutero, diedero inizio a rivoluzioni culturali e religiose. Presto seguì il Rinascimento.

La quarta "rivoluzione" sta avvenendo ora, ai giorni nostri. Giornali, riviste e televisione danno sostanza a idee e informazione a grandi distanze sia di spazio che di tempo. I computer hanno fatto il passo successivo con internet, in cui e-mail e siti web rendono più facile e veloce la comunicazione tra milioni di persone.

Ma la rivoluzione più importante e determinante è lo spostamento e la migrazione delle persone. Non il breve viaggio turistico della vacanza, ma il viaggio con uno scopo, e il cambiamento di dimora da una cultura a un'altra. La gente studia in paesi diversi dal proprio, viaggia oltre oceano e sperimenta di prima mano la cultura di un altro paese. Molti professionisti e insegnanti viaggiano da un paese all'altro per insegnare.

All'età di ventiquattro anni andai in America per insegnare le idee sulla salute e la medicina sviluppate nelle culture orientali. Nei successivi trent'anni cominciai a insegnare in Europa e Sud America. Ritornai anche in Giappone per insegnare in lingua inglese agli studenti giapponesi. In seguito alla mia esperienza di insegnamento a persone non giapponesi in America, Europa e altrove, negli ultimi quarant'anni sono diventato molto sospettoso sui termini "autentico", "tradizionale", "orientale-occidentale" e "genuino".

È da questo punto di vista che ho letto questo testo. Sono molto curioso di sapere di chi è la "vita quotidiana" di cui parla l'autrice. Dato che Gail Reichstein vive nell'area di New York e scrive il libro in inglese, sta scrivendo per le culture occidentali, soprattutto americane, o per la medicina cinese? Dissento dalla sua definizione di medicina "cinese". Reichstein scrive su una piccola parte della medicina cinese: la teoria dei Cinque Elementi. Per questo motivo, non credo che sia riuscita a mostrare agli occidentali come la medicina cinese possa influenzare la vita quotidiana di non-cinesi. Invece, ci confonde in modo eccellente, il che significa che ci ha dato questo gran libro come "compito" per pensare e studiare l'autenticità della medicina cinese e la sua validità nella nostra vita quotidiana. Raccomando caldamente questo libro a tutti i miei studenti e amici italiani perché lo leggano e lo studino per i prossimi trent'anni.

Voglio approfittare dell'occasione per parlare della traduttrice del libro, perché la conosco bene. Silvia Marchesa-Rossi traduce questo libro dimostrando grande abilità linguistica sia in inglese sia in italiano. Studia medicina orientale, è Certified Ohashiatsu® Instructor e insegna il nostro programma in Europa e in America da molti anni. Ha tradotto molti libri, compresi i miei, in lingua italiana, con grande successo. I lettori dovrebbero approfittare dei suoi talenti e della sua esperienza leggendo questa versione italiana. Non potrei immaginare miglior traduttore per questo libro.

Ohashi
www.ohashi.com

Presentazione dell'autrice

Quando la gente viene a sapere che sono un'agopuntrice, spesso la prima risposta è: "Oh … e come hai deciso di dedicarti a *quello?*". La nota di perplessità nella loro voce è inconfondibile. In realtà il senso di quel che chiedono è: "Ma davvero? Allora c'è qualcosa di utile in questa faccenda della medicina cinese?".

La risposta è sì, ma di solito comincio col dire loro: "È stato un viaggio". Mi sembra l'unico modo per descrivere come mi sono spostata dalla visione del mondo accettata dai miei genitori e insegnanti all'universo olistico che governa tante arti orientali, tra cui la medicina cinese.

È stato un viaggio iniziato quando avevo vent'anni, mentre cercavo sollievo dal dolore alle articolazioni che mi aveva infastidita fin dall'infanzia. Quel che era stato ambiguamente diagnosticato come "dolore cronico" e "probabile artrite" aveva avuto un peggioramento ed ero preoccupata di diventare veramente disabile. Perciò quando un amico mi disse che l'agopuntura aveva aiutato sua madre con l'artrite, decisi di provarla.

Non avevo alcuna idea di cosa dovessi aspettarmi dall'agopuntura, ma fui conquistata alla prima visita: mi sentii *bene,* ed era diverso da qualsiasi cosa avessi mai conosciuto. Non solo, ma anche le domande che mi vennero rivolte durante il trattamento determinarono in me una strana eccitazione: erano così dissimili da qualunque cosa di cui si fosse occupato un dottore prima di allora. Che stagione preferivo, e quale mi piaceva di meno? Che tipo di cibo mangiavo? Preferivo il sapore dolce o il salato? Acido o amaro? A quale ora del giorno migliorava o peggiorava il mio dolore? Ero contenta

della mia vita o no? Come potevo descrivere precisamente il mio dolore, e quale parte di quali articolazioni era sofferente?
All'inizio rispondere a così tante domande su di me era un gioco. Ma poco per volta mi divenne chiaro che questa agopuntrice non stava facendo solo delle domande per educazione: in effetti riceveva informazioni dalle mie risposte. Voleva veramente sapere che mi piacevano i broccoli ma detestavo i funghi e che il dolore prima della pioggia era pesante e diffuso, mentre prima della neve era trafiggente. Mi chiedevo cosa potesse voler dire per lei questa serie di informazioni. Quale tipo di medicina poteva avere interesse a sapere se preferivo la sera o la mattina?
Quando l'agopuntrice mi raccomandò di fare a meno dello zucchero e dell'alcool perché provocavano "umidità", acconsentii a provare. Non avevo la più pallida idea di cosa fosse l'umidità o perché facesse male alle mie articolazioni, ma avevo voglia di provare. In effetti era un sollievo pensare che potevo fare qualcosa per aiutarmi.
Nelle settimane e mesi successivi appresi che l'"umidità" in effetti peggiorava il mio dolore articolare e che evitando i fattori che la causavano potevo stare meglio. Come imparai a controllare l'umidità nella mia vita, le mie articolazioni migliorarono, il livello della mia energia aumentò e migliorarono anche la concentrazione e lo stato d'animo. Ma ancora più entusiasmante era la rivoluzione nel mio pensiero: improvvisamente capii che le mie azioni influivano sulla mia salute. Mentre avevo sempre pensato che la malattia viene per caso – mi veniva un raffreddore, o l'artrite, o avevo giornate buone e cattive senza nessuna ragione apparente – cominciavo a capire che la mia salute era fortemente influenzata da quel che facevo, vedevo, mangiavo, sentivo, ecc., giorno per giorno.

Le mie abitudini dietetiche furono le prime a cambiare, non appena scoprii come vari cibi influivano non solo sulle mie articolazioni ma su tutta me stessa: il mio peso, il senso di benessere, la luce nei miei occhi, ecc. Ma ci furono anche altri cambiamenti, come il giorno in cui lamentai ansia e palpitazioni: c'era qualcosa che potessi mangiare per evitare queste cose? La mia agopuntrice rispose calma che per prima cosa avrei potuto smettere di

indossare gonne rosse come quella che portavo quel giorno. Io scoppiai a ridere. Come poteva fare qualche differenza il colore della mia gonna?
Lei sfidò il mio scetticismo spiegandomi che il colore rosso era "collegato con" il mio cuore attraverso l'elemento Fuoco. Come il Fuoco, il colore rosso mi riscaldava e stimolava il mio sistema. Dato che ansia e palpitazioni erano sintomi (nel mio caso) di ipereccitazione, una ulteriore stimolazione nella forma del colore rosso non era precisamente ciò di cui avevo bisogno.
Così cominciò il mio viaggio nella medicina cinese e nel ciclo dei Cinque Elementi, che è uno dei suoi fondamenti. Il Fuoco fu aggiunto a Legno, Terra, Metallo e Acqua e negli anni seguenti non solo riuscii a guarire i miei dolori articolari, ma guarii una separazione, durata tutta la vita, dal mio corpo, dal mio ambiente, dai sentimenti e dal cibo. Col tempo questi Cinque Elementi – che dapprima erano parsi una bizzarra costruzione – acquisirono un'enorme intelligenza e bellezza, per quanto all'inizio avessi stentato a riconoscerlo.
Usando immaginazione e simbolismo i Cinque Elementi legavano i disturbi fisici con emozioni, comportamenti e anche con le forze della natura: condizioni atmosferiche, colori, suoni, tempo, spazio e altro ancora. Cominciai a riconoscere il mio universo come una sinfonia composta da questi cinque temi, ripetuti in variazioni infinite. Apparendo tutto intorno a me, i Cinque Elementi mi mostravano ordine dove prima avevo visto solo caos, e collegavano il mio corpo e anima con un mondo dal quale in passato mi ero sentita tagliata fuori.

Ancora oggi sono stupita del potere che ha la medicina cinese di produrre terapie sofisticate che vengono descritte in termini così semplici. Il linguaggio di Legno, Fuoco, Terra, Metallo e Acqua è potente *perché* non è scientifico; è piuttosto un linguaggio simbolico che evoca immagini più che singoli eventi o parti anatomiche. È un linguaggio poetico, e la pratica della medicina cinese è un'arte poetica che ha una sua propria cadenza, potere e infinite interpretazioni suoi propri.
La conclusione di tutto questo è che quel che indossate influisce sulla vostra emicrania e sul colon irritabile; quel che mangiate e quel che guardate

giorno per giorno influenzerà le vostre relazioni, le vostre emozioni e la vostra forma fisica. Queste non sono idee nuove, ma metterle in azione può richiedere un atto di fede: una cosa è ammettere che "tutto è collegato", un'altra è curare i vostri mal di testa riordinando il vostro arredamento o migliorare la vostra allergia cambiando la vostra dieta in primavera. Sembra un comportamento irrazionale perché non riusciamo ad immaginare un collegamento plausibile tra la nostra casa e il nostro mal di testa, o tra lo zucchero e il sistema immunitario o tra il nostro corpo e il corpo della Terra.

La genialità della medicina cinese sta nello stabilire un collegamento in modi chiari e conseguenti. Essa fornisce teorie che chiariscono le nostre relazioni (con cibo, stagioni, emozioni, ecc.) e pratiche che provocano la guarigione rafforzando quelle relazioni. Nel definire la nostra salute e la guarigione così ampiamente, la medicina cinese sfida le nostre nozioni su cosa possa essere la "medicina"; negli anni ho imparato ad amare la sua visione ampliata, e questo libro è il mio tentativo di condividerla. Come esplorazione di quello che più mi stimola della medicina cinese, questo libro comprende immagini (istantanee, forse) di una visione del mondo integrale. Spero che questo incoraggerà i lettori a vedere la loro vita e il loro ambiente in un contesto più completo, e che possano essere ispirati a partecipare alla guarigione di se stessi, dei loro cari e della nostra santa madre Terra.

Ringraziamenti

Il mio primo ringraziamento va al Tri-State Institute of Traditional Chinese Acupuncture, che mi insegnò a fare quel che amo e mi diede la libertà di farlo in modo creativo e gioioso. A Mark Seem, il fondatore e direttore dell'istituto sono profondamente grata per avermi indicato la via alla mia guarigione, al lavoro della mia vita, e come mio massimo insegnante. Voglio ringraziare anche gli altri miei agopuntori: Carolyn Bengston, Beverly Bakken e Dan Plovanich.

Sono grata ai miei lettori e sostenitori: Sarah Schenck, Mo Ogrodnick, Margaret Loftus, Lawrence Reilly, Maureen Graney, Lorie Dechar, Melissa Padovani, Jean Railla e Mark Seem; essi mi hanno aiutata a dare vita a questo libro e il loro entusiasmo mi ha spinta a proseguire. Soprattutto a Sarah Durham, la cui costante amicizia e perfetto senso della struttura mi hanno aiutata in innumerevoli difficoltà in questa fatica come in tante altre. Grazie anche ai miei clienti, di cui compaiono alcune storie in questo libro; sono veramente grata per la possibilità che mi hanno dato di imparare e insegnare. A Deborah Baker, mio editore, che mi ha mantenuta con i piedi per terra durante la stesura di questo libro; a Pat Tan, che ha dato i suoi graziosi disegni e illustrazioni; e a tutti quelli che, alla Kodansha, hanno dato una mano nella produzione.

Una benedizione speciale ai miei genitori, Ronald e Toby Reichstein, e a tutta la mia meravigliosa famiglia, il cui continuo amore e sostegno sono stati fonte di profonda forza. Al mio agente, Maureen Graney, che è stata veramente la levatrice di questo progetto, portandolo alla vita con fermezza, generosità ed entusiasmo.

E finalmente la mia più profonda gratitudine alla mia amica e mentore, Llorraine Neithardt, che ha passato una vita insegnandomi a incontrare il mio destino con amore e integrità. Senza di lei niente di tutto questo sarebbe stato possibile.

A tutti coloro che hanno contribuito a questo libro, e al Grande Spirito che contribuisce a tutto estendo il mio grazie di cuore e l'onore più profondo.

Introduzione

Le quattro pratiche considerate in questo libro – agopuntura, Qi Gong, terapia dietetica e Feng Shui – compongono una porzione significativa delle arti curative cinesi. (Altre pratiche, compresa l'erboristeria, l'astrologia e l'*I-Ching* appartengono correttamente alla categoria, benché non siano esaminate in questo volume). Mentre queste discipline sono arti complete in se stesse, insieme esse costituiscono una visione del mondo che unifica teoria e pratica in un modo che poche altre culture hanno eguagliato.

Esistono molti libri che introducono i lettori alle basi di ognuna di queste discipline, e questo libro non intende smentire quel terreno. Piuttosto, esso vede ogni pratica attraverso la lente del sistema dei Cinque Elementi, sottolineando di esse quelle parti che riflettono i principi dei Cinque Elementi.

Nel caso dell'agopuntura e della terapia dietetica, ho seguito antiche tradizioni dei Cinque Elementi; con il Qi Gong e il Feng Shui, tuttavia, ci sono a disposizione meno interpretazioni e mi sono presa qualche libertà per poterle prospettare dal punto di vista dei Cinque Elementi. Questo libro perciò presenta un'esplorazione parziale di diverse e vaste discipline; in nessun modo intende costituire un'educazione completa o un manuale di cura per malattie gravi. I lettori sono incoraggiati a cercare le consulenze professionali sulle loro condizioni di salute e a continuare ad informarsi su qualunque argomento li interessi. A questo scopo è dedicata una sezione di riferimenti bibliografici alla fine del libro.

I brevi cenni di orientamento che seguono sono dedicati a quei lettori che non hanno familiarità con le teorie della medicina cinese, del Feng Shui e del Qi Gong. Essi contengono alcuni concetti e il vocabolario a cui si fa riferimento in tutto il libro. Coloro che già conoscono le basi di queste discipline forse vorranno sorvolare su queste sezioni e continuare con il prossimo capitolo.

Qi

L'energia universale conosciuta come Qi (pronunciato "ci") occupa un posto centrale in tutte le discipline curative cinesi. Il Qi anima vita e crescita, innesca il movimento e opera il cambiamento. È molto simile alla nozione scientifica moderna di energia: la capacità di un sistema di produrre lavoro. In scienza, l'energia viene studiata nelle forme elettrica, magnetica, atomica, chimica, meccanica, termica, potenziale e cinetica, tra le altre. Il Qi è analogamente conosciuto in Cina come "Qi del calore", "Qi elettrico", "Qi climatico", ecc. e nel corpo come "Qi dell'aria", "Qi del cibo", "Qi corretto" e così via. Il Qi è energia e rimane lo stesso sia che si tratti di un temporale, un sistema elettrico o i reni, proprio come l'elettricità usata per illuminare una lampadina è la stessa sia che venga generata da magneti, dalla chimica, dalla fissione atomica o da una ruota ad acqua; la forza sottostante si esprime in una varietà di modi.

Secondo la cosmologia taoista, uno dei fondamenti della medicina cinese, il Qi esiste nel cielo, sulla terra e nel corpo umano. Nel cielo esso crea le variazioni meteorologiche, muove i pianeti lungo le loro orbite e anima tutti gli esseri viventi. Esso governa le relazioni tra Yin e Yang, i processi di crescita e declino, e i corsi di evoluzione e sviluppo. Sulla terra il Qi è presente dovunque ci sia energia. Da' agli organismi il potere di muoversi e metabolizzare, e crea calore, elettricità, magnetismo, ecc. Crea inoltre forza, carburante e il trascorrere del tempo, e governa prosperità e declino.

Nel corpo il Qi è energia e movimento e l'attivatore di ogni trasformazione del corpo. È come l'elettricità che corre in una lampadina per farla funzionare. Il Qi è presente in ogni parte del corpo ma la sua formazione quotidiana si basa sul cibo che mangiamo e l'aria che respiriamo. L'antico ideogramma che indica Qi mostrava il vapore che usciva da una ciotola di

riso cotto; dunque ha implicazioni sia con il cibo che con l'aria, pur non coincidendo con nessuno dei due.
Qi è stato variamente tradotto con "energia", "vapore", "soffio" e tutte queste definizioni implicano correttamente una specie di forza motrice. Questa forza è l'energia della vita ed è un fattore primario nella salute e nella prosperità di tutti gli esseri viventi. Nel corso dei secoli le osservazioni sul Qi e sui suoi movimenti hanno dato origine a diverse pratiche, il cui intento era migliorare e regolare il flusso del Qi. Alcune di queste pratiche, come l'agopuntura e il Qi Gong, si sono concentrate sul Qi microrganico del corpo umano, mentre altre, come il Feng Shui e l'astrologia, danno risalto al macrocosmo. Ogni pratica ha sviluppato miriadi di strategie per valutare e influenzare il flusso del Qi, in base alla comprensione che utilizzare il potere dell'energia in buone condizioni significa vivere una vita più completa, sana e soddisfacente.

Agopuntura

Si ritiene che l'uso dell'agopuntura risalga al terzo millennio a.C. Di quel periodo vi sono incisioni su conchiglie e ossa con caratteri cinesi che mostrano come erbe e aghi venissero usati per stimolare dei punti nel corpo.
In agopuntura il corpo viene visto come un sistema di *organi* e *meridiani* interconnessi, attraverso i quali scorre il Qi per alimentare la funzione corporea e mantenere la salute; il disordine nel flusso del Qi provoca i sintomi e crea la malattia.
Gli organi, secondo la medicina cinese, sono diversi dai loro corrispettivi anatomici occidentali. Essi descrivono infatti certi centri di energia e funzioni specifiche che derivano da quei centri, ma *non* descrivono la salute o la funzione degli organi anatomici ad essi collegati, tranne che in alcuni casi. È importante ricordare questo, perché uno squilibrio nella Milza o nel Fegato cinesi, per esempio (in questo testo si distinguono grazie all'iniziale maiuscola) non si riferirà, molto probabilmente, a qualche problema medico nella milza o nel fegato occidentali. Potrebbe essere più semplice pensare agli organi cinesi come a una sorta di duplicati di quelli occidentali:

esistono parallelamente a questi, spesso cambiano in risonanza con questi, ma hanno funzioni distinte e indipendenti.

Ci sono dodici organi principali: il Polmone, l'Intestino crasso, lo Stomaco, la Milza, il Cuore, l'Intestino tenue, la Vescica, i Reni, il Mastro del cuore, il Triplice riscaldatore, la Vescicola biliare e il Fegato. Ogni organo ha funzioni specifiche, che saranno esposte dettagliatamente nei capitoli che seguono. La Milza, per esempio, si dice che controlli il Qi, formi il sangue e trasformi e trasporti il cibo, tra le altre cose, mentre i Polmoni disperdono i fluidi, governano la superficie del corpo e fanno circolare il Qi nel petto.

Insieme gli organi eseguono tutte le funzioni del corpo, come digestione, respirazione, ricostruzione delle cellule, movimento muscolare e così via. In parte essi fanno questo spostando l'energia e i fluidi nel corpo in modo che questi subiscano le necessarie trasformazioni a tempo e luogo debito. A volte il Qi deve essere inviato verso la parte bassa del corpo: dallo Stomaco all'Intestino tenue durante la digestione, per esempio, o dai Polmoni ai Reni durante la respirazione. Altre volte il Qi può richiedere la direzione verso l'alto, verso l'esterno o verso l'interno. Tali movimenti vengono variamente descritti in medicina cinese come movimenti di discesa, ascesa, dispersione e consolidamento. Questi sono una parte importante della salute fisica e indicatori chiave delle funzioni organiche.

I dodici organi sono raggruppati a coppie e ogni coppia corrisponde a uno dei Cinque Elementi. Il Polmone e l'Intestino crasso corrispondono al Metallo, per esempio, mentre il Cuore e l'Intestino tenue corrispondono al Fuoco. (Un'altra coppia di organi, il Mastro del cuore e il Triplice riscaldatore, corrisponde anche al Fuoco, che è l'unico Elemento ad essere collegato con due coppie di organi).

Gli organi sono collegati ai *meridiani:* canali che collegano gli organi e distribuiscono la loro energia in tutto il corpo. Ci sono dodici meridiani principali, collegati con ciascuno dei dodici organi principali, da cui prendono il nome. Anche questi meridiani corrispondono ai Cinque Elementi come gli organi da cui prendono il nome. In più ci sono altri cinquantanove canali che distribuiscono il Qi in altre aree del corpo. Ma mentre gli organi

lavorano nella profondità del corpo, i meridiani sono più vicini alla superficie, dove sono accessibili al tocco, all'inserzione degli aghi di agopuntura e a una varietà di altre tecniche.
Quando gli organi o i meridiani non funzionano correttamente, insorgono i sintomi. A seconda di quali sono e dove si manifestano, i sintomi rivelano quali organi e meridiani sono malati. Cefalee lungo i lati del capo, per esempio, indicano una disfunzione della Vescicola biliare: il meridiano, o l'organo, o entrambi. Ruttare, d'altra parte, indica un particolare tipo di squilibrio dello Stomaco, in cui lo Stomaco non può far discendere il suo Qi, che sale alla gola invece di scendere.
I problemi di organi e meridiani, e i sintomi che li rivelano, vengono curati in determinati *punti* di agopuntura sulla pelle, che sono giunzioni in cui l'energia del meridiano e dell'organo corrispondente è accessibile. Su questi punti gli agopuntori usano gli aghi, il calore e altre tecniche per rettificare gli squilibri nell'energia del corpo. Si può rafforzare o *tonificare* l'energia quando è debole, o *disperderla* quando ristagna.

Terapia dietetica

Le terapie dietetiche ed erboristiche sono popolari in Cina e lo stanno diventando anche in Occidente. Esse curano le malattie del corpo usando cibi ed erbe come medicine. Sapore, colore, forma e natura termica di ogni cibo determinano il modo in cui influenzeranno l'energia del corpo: in termini medici cinesi, se innalzano o abbassano il Qi, per esempio, o se aumentano lo Yin del Polmone e così via; insieme, queste qualità compongono la natura *energetica* di ogni cibo. Il libro esplora le energie di alcuni gruppi di cibi secondo la loro concordanza con il sistema dei Cinque Elementi. Le qualità del cibo di cui si tratta comprendono sapore, natura termica, forma, colore.

Sapore. In un'opera classica compilata tra il secondo secolo a.C. e il settimo d.C. vengono determinati cinque "sapori" corrispondenti a ognuno dei Cinque Elementi. I cinque sapori sono: acido, amaro, dolce, piccante e salato. Ogni cibo è collegato con uno o più di questi sapori e ognuno ha effetti

specifici sull'energia del corpo. Il sapore piccante, per esempio, disperde l'energia, mentre il sapore amaro la raffredda e la dirige verso il basso (verso gli organi eliminatori).
Natura termica. Oltre al sapore, ogni cibo ha un aspetto termico, che descrive se raffredda o scalda il corpo, o se ha un effetto neutro. La natura termica non si riferisce alla temperatura misurabile ma a qualità energetiche classificate come caldo o freddo.

Forma. Anche la forma o schema di crescita di frutta, verdura e cereali è considerata un indicatore energetico importante da alcuni praticanti. I cibi che crescono verso l'alto su steli e gambi forti, come l'asparago e il frumento per esempio, fanno innalzare l'energia del corpo verso l'alto (verso il petto e la testa), mentre i cibi che crescono in strati, come cavoli e cipolle, sono rafforzanti in senso generale.

Colore. I colori, in generale, hanno corrispondenze tradizionali con i Cinque Elementi e anche i colori del cibo seguono la regola.

Nel campo della terapia dietetica ci sono molte discrepanze sull'energia dei vari cibi. Alcuni autori classificano il caffè come riscaldante, per esempio, mentre altri lo definiscono raffreddante. Quasi ogni cibo viene interpretato in più di un modo da più di un autore, perciò la terapia dietetica può variare secondo i praticanti. I lettori vengono incoraggiati non solo a utilizzare buoni testi di riferimento, ma anche ad imparare a usare la propria capacità interpretativa e di giudizio. Notate che i particolari aspetti della terapia erboristica non sono compresi in questo volume, dato che vengono meglio seguiti sotto la supervisione di erboristi qualificati.

Qi Gong

Qi Gong si riferisce alla coltivazione e conservazione del Qi. Letteralmente significa "lavoro energetico che richiede molto tempo e dedizione" (Yang Jwing-Ming, *The Root of Chinese Chi Kung*), ed è una combinazione di movimento, meditazione, lavoro con il respiro e autodisciplina che coltiva la salute del corpo-mente-spirito. Come precursore e compagno delle arti marziali, anche il Qi Gong rafforza la potenza fisica. Storicamente si trovano riferimenti alla coltivazione del Qi e all'allenamento del respiro nell'*I Ching*, antico di quattromila anni; come molte pratiche, tuttavia, il Qi Gong non venne formalmente nominato e sistematizzato che molto più tardi.

Il Qi Gong consiste in esercizi sia fisici che metafisici. Mentre riconosce i meridiani e gli organi della medicina cinese, il senso metafisico del Qi Gong vede il corpo umano nel più ampio contesto del cosmo; esso cerca di stabilire l'armonia tra cielo, terra e umanità. Così il Qi Gong si occupa di quegli attributi umani che ci collegano sia al cielo che alla terra, definendoli come Tre Tesori: Energia, Essenza e Spirito. Energia è il Qi, la forza motrice dell'universo. Essenza è più simile alla sua anima: la sostanza e il senso di tutto l'esistente. Spirito comprende mente e consapevolezza. Ognuno di questi Tre Tesori esiste nel cielo, sulla terra e dentro il corpo umano e li collega insieme funzionalmente e materialmente.

Le varie pratiche del Qi Gong sono intese a rafforzare e governare i Tre Tesori, favorendo così l'armonia nell'universo. Gli esercizi di respirazione aiutano a formare e governare Energia e Spirito; la meditazione governa lo Spirito, mentre gli esercizi fisici favoriscono sia l'Energia che l'Essenza. Anche un corretto stile di vita aiuta a conservare l'Essenza e calma lo Spirito. Insieme, queste pratiche sono considerate chiavi per la salute e la longevità.

Gli esercizi fisici del Qi Gong si dividono in due ampie categorie, chiamate esercizi *interni* ed *esterni*. Gli esercizi esterni lavorano principalmente sui quattro arti. Tonificano e regolano i muscoli e la carne del corpo e aiutano a formare il Qi. Gli esercizi esterni sono considerati gli strumenti fondamentali di salute e longevità, e sono fondamentali in ogni pratica di Qi Gong. Gli esercizi interni lavorano con gli organi interni e con l'Essenza e lo Spirito del corpo. Più che contribuire solo a salute e longevità, gli esercizi interni comprendono anche l'allenamento spirituale e la ricerca dell'illuminazione.

Mentre i maestri di Qi Gong spesso fungono da guaritori per gli altri, la maggior parte della gente usa il Qi Gong come pratica personale che li aiuta a mantenersi in salute, in forma e in pace. Per molti è anche uno strumento di crescita spirituale, coltivando l'armonia con l'universo e portando saggezza, potere ed elevate capacità sensoriali. Questo libro presenta alcuni esercizi di base del Qi Gong, tecniche di meditazione e pratiche respiratorie.

Feng Shui

Il Feng Shui, che significa "Vento, Acqua", si occupa del modo in cui l'energia fluisce nello spazio: negli spazi interni come case e luoghi di lavoro e anche negli spazi esterni, come il pendio di una collina, le strade della città e le aree urbane. Come la scienza dell'agopuntura, i cui meridiani segnano il flusso dell'energia nel corpo, il Feng Shui segna l'ambiente fisico con caratteristiche che definiscono il flusso dell'energia nel mondo naturale. Strutture esterne come colline, alberi, fiumi, strade ed edifici assorbono e dirigono il flusso dell'energia nella loro area. La stessa cosa fanno negli ambienti interni le finestre, le pareti, i mobili e le decorazioni.
Dato che il flusso dell'energia è vitale per/sinonimo di vita e salute, il Feng Shui cerca di identificare o creare luoghi in cui l'energia scorre libera e abbondante; allora questi luoghi conferiscono energia abbondante ai loro abitanti, che ne ricavano buona fortuna, buona salute, armonia nelle relazioni e prosperità economica semplicemente stando dove c'è energia. All'opposto, un ambiente in cui il flusso di energia è debole o ostruito può scombussolare l'equilibrio energetico degli abitanti fino al punto che possono soffrire di cattiva salute, conflitti domestici o difficoltà economiche. Feng Shui è quindi un'arte di natura e ambiente che collega il benessere individuale con la salute del proprio ambiente.
Una famiglia potrà consultare un praticante di Feng Shui se nella casa ci sono molti conflitti, per esempio, o se uno dei suoi membri ha malattie croniche. I negozianti di solito consultano i praticanti di Feng Shui per migliorare gli affari.

Le disfunzioni in qualche aspetto della salute, dell'armonia o della prosperità segnalano uno squilibrio nel flusso di energia: spesso lo squilibrio si trova in uno o più dei Cinque Elementi. La pratica del Feng Shui propone cure specifiche per questi squilibri e può coinvolgere lo spostamento dei mobili, l'alterazione del paesaggio o l'aggiunta di un oggetto strategico come uno specchio a otto facce o una striscia rossa in una zona difficile. Come aggiungere una nuova rampa di uscita da un'autostrada, queste modificazioni consentono nuovi schemi nel "traffico" del flusso di energia. Ci sono molti stili nella pratica del Feng Shui, richiesti da diverse varietà di malattie e cure. La maggior parte dei suggerimenti di questo libro deriva dal lavoro della setta del Black Hat della pratica del Feng Shui, descritto da Sarah Rossbach e Lin Yun nei loro libri sull'argomento.

Uno degli strumenti del Feng Shui è una figura a otto lati conosciuta come Ba Gua (vedi l'illustrazione alla pagina seguente). Il Ba Gua è un modello – essenzialmente una mappa – che collega settori specifici di una stanza o di un appezzamento di terreno con certe aree della vita, come salute, ricchezza, ecc.

Nella pratica del Feng Shui di solito il Ba Gua viene sovrapposto a una stanza o alla casa per determinare quali zone della stanza corrispondono ai vari aspetti della vita. Così una parete a occidente corrisponde ai figli nel focolare domestico, mentre l'angolo a Sud-Est è associato alla ricchezza. Le pareti e i mobili in queste parti della stanza possono essere modificati per migliorare le corrispondenti aree della vita. Una parete a occidente può essere stimolata con specifiche "cure" Feng Shui (come uno specchio o una pianta) per favorire il concepimento di bambini, per esempio, o per aiutare quelli già esistenti nella casa nei loro problemi fisici o emotivi. Sebbene ci siano diversi modi di usare un Ba Gua, questo libro presenta alcune semplici strategie per adeguare una casa in accordo con le corrispondenze del Ba Gua.

I capitoli che seguono mostrano come il ciclo dei Cinque Elementi contribuisca alla pratica dell'agopuntura, della terapia dietetica, del Qi Gong e del Feng Shui. Muovendo dal macro al microcosmo, ogni capitolo descrive un elemento come appare nel mondo più grande, in natura e nei cicli generali prima di concentrarsi sui dettagli della sua presenza nel nostro corpo e nella nostra salute. Questa struttura è stata scelta in modo che i lettori, mentre si avvicinano agli aspetti più pratici della medicina cine-

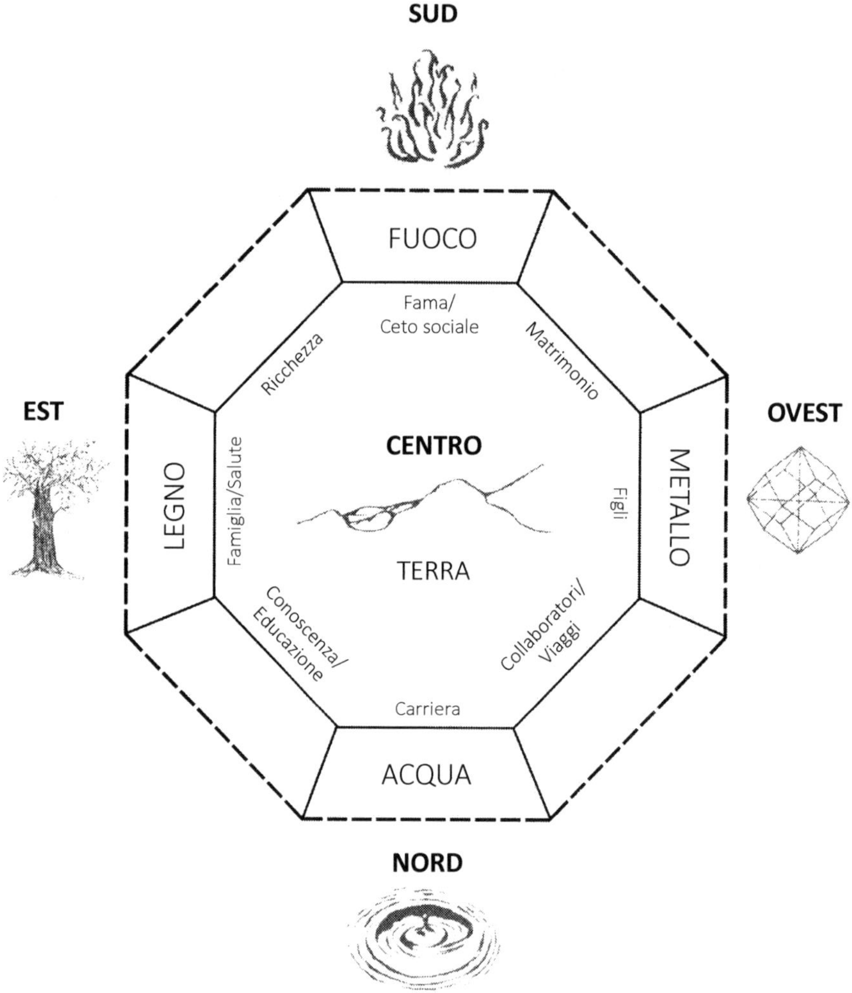

Il Ba Gua
Le mappe e le bussole tradizionali del Feng Shui pongono il Sud in alto nella pagina, a differenza dell'abitudine occidentale di collocare il Nord in alto.

se, siano messi in grado di vederli come chiari esempi degli schemi più generali. Tuttavia la stessa medicina cinese non fa alcuna distinzione tra medicina e vita: il corpo umano è inseparabile dal contesto in cui si presenta. Così coloro che fossero tentati di scorrere velocemente le pagine delle sezioni “filosofiche” del libro per arrivare alla vera medicina, ricordino che la filosofia è la medicina.

Gli specifici esercizi, esempi e ricette forniti in ogni capitolo sono da considerare solo un suggerimento: ci sono infiniti modi per riequilibrare i vostri elementi e gli esempi devono servire da trampolino per i vostri esperimenti creativi.

Origine

Il ciclo dei Cinque Elementi che sta al centro della medicina cinese, al suo cuore, è, essenzialmente, il più semplice dei concetti: un cerchio. Gli Elementi – Legno, Fuoco, Terra, Metallo e Acqua – sono postazioni disposte lungo quel cerchio.

Come altri cerchi fin dall'inizio del tempo, il cerchio dei Cinque Elementi simboleggia la continuità della vita. Senza inizio né fine, un cerchio è senza tempo ed evoca il continuo rinnovarsi di notte e giorno, le orbite dei pianeti, le fasi della luna e la morte e la rinascita. Nelle culture di tutto il mondo, dall'antica Europa all'Asia, all'Africa e alle Americhe, il cerchio è stato usato

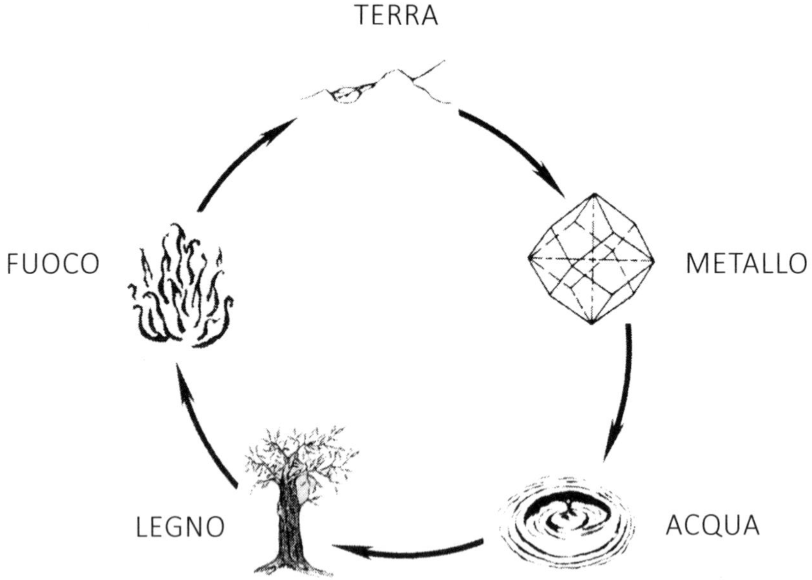

nei rituali e nelle arti per rappresentare la natura continua e ciclica della vita.
Alcuni tra i primi cerchi creati dagli uomini furono disegnati sulle pareti delle caverne durante l'era paleolitica (circa 35.000-9000 a.C.), e si pensa denotassero fecondità, femminilità e creazione. Rotondi come il sole e la luna, i cerchi ci ricordano la totalità della creazione cosmica. E, come le uova, che contengono tutta la vita, i cerchi evocano anche il microcosmo.
Molti cerchi nell'antichità vennero usati per segnare il tempo, descrivendo il suo passaggio come un ciclo ripetuto senza fine. I grandi cerchi di pietra della Britannia, per esempio, come quello di Stonehenge, sono monumenti dedicati ai movimenti schematici del sole e dei pianeti. Questi, nel compiere le loro rotazioni annuali nel cielo, diventano visibili vicino a determinate pietre del cerchio ogni anno nello stesso momento. Attorno a questi schemi sono stati costruiti elaborati rituali, come la camera scura a Newgrange, in Irlanda, intagliata con disegni intricati oltre cinquemila anni fa. Questi disegni erano (e sono tuttora) visibili solo per diciassette minuti all'anno, quando la luce del solstizio d'inverno entra nella caverna da un buco scavato precisamente a quello scopo. La precisione con cui furono calcolati quegli eventi indica che questi monumenti venivano usati come segnali dei momenti cerimoniali.
Molti calendari antichi furono studiati come cerchi, per comunicare un senso ciclico del tempo. Il grande calendario solare azteco, per esempio, è disegnato come un cerchio. Esso integra i cicli del sole e della luna e colloca ogni cosa, dalla rotazione del raccolto alle informazioni astrologiche, all'in-

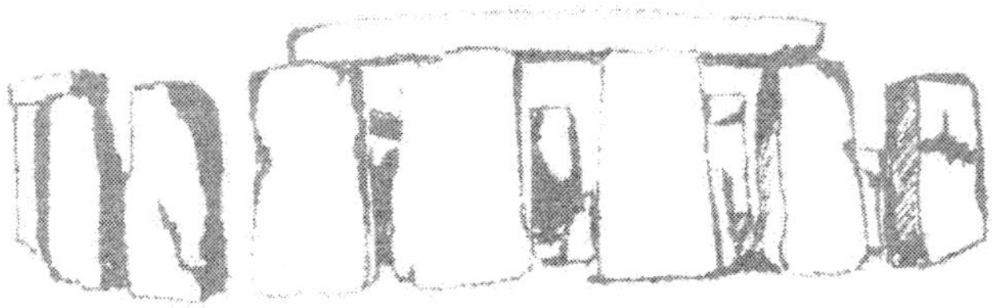

Stonhenge.

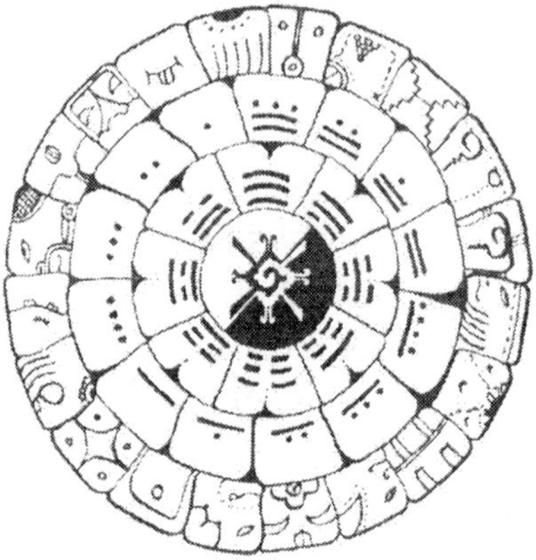

Calendario maya

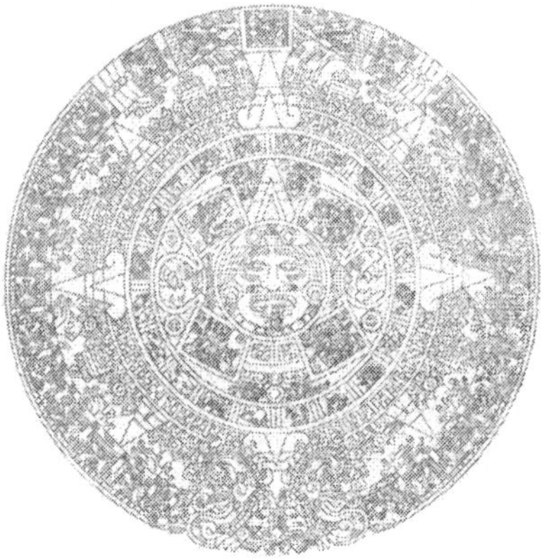

Calendario atzeco

terno di quei cicli. Similmente, lo zodiaco di Europa, India e Cina unifica in un cerchio le relazioni del sole, della luna e dei pianeti con gli eventi umani. Essi testimoniano la regolarità e la circolarità sia del tempo umano che di quello celeste.

Altri cerchi descrivono il tempo interiore o spirituale più che quello esterno. Quei cerchi rappresentano l'universo dell'esperienza interiore, intendendo la vita come un viaggio o un passaggio nel quale noi tutti scorriamo. L'immagine di un labirinto, incisa e disegnata in tutta l'antica Europa, implica un tale viaggio, spesso una discesa nel mondo sotterraneo e un successivo ritorno al mondo quotidiano. Tali viaggi conferiscono saggezza a coloro che li compiono.

Allo stesso modo i mandala raffigurano l'esperienza interiore nel dominio fisico del cerchio. I mandala di sabbia tibetani hanno significati molteplici, descrivendo, tra le altre cose, l'universo, la sede di esseri illuminati, il grembo del Buddha, i Cinque Elementi e una mappa per tecniche di meditazione particolari.

Come un mandala, la ruota di medicina dei Nativi americani raffigura una varietà di territori: il dominio fisico della terra, il dominio metafisico degli spiriti e il dominio interiore dell'evoluzione personale.

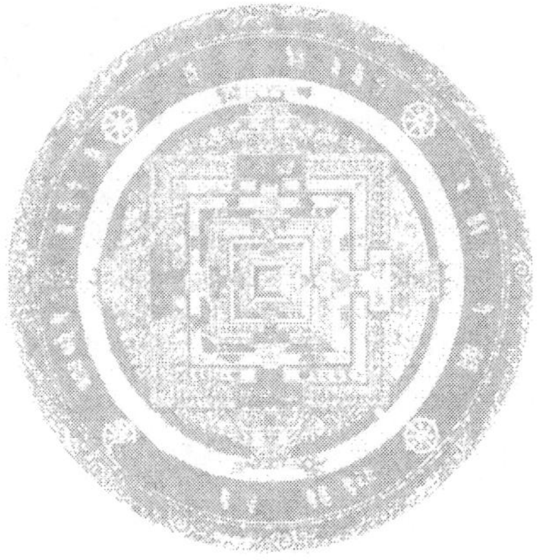

Mandala tibetano

Ogni direzione (Nord, Sud, Est, Ovest) rappresenta conoscenza e comprensione di un tipo particolare: gli iniziati seguono "viaggi" interiori lungo il cerchio delle quattro direzioni, accumulando la saggezza unica riposta in ognuna. Essi diventano sempre più integri a ogni passo del viaggio.

Questi cicli e cerchi sono importanti perché identificano sia il cambiamento che la regolarità come fattori costanti della vita. Il passaggio del tempo, del viaggio, della crescita sono cambiamenti disposti come la melodia sulla ritmica ripetizione dei cicli naturali; combinati, essi creano una musica che ci consente di cambiare e crescere all'interno di confini ordinati. Gli sciamani e i guaritori sanno da sempre che se riusciamo a imparare a vivere in armonia con questa musica naturale invece di contrastarla, rafforziamo i nostri legami con il resto del creato. A livello microcosmico, questo conduce a miglior salute e lunga vita; a livello macrocosmico a relazioni armoniose e a un pianeta più sano.

Come altri cerchi, il ciclo dei Cinque Elementi integra l'attività umana con i ritmi naturali dell'universo. Il ciclo è stato usato per segnare il tempo come un calendario, lo spazio come una bussola, il movimento dei cieli, la divinazione degli eventi sulla terra, la medicina, la psicologia, la musica e persino l'insediamento e la caduta di imperatori. È anche usato, come una ruota di medicina, per raffigurare il viaggio interiore della vita e della crescita spirituale.

Con tutte queste ramificazioni, i Cinque Elementi non sono veramente elementi nel senso classico (come i quattro elementi greci), perché non sono materiale statico. Piuttosto essi sono simili a fasi di un movimento più grande. Infatti i caratteri cinesi che indicano i Cinque Elementi vengono spesso tradotti come i cinque "movimenti", "fasi", o "processi". Molti praticanti preferiscono queste traduzioni, che meglio connotano il senso di movimento implicato dal ciclo stesso; tuttavia la frase Cinque Elementi è diventata consueta nel campo, e verrà usata in questo libro malgrado le sue limitazioni.

Il ciclo dei Cinque Elementi ha origine nel Taoismo e nelle religioni sciamaniche dell'antica Cina. A volte legate inseparabilmente, sia la pratica sciamanica che quella taoista sottolineano l'armonia con la natura come modello di vita e come fondamento per il rituale. Il ciclo dei Cinque Elementi probabilmente risale al secondo o terzo millennio a.C., attorno al periodo degli antichi Egizi. I più antichi documenti rimasti, tuttavia, provengono dal terzo e quarto secolo a.C. e sono attribuiti ad un uomo di nome Tsou Yen, la cui opera unificò concezioni, a quanto pare, fino ad allora largamente usate ma, fino a quel momento, interpretate in modo caotico. I suoi scritti fondarono il ciclo dei Cinque Elementi così come è attualmente in uso.

Le Cinque Fasi di Tsou Yen – Legno, Fuoco, Terra, Metallo e Acqua – sono disegnate come un cerchio e classificano gli stadi di crescita e declino inerenti a tutti i processi vitali. Il Legno rappresenta la nascita e la prima crescita, il Fuoco appartiene al massimo dello sviluppo, la Terra descrive transizione ed equilibrio, il Metallo governa il declino e l'Acqua rappresenta morte e rinnovamento. Si considera che i processi vitali muovano in questo ciclo dal Legno al Fuoco alla Terra al Metallo all'Acqua, e poi di nuovo al Legno, prima crescendo e poi declinando, poi rinnovandosi e crescendo ancora. Si può afferrare più facilmente la continuità di questo ciclo in relazione al ciclo delle stagioni, in cui la crescita iniziale del Legno corrisponde alla primavera, l'attività del Fuoco si collega all'estate, il declino del Metallo è analogo all'autunno e il riposo dell'Acqua è come l'inverno. La transizione della Terra è analoga alla tarda estate, e anche agli equinozi e ai solstizi, che sono punti di svolta nelle stagioni.

Il ciclo stesso si considera emergere dall'insieme universale conosciuto come Tao. Solitamente tradotto come "la Via", il Tao è però innominabile e insondabile. Il libro *Tao Te Ching*, la fonte primaria del Taoismo ci dice che "il Tao di cui si può parlare non è il vero Tao", perché il parlarne tradisce la conoscenza interiore che lo caratterizza. La natura del Tao è il soggetto di molte opere di filosofia, ma per i propositi di questo libro il Tao può essere inteso, in parte, come una specie di zuppa di essenza universale. Questo brodo crea se stesso continuamente ed esiste in ogni momento e sottostà e informa di sé il nostro mondo manifesto. Ogni cosa emerge da esso e ad esso ritorna, ma il Tao stesso non ha particelle né pianeti, né forme di vita. Si dice che "dia vita" alla Via, e tramite la Via a ogni altra cosa nell'universo; perciò i semi di tutti gli oggetti, tutte le creature, tutti i concetti, tutto il tempo e tutto lo spazio sono fusi insieme nel grande Tao universale. Esso è la fonte e la sorgente della vita quale la conosciamo. Il ciclo dei Cinque Elementi emerge dal Tao e ne esprime quegli aspetti che sono transitori e mutevoli. Mentre il Tao stesso non passa né si modifica, le sue manifestazioni sulla terra e nei cieli fanno entrambe le cose. Il ciclo dei Cinque Elementi è una codificazione di quei cambiamenti e illustra gli schemi di cambiamento comuni a tutta la vita. Più che un orologio, il ciclo dei Cinque Elementi utilizza un elaborato sistema di corrispondenze per portare ordine e ritmo a una moltitudine di esperienze di vita.

Raccolti insieme, gli eteri dell'universo costituiscono un'unità; divisi, essi costituiscono Yin e Yang; divisi in quarti, essi costituiscono le quattro stagioni; [ancora ulteriormente] suddivisi, essi costituiscono i cinque elementi. Questi elementi rappresentano il movimento.

Tung Chung-Shu

Fin dal suo inizio il ciclo dei Cinque Elementi collegò vari aspetti dell'esperienza ai suoi elementi individuali. Stagioni, organi del corpo, emozioni, suoni, colori, direzioni e climi vennero tutti distribuiti su un ciclo di cinque. L'elemento Legno, per esempio, si diceva corrispondesse con la stagione della primavera, il colore verde, la forza climatica del vento, il Fegato e la Vescicola biliare, l'emozione della rabbia, il sapore acido, l'Est e così via. L'elemento Fuoco corrispondeva con la stagione dell'estate, il colore rosso, ecc. (vedi il riquadro alla pagina seguente).

	LEGNO	FUOCO	TERRA	METALLO	ACQUA
Stagione	Primavera	Estate	Solstizi ed Equinozi	Autunno	Inverno
Direzione	Est	Sud	Centro	Ovest	Nord
Colore	Verde	Rosso	Giallo/Marrone	Bianco	Nero/Blu
Clima	Vento	Caldo	Umidità	Secchezza	Freddo
Suono	Gridare	Ridere	Cantare	Piangere	Gemere
Emozione	Rabbia	Gioia	Preoccupazione	Dispiacere	Paura
Sapore	Acido	Amaro	Dolce	Piccante	Salato
Organo Yin	Fegato	Cuore/ Mastro del cuore	Milza	Polmone	Reni
Organo Yang	Vescicola biliare	Intestino tenue/ Triplice riscaldatore	Stomaco	Intestino crasso	Vescica
Orifizio	Occhi	Viso	Labbra	Naso	Orecchi

Queste corrispondenze consentono ai praticanti di medicina cinese di diagnosticare e curare la malattia in diversi modi, da punti di vista emotivi, fisici, spaziali e dietetici.

Per quanto nessuno sappia di dove provengano le corrispondenze, esse sono il fondamento su cui è costruita molta parte della medicina cinese. Sono accettate come articoli di fede, anche per il fatto che sono praticate da migliaia di anni. Tuttavia le corrispondenze stesse sono soltanto una parte del ciclo dei Cinque Elementi. L'altra parte coinvolge le teorie sul modo in cui gli elementi interagiscono l'uno con l'altro. Combinando le corrispondenze con le teorie, il ciclo dei Cinque Elementi diventa un sistema che può essere applicato a qualunque situazione, poiché dimostra come parti del corpo, persone, creature e dei si relazionino gli uni agli altri.

Le relazioni tra gli elementi sono riassunte di seguito.

• *Tutte le cose posseggono i Cinque Elementi.* Tutti gli oggetti, situazioni e processi, possono essere visti in termini di Cinque Elementi.

• *Qualunque fase del ciclo dei Cinque Elementi può essere suddivisa indefinitamente nelle sue parti componenti.* Per esempio, in una giornata di ventiquattro ore, il mattino è considerato Legno, ma il mattino stesso si può suddividere in altre cinque fasi, cosicché l'alba e il risveglio sono gli aspetti più simili al Legno, mentre alzarsi, vestirsi e andare al lavoro sono più Fuoco, e così via.

• *I Cinque Elementi si creano continuamente l'un l'altro.* Nel ciclo dei Cinque Elementi si dice che ogni elemento crea, o è la "madre" di quello che segue, e viene generato da (o è il "figlio" di) quello che lo precede. Il Legno, per esempio, è creato dall'Acqua ed è il creatore del Fuoco. Il Fuoco crea la Terra, la Terra crea il Metallo e il Metallo crea l'Acqua. La relazione viene chiamata ciclo di Creazione.

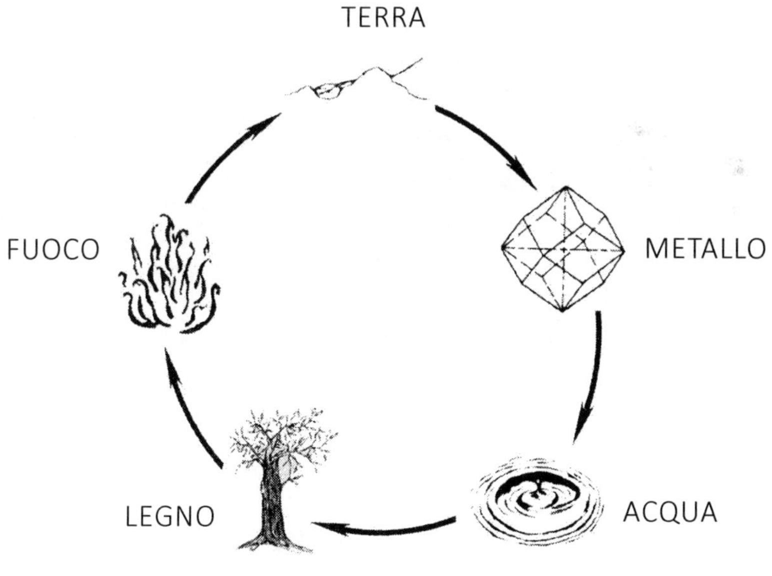

Il ciclo di Creazione

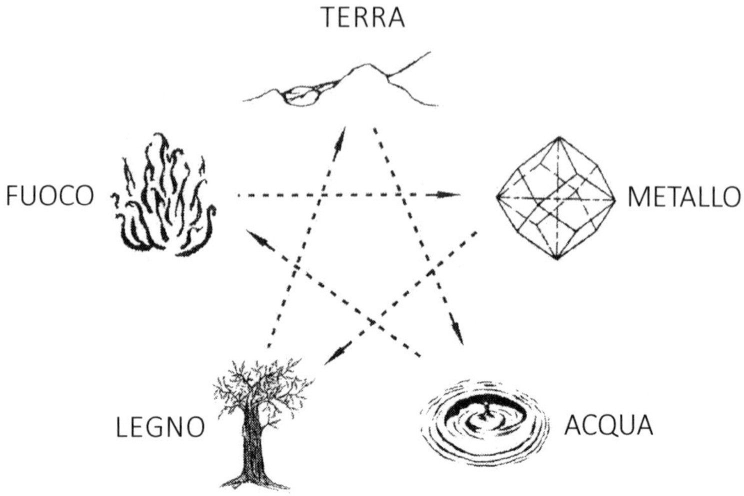

Il ciclo di Controllo

• *I Cinque Elementi si consumano e controllano continuamente l'un l'altro.* Questo consumo e controllo funge da equilibrio per il ciclo di Creazione, assicurando che nessun elemento possa crescere eccessivamente in proporzione agli altri. Da un lato ogni elemento consuma il potere della propria "madre" per esistere. L'Acqua consuma il Metallo che la forma e perciò lo mantiene in qualche modo in equilibrio. Tuttavia gli elementi seguono anche un ciclo di Controllo, che consente loro di bilanciarsi l'un l'altro più attivamente. Nel ciclo di Controllo ogni elemento ha il potere di controllarne e ridurne un altro, ed essere a sua volta controllato. Il Legno controlla la Terra, la Terra controlla l'Acqua, l'Acqua controlla il Fuoco, il Fuoco controlla il Metallo e il Metallo controlla il Legno.

Insieme, i cicli di Creazione e di Controllo specificano le relazioni che ogni elemento ha con ognuno degli altri.

• *I Cinque Elementi si trasformano l'uno nell'altro e ognuno contiene i semi di tutti gli altri.* Le linee tra gli elementi non sono tagli netti. Quel che sembra Acqua secondo l'analisi di una persona può essere classificato Metallo

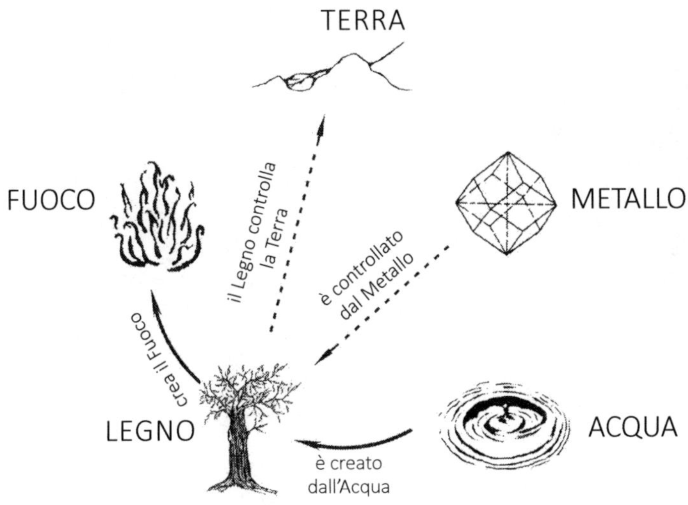

Il ciclo del Legno

da quella di un'altra, o può tramutarsi in Fuoco o Legno quando cambiano le condizioni. Dato che il ciclo descrive la trasformazione, questa mutevolezza ne è parte integrante[1].

Le "leggi" dei Cinque Elementi sopra descritte furono originariamente formulate per essere applicate a un altro grande ciclo del pensiero cinese: la polarità di Yin e Yang. Qualsiasi esplorazione della medicina cinese deve comprendere questa dualità, che proietta il funzionamento dell'intero universo in una singola dinamica: l'interazione di positivo e negativo. Intese anche come aspetti maschile e femminile, o forma e funzione, queste generalità non sono semplici opposti, ma parti complementari di qualunque intero, come la cima e il fondo, l'inizio e la fine, la testa e la croce di una moneta. Ogni oggetto, azione e qualità è divisibile nei suoi aspetti Yin e Yang e nessuno può essere separato dall'intero. Yang rappresenta tutto ciò che si espande, si muove, cresce, splende, caldo, maschile, attivo, mentre Yin si

1. Queste cinque "leggi" erano applicate, in origine, allo Yin e Yang in *La tela che non ha tessitore*, di Ted Kaptchuk. Mi sono presa la libertà di trasporle nel ciclo dei Cinque Elementi.

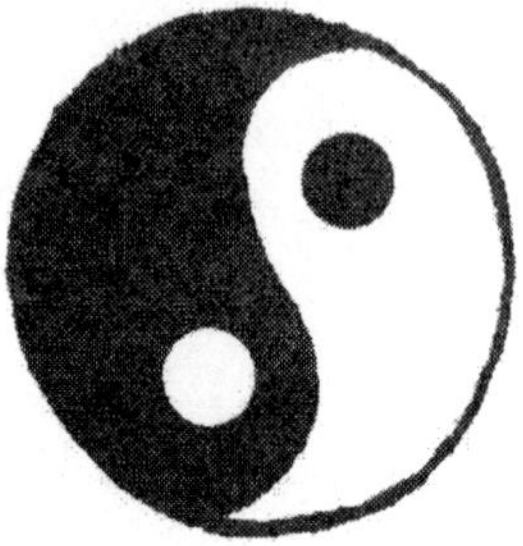

Il simbolo Yin Yang, chiamato anche Tai Ji, illustra la fluida interrelazione tra Yin e Yang, governata dalle stesse leggi di creazione applicate ai Cinque Elementi. Si può vedere nelle forme serpeggianti la creazione dello Yin dallo Yang e dello Yang dallo Yin; come ognuno contiene al suo interno il seme dell'altro (illustrato dai cerchi); come ognuno consuma l'altro mentre cresce e si trasforma nell'altro per creare un flusso continuo.

riferisce alle forze dello scuro, quieto, condensazione, introversione e tutto ciò che è passivo, femminile, fresco e decadente.

La polarità di Yin e Yang aiutò i taoisti a interpretare la dinamica interna di ogni cosa. Essa aggiunse una dimensione di sottigliezza all'antico universo, presumendo almeno due aspetti di ogni verità. Dato che ogni cosa possiede caratteristiche Yin e Yang, lo Yin e lo Yang diventano uno strumento che può gettar luce su ogni relazione.

Benché il ciclo dei Cinque Elementi e la dottrina dello Yin Yang si siano sviluppati separatamente, i due sono stati spesso usati insieme per descrivere i fenomeni naturali. In alcuni luoghi esse si intrecciarono completamente e a partire dal periodo della dinastia Han (206-221 d.C.) le forme emergenti della medicina cinese si basavano decisamente su entrambi i sistemi. Visto in combinazione con lo Yin e Yang, il ciclo dei Cinque Elementi è come una ulteriore suddivisione della dualità primaria; ogni elemento rappresenta una particolare proporzione dello Yin rispetto allo Yang.

In questo senso, il Legno è considerato il primo elemento nel ciclo. Esso rappresenta il primo Yang: l'inizio di una fase Yang. Un bambino o un'idea nella fase Legno del ciclo dei Cinque Elementi mostra caratteristiche dello Yang iniziale, come nascita e crescita, espansione e giovinezza. Il Fuoco segue il Legno e rappresenta lo Yang assoluto: uno stadio in cui movimento e attività sono quanto più Yang possibile; un pianeta o una storia nella fase

YIN	YANG
Lato in ombra di una collina	Lato al sole di una collina
Terra	Cielo
Freddo	Caldo
Luna	Sole
Passivo	Attivo
Solido	Cavo
Femminile	Maschile
Ricettivo	Proiettivo
Contratto	Espanso
Sostanza	Essenza
Discesa	Salita
Notte	Giorno
Scuro	Luminoso

Fuoco è in uno stadio di acme e crescita a picco. Insieme, Legno e Fuoco, costituiscono la metà Yang del ciclo.

La Terra segue il Fuoco. Essa significa transizione e contiene Yin e Yang in ugual misura. La vita quando è in una fase Terra si sta trasformando da Yang a Yin.

Metallo significa Yin iniziale. Nella fase Metallo un fiore o un'onda dell'oceano non sta più crescendo ma ha cominciato a consolidarsi e decadere.

L'Acqua è la fase dello Yin assoluto. Creature ed eventi nella fase Acqua sono totalmente a riposo: non stanno più crescendo, neanche decadendo, ma sono già morti o dormienti e si preparano per un nuovo inizio. Insieme Metallo e Acqua costituiscono la porzione Yin del ciclo dei Cinque Elementi.

Gli stadi di flusso e riflusso descritti dai cicli dei Cinque Elementi e dello Yin Yang sono aspetti di ogni crescita: si possono trovare negli esseri viven-

ti, come umani e piante, in entità non viventi come civiltà e carriere, e in processi creativi come scrivere e costruire. Così la grande ruota della vita si presta a molti aspetti della nostra esperienza, lanciandoli come sistemi viventi con le loro nascite e morti, lotte e transizioni.
L'inizio del ciclo dei Cinque Elementi è la fase Legno, che trova il Qi nel processo di condensazione e assunzione di forma. Quando la feconda energia del Legno esplode all'esistenza, comincia il processo della vita.

Avete notato che, qualunque cosa faccia un Indiano, la fa in un cerchio, e questo perché il Potere del Mondo lavora sempre in cerchi, e ogni cosa tende ad essere rotonda... Il cielo è rotondo, e ho sentito che la terra è rotonda come una palla, e così sono tutte le stelle. Il vento, nella sua forza più grande, turbina. Gli uccelli fanno nidi circolari, perché la loro religione è la stessa nostra... Persino le stagioni formano un grande cerchio nei loro mutamenti, e sempre tornano al punto dove erano prima. La vita di un uomo è un cerchio da infanzia a infanzia, e così è in ogni cosa dove il Potere si muove.

Alce nero, Sioux Oglala

Legno

Primo nel ciclo dei Cinque Elementi, il Legno, significa creazione: nascita, vita e la sua conseguente evoluzione. Come legame tra Cielo e Terra, la creatività dell'elemento Legno cambia l'energia celeste in forma terrestre. Gli alberi, che rappresentano l'elemento Legno sono in tutto il mondo simboli di creazione e crescita. Tammuz, l'antico dio sumero della vegetazione, era venerato come l'albero della vita, mentre sia la vita che la conoscenza erano alberi nell'Eden, che rappresentavano il potere creativo di Dio. Gli alberi di Natale – e i sempreverdi pagani che li precedettero – invocano la nascita della luce e del Signore durante il buio nel mezzo dell'inverno. In Giappone è tradizione piantare un ciliegio per ogni bambino che nasce, mentre in Israele si piantano alberi quando la gente muore, per assicurare vita eterna nel loro nome.

Sia gli antichi Norvegesi che i popoli Maya riconoscevano un "albero del mondo" come pilastro centrale attorno a cui era organizzato l'universo. Lo Yaxché dei Maya cresceva al centro del mondo e, con i suoi rami, sosteneva i quattro angoli del cielo. Per i buddhisti l'albero Bo *(ficus religiosa)* rappresenta il risveglio spirituale, poiché sotto questo albero Buddha raggiunse l'illuminazione.

Gli antichi Celti onoravano a buon diritto gli alberi come esseri spirituali: ognuno con la propria unica saggezza. Sia l'alfabeto che il calendario celtico erano basati su nomi di alberi, per cui il tempo e tutta la conoscenza scritta erano doni degli spiriti dell'albero. Infatti in Irlandese celtico la parola che indica "albero" significava anche "imparare". Particolarmente venerata era la quercia – *duir* – che come re degli alberi, segnava la prima lettera dell'alfabeto celtico (D), e il mese centrale del calendario, conosciuto anche come Duir.

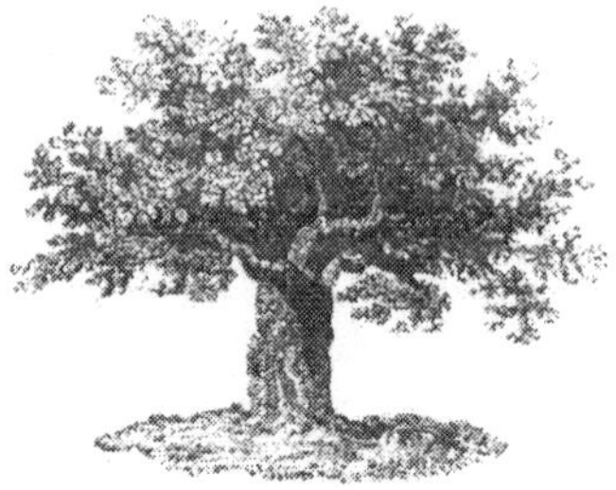

Duir (quercia)

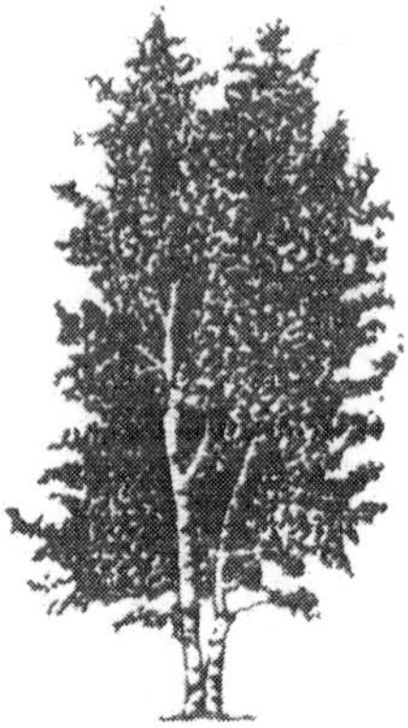

Beth (betulla)

La quercia, chiamata Duir in Irlandese celtico, rappresenta la consonante centrale dell'alfabeto irlandese (D), e il mese centrale del calendario tradizionale druidico. L'albero Beth (betulla) è la prima consonante dell'alfabeto e il primo mese del calendario.

Nel ciclo dei Cinque Elementi il Legno simboleggia nuovi inizi: nascita, crescita e sviluppo. È la fase in cui nuove vite prendono forma e *diventano* qualcosa, come un germoglio che attira vento, acqua e luce diventando un dato stelo. Definito nel ciclo di creazione come figlio dell'Acqua, il Legno emerge dall'insieme universale e da' origine alla separazione delle forme individuali. Nel ciclo di Controllo il Legno è controllato dal Metallo, che, affilato, lo taglia e lo limita o dirige la sua crescita.

Nel mondo naturale gli alberi collegano cielo e suolo con l'estensione delle molte dita dei loro rami e radici. Trattenendo saldamente con un capo la solidità della Terra, gli alberi sono pur capaci di piegarsi e girarsi man mano che le condizioni intorno ad essi cambiano; essi cambiano la forma dei loro tronchi per crescere verso la luce, dondolano nel vento e si torcono per aggirare gli ostacoli.

Questa combinazione di fermezza e flessibilità è la chiave della sopravvivenza degli alberi e uno dei contrassegni della fase Legno. Essa consente la

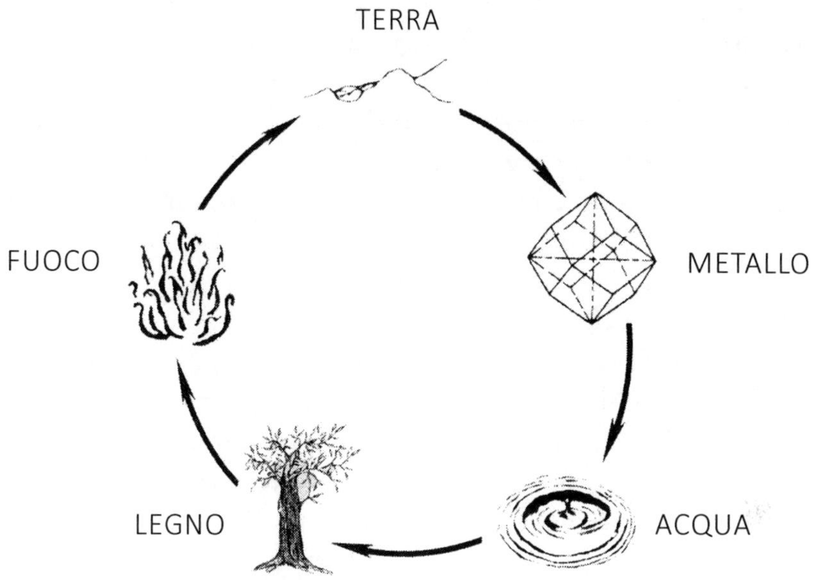

crescita in relazione all'ambiente circostante, creando sistemi interdipendenti complessi.

A livello fisico gli esseri viventi nella fase Legno trasformano l'energia (che era conservata come energia potenziale durante la fase Acqua) in materia. La fotosintesi nel regno vegetale è un esempio perfetto di questa metamorfosi. Durante la fotosintesi le cellule nelle piante verdi trasformano l'energia conservata nella luce solare in carboidrati, che formano solide foglie, steli e radici della pianta. Poiché le piante trasformano continuamente l'energia in materia in questo modo, esse esemplificano la fase Legno, ma qualunque cosa cresca fa conto sulle energie del Legno, che si tratti di un muscolo, un bambino o un piano di costruzione per un edificio.

Nel ciclo delle stagioni, il Legno corrisponde alla primavera, quando innumerevoli forme vengono create dalle energie che avevano riposato, germogliato e dormito nel freddo inverno. Semi, bulbi e gemme esplodono in singoli steli e fronde, mentre alberi e terreni che fino a ieri erano spogli

vengono improvvisamente trasformati da germogli e foglie. Questa crescita, rapida ed esponenziale, simboleggia l'energia del Legno.
L'esplosione di vita che porta la primavera si trova anche nelle comunità animali, oltre che nelle piante. Tempo di nascita per molte specie animali (compresi la maggior parte di mammiferi e uccelli), la primavera è caratterizzata dalle nuove vite. Gli animali che escono dal letargo cominciano anch'essi una nuova vita, riemergendo dal grembo di sonno per ricominciare il processo di sopravvivenza. In primavera ogni giorno vengono create nuove forme e nuovi esseri.
L'alba preannunzia la fase Legno di un giorno: il mattino che nasce con il sorgere del sole. Il giorno prende forma nel mattino, man mano che determinati schemi di condizioni atmosferiche vi si adeguano e programmi, umori ed eventi concorrono a definirlo. Per quanto ci si possa aspettare che le condizioni cambino con il procedere del giorno, è il confine dell'alba che definisce il giorno e gli da' forma. È l'energia del Legno che governa questo periodo di formazione e definizione, e noi impegniamo la nostra energia di Legno nel pianificare ogni giorno e nel cominciare l'azione.
Nella costruzione di un edificio, la fase Legno è nello stadio di pianificazione: scegliere il luogo, disegnare i progetti, calcolare e comprare il materiale. L'edificio assume la sua forma appena vengono determinati progetti e materiali, così come un germoglio che comincia ad assumere la forma della pianta che di-

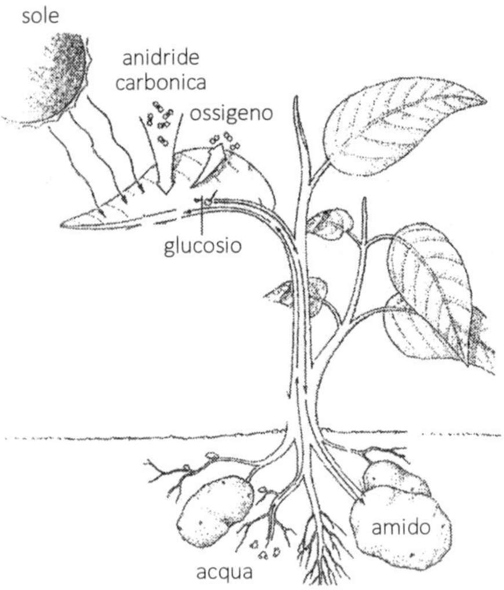

Durante la fotosintesi, le piante trasformano luce del sole e acqua in amido: creano materia dall'energia.

venterà. La costruzione di ogni nuova impresa come un commercio o una squadra di baseball è similmente una fase Legno.

La fase Legno di qualunque idea creativa – se riammobiliare una stanza, scrivere una storia, pianificare un progetto artigianale o fare un investimento – coinvolge l'ispirazione, la pianificazione e la ricerca che definiscono quel che sarà fatto e come lo si realizzerà. Dal momento in cui un'idea arriva alla coscienza fino a quando essa si attua pienamente predominano le energie creative del Legno. Come altre attività di fase Legno, il processo di portare le idee alla realtà è analogo al partorirle; porta la loro energia in una forma.

In questo modo tutte le attività creative sono allineate con la fase Legno. Benché la fonte delle idee creative stia nell'Acqua, le azioni che le portano alla luce appartengono al Legno.

Le forze soprannaturali della primavera creano il vento nel cielo e il legno sulla Terra. Nel corpo esse creano il fegato e i tendini; esse creano il colore verde... e danno alla voce la capacità di emettere un suono gridato... esse creano gli occhi, il sapore acido e l'emozione della rabbia.

Classico di medicina interna
dell'Imperatore Giallo

Inizialmente una nuova idea o concetto è informe: emerge dalla fase Acqua come idea singola. Ma questa prende forma man mano che la adorniamo, attaccandovi immagini, piani e precisazioni. Questa pianificazione aggiunge sostanza alla scintilla originale. È un processo di crescita e, come tale, fa conto sulle energie del Legno.

Similmente, la fase Legno corrisponde a quella porzione del ciclo mestruale in cui l'utero si prepara per l'impianto di un uovo fecondato. Dal settimo al quattordicesimo giorno (dopo la fine del flusso mestruale) l'utero forma uno spesso strato interno che darà sostegno a un uovo fecondato, se mai ci sarà. Queste costruzioni e preparazioni sono segni della crescita che simboleggiano il Legno.

A livello cosmologico la fase Legno è analoga al Big Bang – la nascita dell'universo – e alla rapida crescita iniziale che diede inizio a innumerevoli forme di vita al suo interno. I fisici suppongono che tutti gli atomi, cioè tutta la materia, nell'universo siano stati creati nelle prime poche ore dopo il Big Bang. Tale creazione istantanea segna un chiaro distacco dal vuoto informe che esisteva precedentemente; essa caratterizza la fase Legno nel fatto che la materia apparve dal nulla. Quando la forma rimase unita emergendo dall'energia informe, fu creato un intero universo: così esplode il potere dell'energia Legno.

Il clima associato con il Legno è il vento. Il vento esprime le energie del Legno nel grande dramma del cosmo; i suoi poteri di movimento e direzione esauriscono la tensione tra fermezza e flessibilità in scala sovrumana. Nel linguaggio meteorologico il vento preannunzia il cambiamento, l'equivalente cosmico della flessibilità. I suoi colpi burrascosi portano semenze e insetti di luogo in luogo, cambiando nel tempo la popolazione di un'area geografica. In effetti il vento è un agente del cambiamento, portando nuove idee e rimescolando quelle vecchie. Ogni nuova situazione o idea che ci si presenta è un vento che soffia dal retroterra; essa sfida il nostro elemento Legno ad essere flessibile nel crescere per accogliere la nuova influenza. Il "vento del cambiamento" sono gli eventi imprevedibili della vita, le sorprese che ci richiedono di alterare la nostra visione di noi stessi e dei nostri piani. Quando è canalizzato verso una particolare sorgente, come un mulino a vento o una vela maestra, il vento diventa uno strumento vigoroso che incarna le energie di creazione e definizione del Legno. Il vento concentrato nel suo percorso crea una forza che può spingere dei macchinari o far navigare una nave. Ma può anche provocare devastazione nella forma di uragani e cicloni. Può portare ancora più gelo a una giornata già fredda, o asciugare ancora di più un clima arido. Il potere incontrollato del vento porta caos e distruzione. In medicina cinese il vento è anche considerato un agente patogeno che provoca raffreddori e altre malattie virali in un corpo dalle difese indebolite. Il vento penetra nella pelle, soprattutto nel capo, collo e parte superiore della schiena; può provocare anche tremiti o sintomi che migrano nel corpo come un vento che sferza di luogo in luogo.

Oltre alla sua influenza esterna come clima, il Legno influenza anche l'universo interiore delle emozioni e della personalità. In medicina cinese le emozioni sono inestricabilmente collegate sia con l'ambiente esterno che con la salute fisica: possono insorgere da modificazioni climatiche o malattie fisiche, e possono anche creare malattie. A livello emotivo il Legno si esprime come visione e direzione, canalizzazione di energie verso un centro particolare. Come il tronco di un albero o il camino di un ciclone, il Legno dirige le risorse verso una forma desiderata. Sia che vogliate un giorno per rilassarvi, una carriera da avvocato, o un soggiorno che abbia un certo "spirito", l'energia diretta del Legno concepisce un obbiettivo e lancia in avanti nell'azione il seme della visione. Se espressa positivamente, l'energia Legno si manifesta come coraggio della convinzione, azione appropriata e capacità di mantenere le proprie posizioni.

In mezzo alla prateria
Canta un'allodola
Libera e disimpegnata
da qualsiasi cosa.
Matsuo Basho

La forza del Legno viene verificata ogni volta che il nostro senso di direzione interno viene sfidato, sia con discussioni, che con dubbi o circostanze. Se abbandoniamo i nostri piani troppo facilmente il Legno manca di potere dentro di noi, mentre se ci atteniamo troppo ostinatamente a piani sbagliati o imprudenti, il Legno è troppo rigido. Idealmente, tuttavia, il Legno gestisce la tensione tra fermezza e flessibilità, consentendo al radicamento di creare una base stabile dalla quale possiamo piegarci.
I grandi leader spesso hanno una grande quantità di energia diretta dal Legno: essi hanno intuizioni su larga scala, portando in forma cambiamenti sociali, politici e culturali. Martin Luther King Jr., per esempio, aveva una visione (il suo "sogno" in cima alla montagna), e lottò per manifestarla nella realtà.
La sua forza di visione e la sua determinazione sono contrassegni di una personalità Legno; essi furono all'origine del suo successo e ispirarono devozione a milioni di persone.
Nelle sue luci più problematiche l'emozione del Legno divampa come rabbia e frustrazione. L'emozione che corrisponde al Legno nei testi classici, la rabbia, si può concepire come una forza senza un canale appropriato; essa ci manda in giro infuriati come un vento che urla senza direzione.

Diventiamo irritabili e arrabbiati quando non possiamo mettere in azione le nostre idee, quando non ci sentiamo forti o quando ci troviamo di fronte a cambiamenti che non vogliamo fare.
Spesso la rabbia insorge quando il nostro senso del sé è stato compromesso, quando sentiamo che siamo stati trascurati, disprezzati o deliberatamente ostacolati. Queste situazioni offendono il nostro elemento Legno perché è il Legno che sostiene la nostra individualità e il nostro ego; se sentiamo che non siamo stati trattati con rispetto, il Legno si inalbera e si dichiara, gridando, battendosi con forza o con un comportamento aggressivo.
La rabbia può divampare anche quando le situazioni escono dal nostro controllo, non riuscendo a funzionare secondo i nostri dettami. Che sia il menu per la cena, il nostro lavoro o le nostre abitudini, le circostanze che affrontiamo col fallimento innescano le emozioni del Legno. Il Legno spesso ci trova lamentosi come un ramo secco quando i venti del cambiamento arrivano ululando, trattenendo la rabbia invece di cedere al cambiamento.

Il Legno nel ciclo della vita umana

Nel ciclo della vita umana la fase Legno si estende dalla nascita all'infanzia. Prima della nascita i feti sono attaccati e interamente dipendenti. Sono interni, sospesi e completamente uniti alla madre. Alla nascita, tuttavia, i bambini si separano dalla madre e diventano individui con forme fisiche distinte e governo individuale su respiro, digestione e escrezione. Questa transizione dalla dipendenza interiore all'indipendenza esterna è un cambiamento miracoloso, che illustra perfettamente il movimento dello stato di unione "tutto in uno" dell'Acqua allo stadio dell'essere individuale del Legno.
Neonati e bambini trasformano giornalmente l'energia in materia, aggiungendo centimetri, chili e forma al loro corpo in crescita. Benché la gente cresca continuamente in tutta la vita, lo fa in modo particolarmente veloce durante l'infanzia, rappresentando la crescita rapida e materiale del Legno.
I bambini crescono drammaticamente anche in altri modi durante la fase Legno, sviluppando capacità e valori emotivi, intellettuali e spirituali. La

nostra personalità – complessa come le capacità - cresce in risposta agli stimoli dal mondo che ci circonda.
La crescita emotiva si può paragonare al modo in cui le piante si piegano verso la luce e le radici prendono la loro forma attorno alle rocce nel suolo. Tali adattamenti si evolvono attraverso una profonda integrazione, dato che piante e animali si formano lentamente in accordo con l'ambiente che li circonda. Questi organismi non si fondono con il loro ambiente, non soccombono ad esso né lo sovrastano; essi, piuttosto, crescono *con* quell'ambiente, *a causa* di esso, fino a formare quell'essere unico che sono destinati a diventare. Lo sviluppo emotivo è molto simile, nel senso che i bambini sviluppano una personalità che riflette le circostanze uniche della sua formazione. Il ruolo del Legno in questo sviluppo è mantenere l'integrità vigilando sul cambiamento, equilibrando, come sempre, la tensione tra fermezza e flessibilità.

Nel mare di primavera
le onde fluttuano e fluttuano
per tutto il giorno.
Yosa Buson

Lo spirito dell'elemento Legno è l'aspirazione[2*]: la capacità di prevedere il proprio futuro nel mondo con speranza e eccitazione. L'aspirazione anticipa la crescita del Legno, incoraggiandola e, a volte, persino creandola. Ci spinge in avanti, verso la nostra più alta e migliore individualità, come tutti gli attributi dello spirito. Lo spirito è un'influenza Yang capace di lottare, che ispira perfezione e tutto ciò che in noi è maggiormente simile al divino. Quando lo spirito di aspirazione del Legno manca o non funziona, ne consegue depressione. Coloro che ne soffrono non hanno un senso di speranza o di movimento in avanti, e sentono di perdere slancio invece che crescere.
La fase Legno dello sviluppo dell'anima si riferisce al processo di formazione della coscienza come individuo: lo sviluppo del senso del sé basato sulla conoscenza interiore e sulle verità individuali piuttosto che su modelli

2. Le discussioni su anima e spirito in questo lavoro sono diverse dalle discussioni classiche delle cinque "anime" che corrispondono ai Cinque Elementi. L'informazione presentata qui su anima e spirito di ogni elemento è tratta dal mio lavoro e non è parte della medicina cinese classica.

imposti dall'esterno. A differenza dello spirito, l'anima non lotta verso il futuro; piuttosto essa scava a fondo dentro di noi per individuare chi siamo in questo momento. Mentre lo spirito conserva l'immagine del nostro sé più elevato, l'anima rispecchia il nostro sé più confuso e umano. Ci insegna a diventare completi attraverso il sudore e le minuzie del duro lavoro e delle umane sofferenze, producendo crescita man mano che riconosciamo i nostri limiti e lavoriamo con essi onestamente.

Durante il processo con cui l'anima diventa più completa, chiamato "individuazione", diventiamo più compiutamente noi stessi, rimuovendo gli strati di ciò che la società o i nostri genitori o gli sforzi del nostro spirito ci spingono a diventare. Benché inizi nell'infanzia, l'individuazione continua durante l'inizio dell'età adulta e, per qualcuno, durante tutta la vita. Essa comprende la scoperta della verità interiore e l'assunzione di responsabilità verso di essa, formando la propria vita economica, sociale e personale per rifletterla. Nel duro lavoro di renderci fedeli al nostro sé interiore più profondo, tuttavia, l'anima provoca spesso un profondo dolore; ci ritroviamo a fare le cose nel modo "difficile", benché questo sfidi la logica, il consiglio, l'armonia domestica e il nostro senso dell'onore.

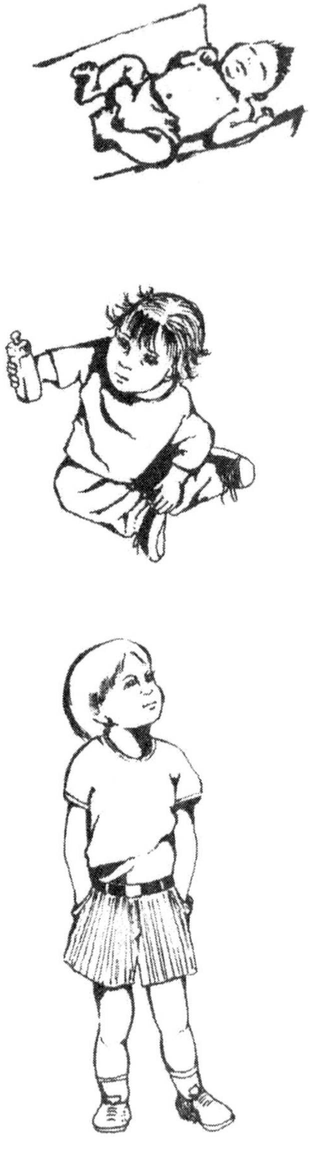

La rapida crescita dell'infanzia rappresenta l'evoluzione espansiva del Legno.

Poiché la fase Legno ha più a che fare con l'individuazione che con la relazione o il fare coppia, spesso essa prende la forma degli aspetti più difficili di una relazione: conflitto e resistenza. Le persone in una fase Legno lottano per definire se stesse, per mantenere i loro confini e per assicurarsi che le forze esterne non li travolgano. Esse vogliono che i loro bisogni siano soddisfatti e vogliono sentirsi agenti attivi nel mondo. Perciò resistono alle incursioni e alle richieste degli altri, spesso sfidando deliberatamente gli altri come per saggiare la propria forza. Questa lotta per la definizione diventa spesso una lotta per il potere, dato che noi presumiamo che la forza dei nostri genitori o compagni interferisca con la nostra. Erroneamente cerchiamo cause esterne per le nostre sensazioni di impotenza e conseguente insoddisfazione, senza capire che questa proviene dal nostro interno.

L'individuazione [è] il processo di formazione e specializzazione della natura individuale; in particolare, è lo sviluppo dell'individuo psicologico come essere differenziato dalla psicologia generale, collettiva. L'individuazione, perciò, è un processo di differenziazione che ha per obiettivo lo sviluppo della personalità individuale.

C. Jung, *Tipi psicologici*

Benché il genitore o il compagno sia raramente un vero ostacolo alla crescita, la nostra fase Legno spesso porta risentimento verso di essi. Crediamo di non crescere perché "essi" non ci danno spazio. Lo scenario tipico è un adolescente risentito per l'intrusione dei genitori nella sua vita, ma questo succede altrettanto frequentemente nelle relazioni adulte, quando amici o partner competono l'uno con l'altro per attenzione, potere, o indipendenza.

Il modo più corretto per affrontare un simile periodo è riconoscere il bisogno interiore di esprimersi più completamente, prestare attenzione alla verità e alla conoscenza interiore. Quando il Legno si impenna con frustrazione e risentimento, questo è un appello a prestare attenzione al proprio potere, alla propria intuizione e alle proprie finalità interiori. Nel migliore dei casi, questa fase consente alle persone di crescere come individui in modo da saper portare un sé più completo a tutte le loro relazioni.

Il Legno nel corpo

Nel corpo l'elemento Legno si esprime attraverso l'organo del Fegato (che è considerato un organo Yin) e la Vescicola biliare (un organo Yang). Insieme, questi organi governano tutte le qualità associate al Legno nella vita umana, come la crescita, la creatività, la novità, l'individuazione, ecc. Essi hanno inoltre funzioni specifiche nel corpo, che formano la base di molta della strategia di diagnosi e cura della medicina cinese.

Il Fegato governa il flusso uniforme. L'espressione della flessibilità del Legno, flusso uniforme, è il corrispettivo fisico del " prendere le misure adeguate". Questo fa sì che le nostre emozioni ed energie si adattino ai molti cambiamenti che dobbiamo affrontare a livello cellulare ed esperienziale. Questo aspetto del Fegato mantiene l'uniformità di emozioni, Qi e sangue nel loro fluire attraverso il corpo; quando non funziona possono insorgere sintomi come instabilità di umore, rabbia e dolore.

Il Fegato conserva il Sangue. Sangue nella medicina cinese indica l'espressione fisica del senso del sé. Esso nutre e irrora la nostra autostima, fornendo una profonda comprensione di chi siamo, proprio come il processo di individuazione. Tramite il governo del Sangue, il Fegato nutre e irrora muscoli e tessuti, regola le mestruazioni e fornisce la base per il Cuore e la Mente. Quando un Fegato in squilibrio è incapace di conservare e nutrire correttamente il Sangue, il corpo può sviluppare flussi mestruali scarsi, carnagione pallida e scura, intorpidimento o scarsa autostima.

Il Fegato controlla i tendini e si manifesta nelle unghie. Tendini, legamenti e muscoli scheletrici creano la forma del corpo. Dato che tendini sani mantengono una muscolatura tonica e flessibile, questo aspetto del fegato manifesta il collegamento del Legno con forma e potenza. Per giunta, la salute complessiva del Fegato è riflessa nella uniformità, forza, forma e colorazione delle unghie di mani e piedi. Squilibri in queste funzioni del Fegato possono determinare crampi muscolari o tremiti, debolezza muscolare o unghie ingiallite o spezzate e malformate.

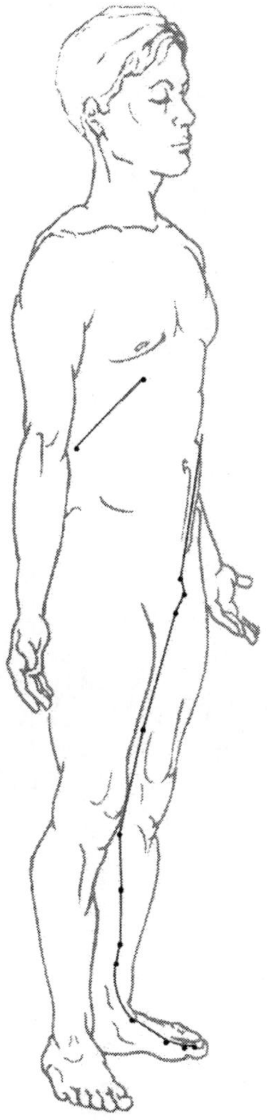

Meridiano del Fegato.

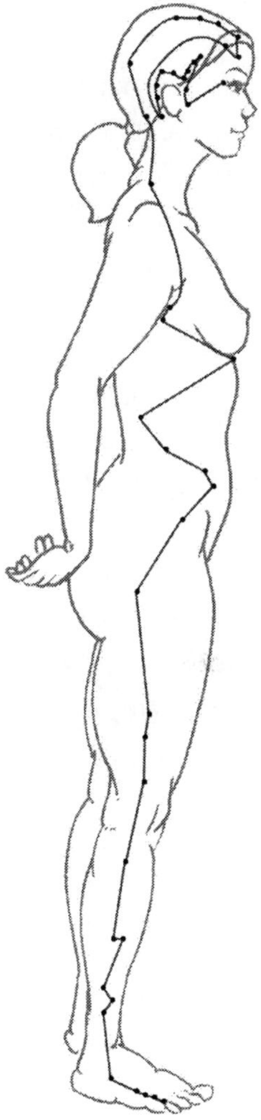

Meridiano della Vescicola Biliare.

Il Fegato si apre negli occhi. L'associazione del Fegato con gli occhi esemplifica le qualità del Legno relative a visione e direzione. In questa capacità, il Fegato governa l'acutezza visiva, conserva gli occhi e le palpebre umidi e puliti, favorisce la visione e la direzione interiore e governa la chiaroveggenza. Questo aspetto del Fegato, quando è malato o non funzionale, può provocare problemi di visione, malattie degli occhi, o mancanza di visione interiore.

Il Fegato assorbe quel che non si può digerire. Proprio come l'elemento Legno crea rabbia nelle situazioni che non si possono controllare, il Fegato conserva le sostanze ingerite che non si possono dirigere. Regola il livello dei grassi e degli zuccheri nel sangue, trasformandoli in molecole di riserva quando appesantiscono la corrente sanguigna, e raccoglie i residui di alcool, caffè, te, tabacco e altre droghe (farmaci da prescrizione o da banco e droghe ricreative), oltre a pesticidi e altre sostanze chimiche che si trovano nei nostri cibi.[3] Quando il Fegato è sovraccarico, il suo ruolo nella digestione è compromesso e ne risultano squilibri nella pressione sanguigna o negli zuccheri del sangue, stitichezza o diarrea, dipendenze e rabbia.

Il Fegato controlla la risposta immunitaria. La risposta allergica e immunitaria del corpo rappresentano, a livello cellulare, il dramma della distinzione del sé dall'altro. Proprio come l'elemento Legno definisce e protegge i nostri confini personali, questo aspetto del Fegato definisce e protegge i nostri confini chimici, identificando ed espellendo gli invasori estranei[4]. Quando il Fegato è incapace di svolgere questa funzione, possono insorgere malattie immuni o autoimmuni, come allergie, artrite, sclerosi multipla, ecc.

3. Questa non è una delle funzioni riconosciute al Fegato dalla medicina cinese classica, ma è stata accettata da molti praticanti moderni che convalidano la prova sostanziale che sostiene questa interpretazione trovata nelle terapie scientifiche moderne e alternative. Dato che lo sviluppo della teoria medica cinese risale a tempi precedenti l'uso di cibi raffinati e sintetici, la crescita e la conservazione di tali sostanze non sarebbe stata riconosciuta nel periodo classico.
4. Come le funzioni di assorbimento del Fegato, la risposta immunitaria è una qualità che non fa parte della funzione del Fegato in medicina cinese classica. Tuttavia, viene inclusa qui perché si è trovato che corrisponde alla condizione di salute generale del Fegato.

La Vescicola biliare governa le decisioni. La Vescicola biliare governa quell'aspetto dell'energia del Legno che compie le scelte. Essa eleva alla consapevolezza cosciente i processi che conducono ai cambiamenti evolutivi e di adattamento, come il "crescere" in un modo o nell'altro, andare al cinema o stare a casa a leggere. Le disfunzioni della Vescicola biliare possono perciò provocare indecisione.

La Vescicola biliare produce e conserva la bile. Unico organo Yang a conservare qualcosa (la conservazione è una funzione ricettiva e Yin), la Vescicola biliare conserva la bile e assiste il Fegato nella digestione dei grassi. Quando la Vescicola biliare è compromessa, i grassi possono accumularsi nella corrente sanguigna o nei tessuti.

Sulla superficie del corpo l'elemento Legno si manifesta nei meridiani di Fegato e Vescicola biliare. Questi distribuiscono l'energia del Legno dalla testa ai piedi e contengono i punti che consentono all'agopuntore di regolare le funzioni degli organi Fegato e Vescicola biliare. I meridiani possono anche registrare gli squilibri *prima* che essi arrivino agli organi. Questi possono essere curati per prevenire o rallentare lo sviluppo di malattie organiche.

Il meridiano del Fegato comincia sull'alluce e corre lungo l'aspetto mediale della gamba. Passa attraverso i genitali e sale al tronco per finire sul torace sotto il capezzolo.

Il meridiano della Vescicola biliare comincia al bordo laterale dell'occhio, attraversa i lati del capo e del tronco per finire all'esterno del quarto dito del piede.

Il Legno in squilibrio

Gli squilibri negli organi o in qualche loro funzione possono presentarsi per numerose e varie ragioni. Fattori esterni come un clima estremo o un'invasione di germi possono portare un elemento in squilibrio, ma questo può avvenire anche a causa di emozioni, una squilibrata assunzione di cibo o insufficienza di riposo. Oppure un elemento può essere attirato o spinto fuori equilibrio da un altro elemento del ciclo.

Quando un elemento perde il suo equilibrio, la sua funzione può diventare più marcata o meno. In medicina cinese questi squilibri vengono definiti eccessi o carenze. Ciò significa che il Qi nell'elemento è in squilibrio e oscilla tra condizioni estreme.
I provvedimenti correttivi, come quelli descritti in parti successive di questo capitolo, regolano l'equilibrio del Qi e armonizzano la relazione tra tutti gli elementi. Quando un elemento è carente lo tonifichiamo, rafforziamo o sosteniamo, mentre le cure per l'eccesso disperdono, riducono o sedano.

Il Legno in carenza

Quando un elemento è carente, le sue funzioni saranno deboli. Quando il Legno è carente, potrà esserlo in una o più tra le funzioni sopra descritte: nella sua capacità di conservare il Sangue, nel suo controllo degli occhi, ecc. Sintomi comuni della carenza di Legno comprendono:

- visione confusa o debole;
- risposta immunitaria carente;
- comportamento passivo;
- mestruazioni scarse;
- pelle secca;
- tremiti o intorpidimento;
- scarsa autostima;
- mani e piedi freddi;
- individuazione incompleta;
- incapacità di prendere decisioni.

Altri segnali possono essere: carnagione pallida, capogiro, irrequietezza, unghie secche o scolorite, pressione bassa, mancanza di interesse creativo, mancanza di adattabilità, occhi asciutti, grave depressione, o debolezza muscolare come avviene nella sclerosi multipla e nelle malattie neuromuscolari.
A livello della creatività, il Legno in carenza si manifesta come incapacità di passare dall'Acqua al Legno: non si riesce a formulare idee, o si formulano soltanto idee senza mai tradurle in azione. Un sognatore è un classico tipo

carente nel Legno; pensa sempre: "Qualche giorno…", ma non agisce mai. Quando lo squilibrio primario è la carenza nel Legno, anche gli altri elementi possono essere spinti o attirati in squilibrio. Con il tempo, per esempio, il Legno può perdere il potere di nutrire il figlio nel ciclo di Creazione, che diventa debole. O il Legno può diventare incapace di controllare l'elemento suo subordinato nel ciclo di Controllo, che quindi si innalza in eccesso. Il diagramma riportato sotto illustra gli schemi più comuni di squilibrio che risultano da una carenza primaria nel Legno.

> *Secondo la teoria del rigonfiamento, l'universo ebbe un breve periodo di espansione straordinariamente rapida, o "rigonfiamento", durante il quale il suo diametro aumentò secondo un fattore di almeno 1025 (e forse anche molto di più) rispetto a quel che si pensava fosse precedentemente. Nel corso di questo stupendo scatto di crescita è possibile che dal nulla sia stata creata tutta la materia ed energia dell'universo.*
>
> Alan Guth e Paul Steinhardt, *The New Physics*

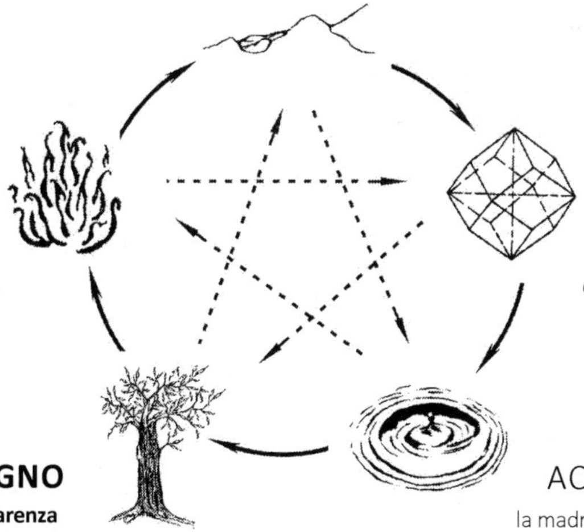

Un esempio di carenza del Legno

Donna M. fu portata dalla figlia a fare agopuntura per curare il morbo di Parkinson. A settantuno anni, Donna soffriva di tremito alle mani e cominciava a mostrare spasticità nei movimenti. Aveva il viso e le labbra pallidi, le mani e i piedi freddi e soffriva spesso di capogiri. Oltre a ciò, il comportamento di Donna nella stanza del trattamento era molto caratteristico. Faceva fatica a parlare di sé e tendeva a sviare il discorso passando a lodare la figlia, che, diceva, lavorava duramente ma trovava il tempo per portarla al mio studio. Donna chiese più volte se era seduta sulla sedia sbagliata e offrì ripetutamente quella sedia a sua figlia e a me, per quanto fossimo comodamente sedute.

Donna soffriva di debolezza nell'elemento Legno, che si manifestava con segni di Fegato carente e Sangue carente. Il tremito è un segno classico di vento – il clima del Legno – e benché possa essere causato da diversi fattori, in questo caso si trattava dell'incapacità del Fegato di conservare correttamente e nutrire il Sangue. Il sangue nutrito impropriamente causava anche altri segni di carenza del Sangue in Donna: viso e labbra pallidi, capogiro e arti freddi. Il suo comportamento denotava anche una grave carenza di Legno: un atteggiamento passivo e rinunciatario che la rendeva incapace di parlare di sé, e incapace di sentire che meritava il tempo che le dedicava sua figlia o persino una sedia su cui sedere. Benché in Donna la mancanza di senso di sé fosse estrema, molte persone soffrono di carenze nel Legno in modi simili al suo.

La cura per Donna doveva concentrarsi sul rafforzamento del suo elemento Legno, in particolare la sua capacità di conservare il Sangue. In più occorreva disperdere il Metallo per impedire che controllasse eccessivamente il Legno.

Il Legno in eccesso

Quando il Legno (o qualunque elemento) è in eccesso, le sue funzioni possono diventare esagerate, mentre può formarsi un eccesso di energia e fluidi che causa dolore, calore, muco, infiammazione, ecc. Questi eccessi

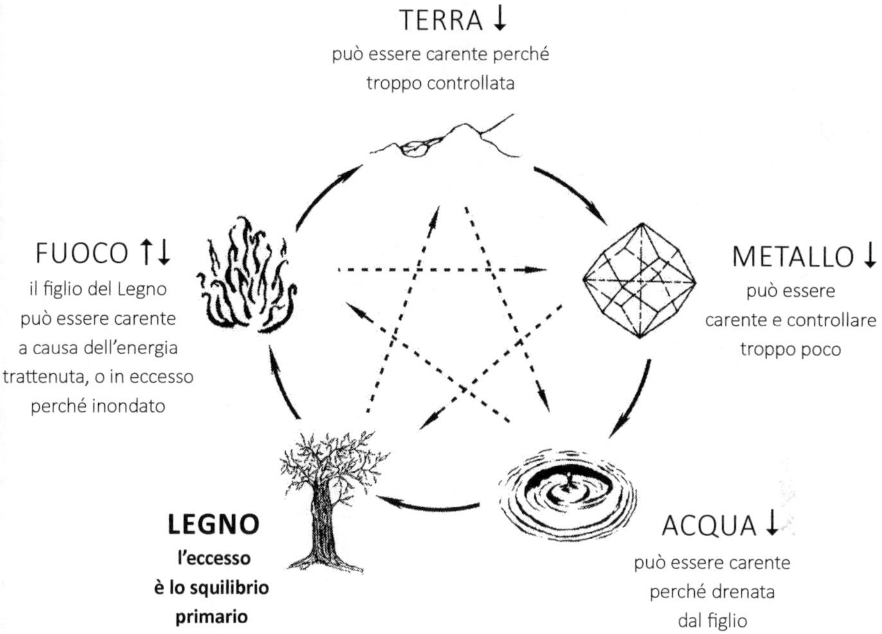

possono traboccare nel figlio del Legno nel ciclo di Creazione, causando un eccesso anche in questo. Allo stesso tempo il Legno in eccesso tenderà molto probabilmente a controllare eccessivamente il suo subordinato nel ciclo di Controllo, portando a una deficienza in quell'elemento.

Sintomi comuni dell'eccesso di Legno sono:

- instabilità di umore, irritabilità, depressione;
- pressione alta;
- rabbia;
- SPM (sindrome premestruale);
- dolori mestruali;
- rigidità o spasticità;
- allergie o eccesso di risposta immunitaria;
- infiammazione;
- gas, stitichezza, diarrea, nausea, singhiozzo o eruttazioni;
- cefalea pulsante.

Altri sintomi comprendono dolore, prurito, occhi rossi o con prurito, mancanza di energia, fiato corto, comportamento violento, senso di pienezza al capo o al petto, tendinite, difficoltà a piegarsi o stirarsi, paralisi di Bell e rigidità. Sotto l'aspetto della creatività, un eccesso nel Legno si manifesterà come qualcuno che pianifica molto ma ha difficoltà a mettersi effettivamente a lavorare.

Quando un eccesso nel Legno è lo squilibrio primario gli altri elementi possono essere disorganizzati secondo il modello presentato alla pagina precedente. Quando il flusso di energia tra un elemento e il suo figlio nel ciclo di Creazione è bloccato, possono ricorrere casi di eccesso e carenza combinati. In questo caso l'eccesso si forma nell'elemento madre perché

Un esempio di eccesso del Legno

Mercedes K. è un buon esempio di Legno in eccesso. Venne a ricevere l'agopuntura per curare delle emicranie croniche. Diverse volte la settimana Mercedes era assillata da cefalee pulsanti sul lato destro del capo, e questo le dava capogiri e nausea e disturbava la sua visione. Il dolore era così violento da costringerla spesso a letto per ore. Quando le chiesi di indicare il punto del dolore, Mercedes localizzò dei punti del meridiano di Vescicola biliare sul lato del capo e sopra l'occhio. Inoltre soffriva di instabilità di umore prima delle mestruazioni e dolore ovarico durante l'ovulazione. All'esame il meridiano di Vescicola biliare in Mercedes era estremamente contratto e dolorante al tocco in diversi punti. Questo è un eccesso in un meridiano di Legno. La nausea era provocata dal Legno iperattivo che invadeva la Terra, mentre capogiri e dolore pulsante erano segni del Sangue del Fegato che si innalzava invece di fluire uniformemente. Anche il dolore ovarico e l'instabilità d'umore premestruale sono segni del Fegato che non mantiene armonioso il fluire del Qi, del Sangue o delle emozioni.

Le cure per Mercedes dovevano cominciare con la dispersione del suo Legno in eccesso. In aggiunta, tuttavia, occorreva tonificare il suo elemento Terra in modo che potesse sopportare meglio l'eccesso di controllo del Legno.

non riesce a passare al figlio, che di conseguenza diventa carente. In un panorama più complicato, un eccesso o carenza pronunciati che durano a lungo possono trasformarsi nel loro opposto: rabbia prolungata (eccesso) può crollare in grave depressione (carenza), o torpore e capogiro (carenza) possono trasformarsi in cefalea pulsante (eccesso).

Legno e agopuntura

In agopuntura si possono curare gli squilibri nell'elemento Legno tramite i meridiani di Fegato e Vescicola biliare, in combinazione con altre strategie. Questi meridiani, come ognuno dei dodici meridiani principali, hanno punti sugli arti che corrispondono a ognuno dei Cinque Elementi. Con tecniche speciali di stimolazione si possono tonificare o disperdere (o trattare in modo neutrale) i punti dei Cinque Elementi per influenzare la dinamica dell'elemento Legno all'interno del ciclo.

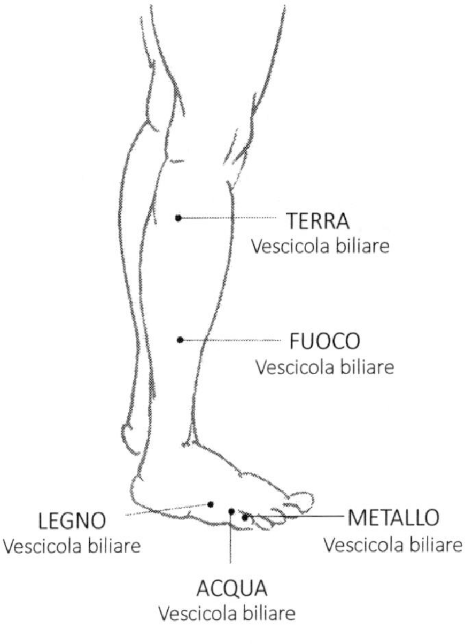

I punti dei Cinque Elementi sul meridiano della Vescicola biliare

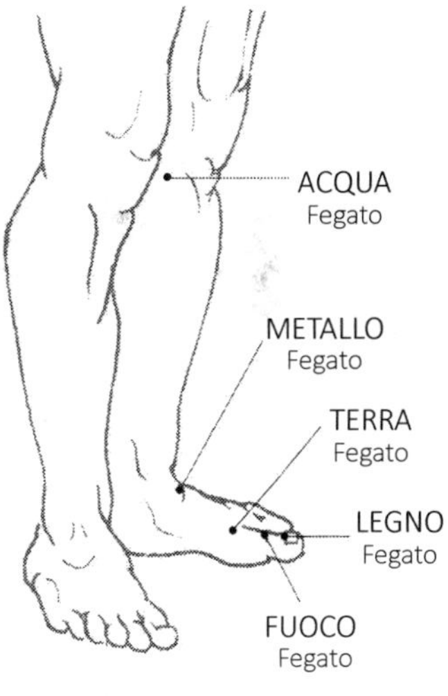

I punti dei Cinque Elementi sul meridiano del Fegato

I punti del **Legno** sui meridiani del Legno hanno un effetto particolarmente forte sull'elemento Legno. Si possono usare per tonificare le carenze o disperdere l'eccesso.

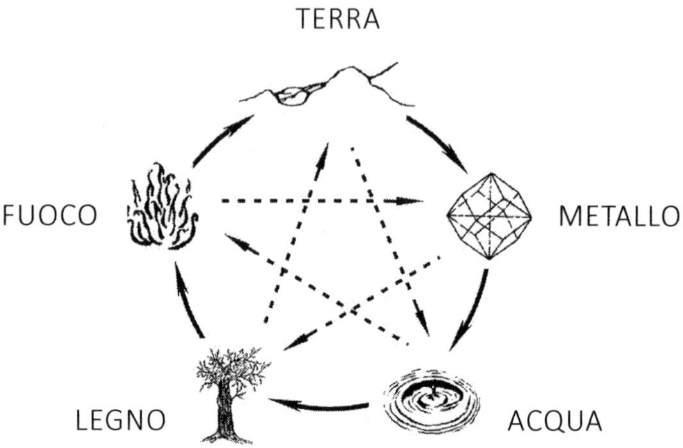

I punti del **Fuoco** sui meridiani del Legno sono usati di solito per attenuare l'eccesso di Legno che si è scatenato uscendo dal controllo, traboccando in un eccesso di Fuoco.

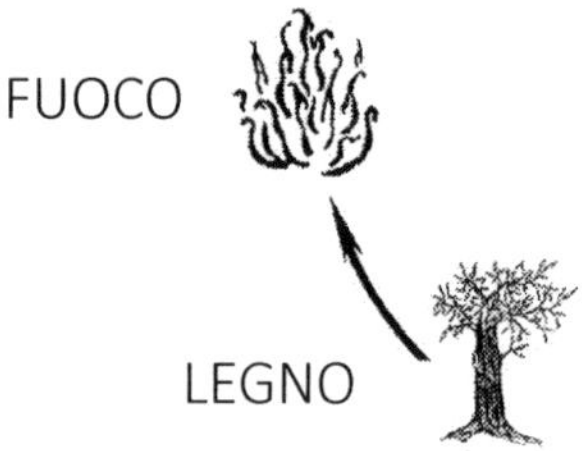

I punti della **Terra** sui meridiani del Legno vengono usati per influenzare la relazione tra Terra e Legno. Essi sono comunemente usati per sindromi del Legno che invade o controlla eccessivamente la Terra.

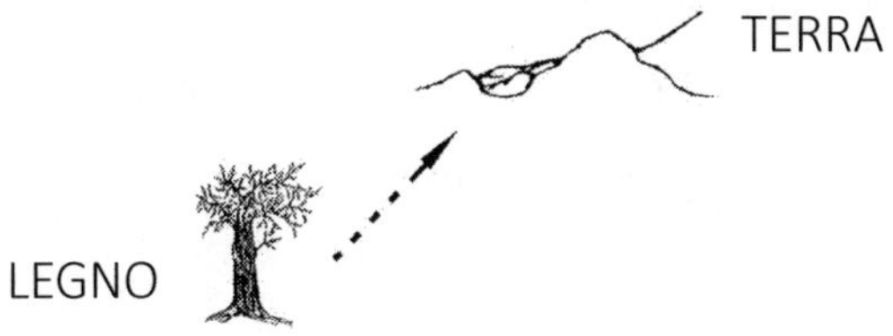

I punti del **Metallo** sui meridiani del Legno influenzano la relazione tra Metallo e Legno. Se il Legno è in eccesso e mostra i segni e sintomi sopra descritti, tonificando questi punti si aiuterà il Metallo a controllare il Legno.

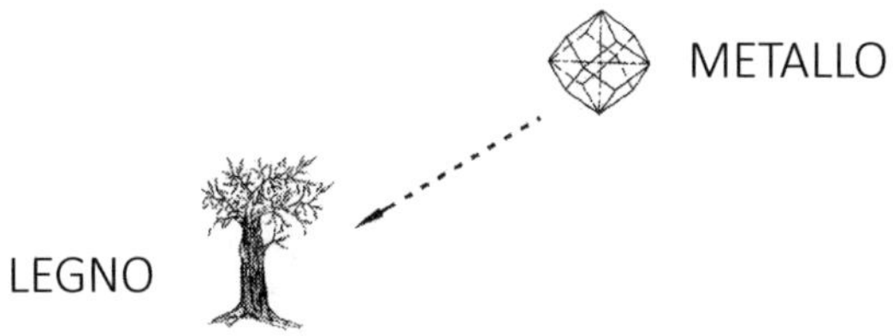

I punti dell'**Acqua** sui meridiani del Legno influenzano la dinamica tra il Legno e sua madre, e sono perciò particolarmente utili per tonificare il Legno carente. Tuttavia possono essere usati anche quando il Legno in eccesso scarica la madre e quando l'Acqua in eccesso sommerge il Legno.

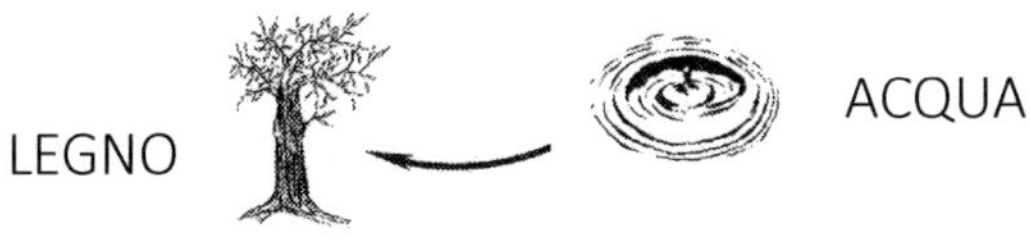

Legno e cibo

L'elemento Legno si manifesta nel cibo che mangiamo con il suo sapore, forma, colore caratteristico. Il regno vegetale, in generale, è collegato al Legno perché le piante rappresentano la crescita del Legno, il fogliame del Legno e la trasformazione dell'energia in materia, che è tipica del Legno. Per questo motivo tutte le verdure, e in particolare quelle verdi, portano con sé un'atmosfera di energia Legno con qualsiasi altra caratteristica possano avere. Anche i cibi mangiati durante la stagione del Legno, la primavera, influenzano la salute dell'elemento Legno, così come la qualità dei cibi che mangiamo, dato che il Fegato assorbe le tossine (dai composti chimici) e i metaboliti in eccesso (da zuccheri e grassi) che non vengono immediatamente utilizzati dal corpo.

Il sapore del Legno: acido

Il sapore del Legno è l'acido. Esso raffredda il corpo, consolida l'energia e astringe i fluidi. (L'azione astringente contrae e rinforza i tessuti. È quel che succede nella bocca quando si mangia un limone). Notate, tuttavia, che il consolidamento contrae le cose, mentre l'azione astringente le trascina via: queste funzioni sono opposte alle qualità di crescita ed espansione che normalmente si associano al Legno, e sono invece affini all'elemento Metallo. Questo perché i sapori entrano negli organi secondo il ciclo di Controllo. Il Metallo controlla il Legno, perciò le azioni del Metallo, come il consolidamento, penetrano il Legno, influenzando le sue energie per opposizione. L'energetica dei sapori lavora principalmente tramite il ciclo di Controllo in questo modo, ed è a causa di questa funzione di controllo che l'eccessivo consumo di un particolare sapore indebolisce rapidamente

Sii come un albero nel perseguire la tua causa.
Tieni duro, afferra saldamente, punta in alto, piegati ai venti del cielo, e impara la tranquillità.
Dedica a Richard St. Barbe Baker, padre degli alberi

l'elemento ad esso associato. I cibi acidi penetrano il Fegato e la Vescicola biliare, stimolandoli e influenzando il flusso della loro energia. Piccole quantità di cibo acido possono così essere aggiunte alla dieta quando il Fegato e la Vescicola biliare sono in eccesso o in carenza, mentre grandi quantità li indeboliscono certamente. Esempi di cibi acidi sono i limoni, le prugne acide, lo yogurt, le bacche di biancospino, i lime, i sottaceti e i crauti. Altri cibi sono acidi in modo prevalente, ma secondariamente associati anche ad altri sapori: l'aceto è acido e amaro, per esempio, e i porri sono acidi e piccanti, mentre i fagioli azuki, le mele, le more, il formaggio, l'uva, il mango, le olive, il pane lievitato e i pomodori sono tutti considerati acidi e dolci. Tra le erbe acide ci sono rosa canina, sommacco e porcellana.

Non mi era mai venuto in mente fino a questo giorno di temporale, mentre oscillo al vento, che gli alberi sono viaggiatori, nel senso comune. Essi compiono molti viaggi, non per esteso, è vero, ma i nostri piccoli viaggi, avanti e ancora indietro, sono soltanto poco più che ondeggiare degli alberi – e molti persino meno di questo.

John Muir, *The Mountains of California*

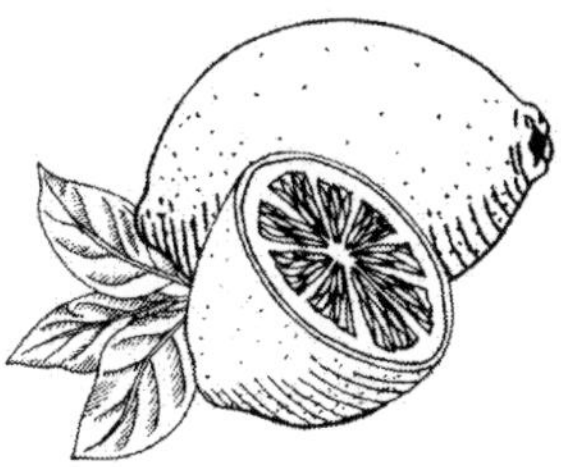

I limoni sono associati all'elemento Legno a causa del sapore acido.

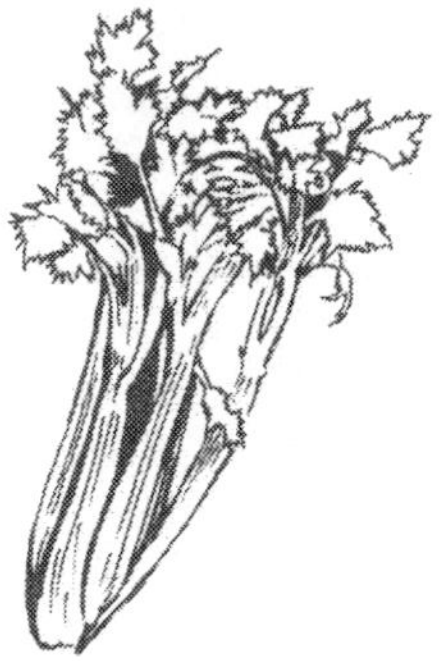

I gambi dritti e verdi del sedano fanno di questo un cibo dell'elemento Legno.

Le informazione date di seguito sulle corrispondenze dei Cinque Elementi con la forma e lo schema di crescita dei cibi sono ispirate dall'opera di Jeffrey Yuen.

Le verdure del Legno: i gambi

I cibi che crescono verso l'alto su steli e gambi forti rappresentano l'immagine della crescita tipica del Legno e perciò hanno un collegamento con questo elemento.
I cibi di questa categoria comprendono asparago, frumento, granoturco e sedano. Questi cibi hanno una forte energia Yang di salita e sono buoni per i sintomi di carenza di Legno.

I frutti del Legno: le bacche

Le bacche hanno proprietà fortemente astringenti e diuretiche, come il Metallo, e sono perciò appropriate per controllare l'eccesso di Legno. Le bacche comprendono fragole, lamponi, mirtilli e more.

Il colore del Legno: il verde

Tutti i vegetali verdi hanno una speciale affinità con l'elemento Legno. Si possono usare per tonificare la carenza e controllare l'eccesso, anche se le persone molto carenti devono mangiarli ben cotti e abbinati con cibi più riscaldanti.

Tonificare la carenza di Legno

Per tonificare la carenza di Legno, mangiate vegetali del Legno, insieme a cibi dolci (Terra) e salati (Acqua), come descritto nei capitoli relativi a questi.
Poiché il Legno è il primo elemento Yang nel ciclo, una carenza nel Legno è spesso associata anche con la carenza di Yang, che si manifesta in arti freddi e pallidi e mancanza di energia. Perciò anche i cibi con una natura termica calda, descritti nel capitolo del Fuoco, saranno di aiuto. Dato che il Metallo controlla il Legno, si devono evitare i cibi del Metallo.
Anche arrostire i cibi aiuta a tonificare la carenza di Legno, scaldando ed

Trattamenti per eccessi e carenze nel Legno

I trattamenti più comuni per la carenza nel Legno coinvolgono Legno e Acqua, la madre, ma anche l'elemento che controlla il Legno, il Metallo. I punti dell'Acqua sui meridiani di Legno e Acqua tonificheranno il Legno attraverso la madre, mentre i punti del Metallo sui meridiani di Legno e Metallo fermano l'eccessivo controllo del Metallo sul Legno.

Donna M., precedentemente descritta, venne curata con questi punti per rafforzare il suo elemento Legno. Col tempo la spasticità scomparve e il tremito diventò meno pronunciato, mentre la sua carnagione si fece più rosea. Inoltre Donna cominciò a dar segno di una maggiore coscienza di sé. Cominciò a parlare delle proprie emozioni durante le visite, e a chiedere direttamente le cose di cui aveva bisogno: un bicchiere d'acqua, una coperta, ecc. Un giorno rimproverò persino la figlia per averla interrotta!

Un trattamento per l'eccesso nel Legno comprenderà il Metallo, l'elemento che controlla il Legno, e il Fuoco, figlio del Legno. I punti del Metallo aiutano il Metallo a controllare il Legno, mentre i punti del Fuoco aiutano a scaricare il Legno tramite il figlio.

Nel corso dei trattamenti di Mercedes le sue cefalee cessarono quasi completamente. Ogni due mesi poteva venirle mal di testa o poteva sentirsi come se stesse per averlo, ma se ne andava non appena prendeva un'aspirina o faceva un sonnellino. Tutto il modo di fare di Mercedes cambiò e non fu più sopraffatta dalla rabbia; la voce diventò più bassa, lei smise di accigliarsi e tutto l'insieme cominciò ad apparire coordinato e non più mal assortito e impressionante. Avviò nuove relazioni e cominciò a pianificare il suo futuro finanziario. Man mano che il suo elemento Legno tornava in equilibrio, Mercedes era in grado di integrarsi più piacevolmente nel suo mondo, prevedendo i suoi obbiettivi e persino attivandosi efficacemente per raggiungerli.

espandendo l'energia del corpo. Le verdure e le carni arrostite sono tradizionalmente associate alle feste d'autunno e inverno perché il loro calore aiuta a compensare il gelo delle stagioni più fredde.

RICETTA PER LA CARENZA DI LEGNO

Carne di manzo con asparagi, crescione e grani di pepe verde spezzati

- 5 cucchiaini di succo limone fresco
- 9 cucchiaini di olio d'oliva
- 700 g di filetto di manzo tagliato in 5 pezzi uguali e appiattito fino allo spessore di 3,5 cm
- ¼ di cucchiaino di sale marino
- 3 cucchiai di pepe verde secco, spezzato grossolanamente
- 10 asparagi scottati al vapore e tagliati in pezzi di 2,5 cm
- 2 tazze di foglie di crescione

- Mescolate il succo di limone, l'olio e il sale in una ciotolina e lasciate da parte.
- Scaldate una padella grande a fuoco alto finché è molto calda
- Intanto rivestite ogni fetta di manzo con il pepe da entrambi i lati. Disponetele nella padella e cuocetele fino a mezza cottura, per circa 30 secondi ogni lato.
- Togliete la carne dal fuoco e disponetela nel piatto. Abbassate la fiamma e aggiungete 2 cucchiaini del condimento preparato e mettete a cuocere gli asparagi e il crescione nella padella per breve tempo, finché appassiscono. Ricopriteli con il condimento rimanente e serviteli di fianco alla carne. Per 5 porzioni.

Eccesso di Legno: una dieta per la primavera

Durante la primavera il Fegato e la Vescicola biliare sono naturalmente attivi e hanno la tendenza all'eccesso. In questo periodo dell'anno si è spesso congestionati internamente in seguito al ritmo lento e alla dieta pesante dell'inverno: è più probabile che si manifestino sintomi di eccesso del Fegato, come allergie, irritabilità, irrequietezza, rabbia, indecisione e stitichezza. Una dieta per la primavera, o per qualsiasi tempo in cui occorra ridurre un eccesso nel Legno, deve includere una buona quantità di cibi acidi e anche di vegetali a foglia verde. Dato che il Fegato raccoglie molte impurità

RICETTA PER L'ECCESSO DI LEGNO

Pulizia del fegato, da ripetere una o due volte l'anno

Digiunate o mangiate molto poco per diversi giorni e assumete una miscela di 2 cucchiai di olio extra vergine di oliva e il succo di mezzo limone o un lime (o un cucchiaio di aceto di mele) come prima cosa al mattino. Questo procedimento tira fuori dal Fegato le tossine in modo che possano essere eliminate, e dopo un periodo da tre a sei giorni di questo trattamento tutto il corpo si sente rinnovato.
Questo è un buon rimedio anche per la depressione, ma non bisogna prenderlo per più di una settimana.

durante la digestione, la funzione purificatrice dell'acido è essenziale per pulire e sgombrare i suoi eccessi. Il sapore acido attira le impurità fuori dal Fegato (astringendole) e agisce come solvente su di esse, frantumandole in modo che possano essere eliminate.

Si possono aggiungere anche i cibi amari e piccanti, come descritto nei capitoli sul Fuoco e sul Metallo. (Se l'eccesso di Legno ha creato molto calore, tuttavia – che si manifesta con sintomi evidenti come infezioni, cefalee o scoppi di rabbia – i piccanti che riscaldano maggiormente devono essere evitati). I pasti in primavera devono sottolineare lo Yang più leggero caratteristico del Legno, le qualità di crescita e devono essere i più ridotti e leggeri di tutto l'anno. È meglio non mangiare cibi salati e pesanti, come i dolci e i grassi.

Una dieta che sostenga l'elemento Legno, sia in eccesso che carente, deve essere soprattutto pulita: più mangiamo grassi, zuccheri, alcool, caffè, prodotti chimici e latticini, più esasperiamo ogni squilibrio esistente nel Legno. Mentre questi "cibi problematici" tendono ad essere quelli a cui ci rivolgiamo nei periodo di stress e depressione, essi danno un conforto temporaneo a spese della salute a lungo termine, e fanno più danni di quanto ci si renda conto. Per quanto possa sembrare difficile all'inizio, togliere questi prodotti dalla dieta curerà una gran parte di qualunque disturbo si abbia. Come introduzione alla pulizia della dieta, molti amano intraprendere un digiuno o un digiuno modificato per accelerare la pulizia del Fegato. (Un digiuno modificato può significare mangiare un solo tipo di cereale, o solo verdure o solo minestre semplici per qualche giorno). All'inizio della primavera o quando il Fegato è troppo congestionato, un digiuno abbinato al succo di olio d'oliva e limone per ripulire, descritto alla pagina precedente, è un ottimo modo per favorire la ripresa del Legno.

Legno e Qi Gong

La forza del Legno è il prodotto della sua solidità temperata dalla flessibilità: è il risultato del Fegato che mantiene un flusso omogeneo.

Gli esercizi fisici del Qi Gong evocano il movimento del flusso del Fegato e del vento e controllano l'energia del corpo, che è il tesoro del Qi Gong più strettamente connesso con l'elemento Legno. In Oriente, dove il movimento viene usato per prevenire il ristagno, precursore della malattia, il movimento è considerato da lungo tempo essenziale alla salute. La tradizione del Qi Gong deriva da due testi classici di esercizi: il *Classico dei mutamenti muscolo/tendinei* e il *Classico della pulizia del cervello/midollo.* Il secondo è più adatto all'elemento Acqua, ma gli esercizi del *Classico dei mutamenti muscolo/tendinei* sono chiaramente indirizzati ai legamenti e tendini governati dall'elemento Legno.

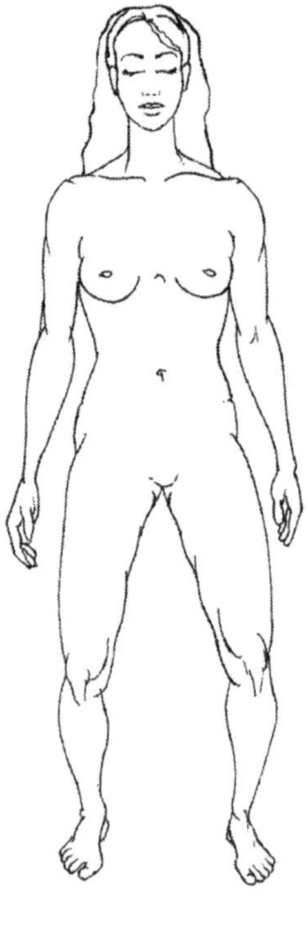
Posizione del cavallo.

I movimenti degli esercizi di Qi Gong sono particolarmente adatti al Legno, nel loro

Posizione del cavallo

Questo esercizio costituisce un adattamento dall'opera di Yang Jwing-Ming, *The Root of Chinese Chi Kung*.

Mettete i piedi appiattiti sul pavimento distanti tra loro quanto la larghezza delle spalle, con le dita rivolte in fuori a un angolo di 45 gradi. Rilassate le ginocchia e piegatele leggermente, tanto da evitare di bloccarle. Ritirate in dentro le natiche, spingendo il bacino leggermente in avanti. Lasciate cadere le spalle, raddrizzate la colonna e tirate leggermente in dentro la pancia. I gomiti sono leggermente piegati e le mani pendono sciolte senza tensione nelle dita. Il capo viene tirato verso l'alto, come se fosse sospeso a un nastro che va dalla sua sommità al soffitto. In questa posizione il mento sarà un po' tirato in dentro naturalmente, il che mantiene diritte le vertebre superiori. Occhi e bocca sono rilassati e socchiusi. Mantenete la lingua premuta leggermente contro il palato superiore e la mandibola rilassata.

Una volta che siete in questa posizione, cercate di lasciare che il centro di gravità del vostro corpo si abbassi in sotto e verso il suolo. Sentite i piedi che si radicano nel suolo come un albero. Cercate di far aderire quanto più possibile la pianta dei piedi al suolo. Cercate di sentire la consistenza e la temperatura del pavimento. Sentite la terra che spinge in su contro i vostri piedi e vi sostiene. Distribuite il peso del corpo lungo le cosce e dividetelo equamente tra i piedi. Potete oscillare gentilmente da un lato all'altro e avanti e indietro, per sentire la distribuzione del peso del corpo. Poi riprovate a centrarlo e bilanciarlo.

Mentre radicate e centrate la parte inferiore del corpo, non lasciate crollare la parte superiore. Ricordate che viene attirata verso il cielo tanto fermamente quanto i piedi sono attirati verso la terra. Visualizzate ogni vertebra che si solleva e si separa; sentite quanto fermamente la colonna sostiene tutto il tronco, che si espande e si rilassa con ogni respiro.

Come esercizio singolo, praticate stando rilassati nella posizione del cavallo per dieci minuti ogni volta.

fluire continuo e regolare. (Questo vale anche per altre pratiche contemplative come Yoga e Tai Ji). Questi esercizi allungano i muscoli e il tessuto connettivo, portando umidità, sangue e nutrimenti vitali in ogni angolo e recesso del corpo. Molti esercizi di Qi Gong cominciano con una postura conosciuta come la posizione del cavallo. Come esercizio in sé e per sé, la posizione del cavallo aiuta a creare un libero flusso nel corpo. Essa stabilisce un equilibrio perfetto tra stabilità e flessibilità. Quando è usata come posizione iniziale per altri esercizi, la posizione del cavallo radica il corpo stabilmente e fortemente – come un albero – creando così una base solida per i movimenti successivi.

Benché le persone con un eccesso nel Legno possano essere più attirate da esercizi più attivi, come aerobica, sport o corsa, si ottiene il massimo beneficio combinando un simile programma con gli esercizi di allungamento del Qi Gong o dello Yoga, che forniscono un buon allenamento e purificano gli organi del corpo tonificandoli.

Legno e Feng Shui

Negli ambienti esterni l'elemento Legno è presente negli alberi, nell'erba e in tutte le cose che crescono. La salute e l'abbondanza dell'elemento Legno in un luogo riflette la natura del Qi del luogo, cosicché forti alberi sani riflettono buon Qi nel luogo, mentre una crescita disordinata o piante deboli riflettono l'opposto.

In più gli alberi hanno un'associazione specifica nella pratica del Feng Shui, e si possono usare per diversi scopi in quel contesto.

Grazie alla loro forza, gli alberi si possono usare per separare un'abitazione dal cattivo Qi che può minacciarla. Per esempio, una casa con un fiume o una strada che vi si dirigono direttamente è normalmente considerata vulnerabile all'assalto dell'energia che proviene da tale fiume. Ma uno schermo di piante o di canne di bambù riparerà la casa da quella indesiderabile "freccia" di energia. Similmente, gli alberi si possono usare per tener fuori altre "cattive" influenze in un luogo, come formazioni di roccia dura o un pendio scosceso.

Un riparo di alberi o una montagna vengono raccomandati nella sezione a Nord o Nord-Est di un appezzamento per schermare le cattive influenze che, secondo la tradizione, provengono da quella direzione. Gli alberi stessi possono attirare Qi nocivo se sono piantati vicino al cancello frontale, o possono impedire al benessere di entrare nella casa se sono troppo vicini alla porta d'ingresso.

Le montagne o gli edifici con una cima alta e squadrata sono collegati all'elemento Legno. Le torri del World Trade Center sono il miglior esempio di strutture Legno (le torri a punta, come l'Empire State Building, appartengono all'elemento Fuoco). Dal punto di vista architettonico, anche le colonne evocano l'elemento Legno.

Negli ambienti interni il verde è il colore associato al Legno nel ciclo dei Cinque Elementi. Come le piante verdi in crescita che caratterizzano la fase Legno, il verde rappresenta espansione, crescita e attività. Il verde può presentarsi nell'armadio, come indumenti o accessori, nella tappezzeria, nella pittura delle pareti, nei lavori artistici, nelle terraglie, nella copertura dei pavimenti e in molti altri articoli accessori, come cancelleria, utensili per scrivere, candele, bottiglie, ecc. Il verde è un colore ottimo per una scrivania o uno studio, dato che aiuta a

I tre mesi di primavera denotano genesi e sfogo. Cielo e terra sono rinnovati in ogni aspetto; le diecimila cose fioriscono [Colui che desidera ordinare la sua vita in accordo con questa stagione] va a letto di sera e si alza presto. Si muove per la casa con potente andatura. I suoi capelli cadono sciolti dietro il collo; egli garantisce al suo corpo la serenità del vero rilassamento. In questo modo è in grado di coltivare la sua mente. Creare, non uccidere; dare, non togliere; premiare, non punire; queste sono [le azioni] in accordo con le influenze che [accolgono gli uomini] in primavera, segnalando il corretto modo di portare alla luce [tutte le cose]: Colui che agisce contro queste [influenze] farà male al suo fegato.

Classico di medicina interna
dell'Imperatore Giallo

Misure correttive per gli squilibri nel Legno

Se l'elemento Legno ha bisogno di tonificazione nella vostra vita, cercate di aggiungere o accentuare il verde nel vostro vestiario, nella vostra casa e nel vostro spazio di lavoro. Indossatelo, o mettete qualcosa di verde nel vostro campo visivo. I verdi più tenui, chiari sono più adatti per la rabbia e altri eccessi del Legno; i verdi più luminosi aiuteranno a stabilizzarvi se vi sentite abbattuti o in qualche modo carenti. Se dovete fare un cambiamento importante, sostituite i pezzi di arredamento in metallo o in plastica e miglioratelí con quelli in legno. Inoltre potete dipingere un quadro con molto verde, comprare calze verdi, verdure, prendere in prestito in biblioteca un libro con fotografie a colori di alberi. Siate creativi: potete trovare il verde in tantissimi posti! Dato che le piante rappresentano un elemento Legno equilibrato, è una buona idea passare con esse un po' di tempo. Portate a casa una nuova pianta da appartamento, esplorate l'erba verde e gli alberi con foglie, andate in un giardino botanico, o semplicemente guardate una pianta in vaso. (Vedi anche il capitolo sull'Acqua per i suggerimenti sulla tonificazione del Legno tramite la madre).

Se avete un eccesso nel Legno, cercate di togliere per un po' il verde dalla vostra vita. Nascondete o togliete quanto più possibile le cose verdi e state attenti a non indossare il verde finché non vi sentite più bilanciati. Mentre non è necessario disfarsi dei mobili in Legno o di altri articoli per la casa, ci sono altre cose che potete fare. Confezionate o comprate cuscini bianchi o color metallo per quel divano verde (il Metallo controlla il Legno), comprate candelieri d'ottone o di rame o altri articoli decorativi, ridipingete le pareti se il loro bianco si è smorzato o sbiadito. Dato che gli alberi rappresentano l'energia del Legno equilibrata, le piante da appartamento o una camminata nel bosco sono altrettanto utili per l'eccesso quanto per la carenza. (Vedi anche il capitolo sul Metallo per altri suggerimenti su come tonificare il Metallo).

raccogliere energia e concentrazione. Va bene soprattutto per i bambini, la cui energia mentale si disperde facilmente.

Un altro modo in cui il Legno compare in casa è nel mobilio e negli ornamenti. Le forme, funzioni e composizioni materiali del mobilio contribuiscono tutte alle buone condizioni dell'equilibrio dei Cinque Elementi. *Le forme del Legno* sono alte e colonnari, slanciate come un albero. Lampade a stelo, candelieri, colonne e cornici sono tutti esempi di forme di Legno, così come le piante da appartamento e gli alberi. *I colori del Legno* sono verde e verde-blu. *I materiali del Legno* comprendono tutte le cose fatte di legno, come scrivanie, scaffali, cornici, porte, intelaiature delle finestre e assi del pavimento.

L'area del Ba Gua che corrisponde all'elemento Legno è l'Est. Questa zona corrisponde anche alla famiglia e alla salute. Se c'è discordia in una famiglia, cercate di appendere un cristallo o un nastro rosso su un muro a oriente, metteteci una bella pianta sana o uno specchio o un pezzo artistico che preferite. Mentre queste cure si possono aggiungere sul muro orientale di ogni stanza, saranno particolarmente vantaggiose nella stanza della famiglia, per esempio, o nello studio di un medico, in cui la guarigione viene particolarmente influenzata da questa zona del Ba Gua.

Il Sud-Est corrisponde alla ricchezza, che può essere stimolata aggiungendo una bella pianta verde o un nastro rosso a una parete o a un angolo a Sud-Est.

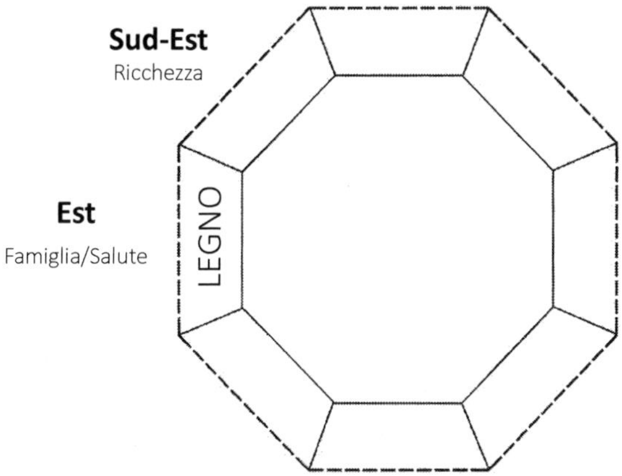

Un elemento Legno sano crea una persona che è sicura di sé e può dichiarare le sue necessità, ma che sa anche quando rilassare il suo impulso al controllo e lasciarsi andare seguendo la corrente. Con atteggiamenti stabili e appropriati, la sana persona Legno reagisce con fermezza quando sorgono problemi. Decide cosa c'è bisogno di fare, pianifica conseguentemente e mette in azione i suoi piani.

Le lezioni dell'elemento Legno sono evidenti negli alberi, che esprimono in modo così eloquente il suo carattere. Come gli individui che ci sforziamo di essere, ogni albero ha la propria forma e identità, che diventa più distinta con le intemperie e più se stessa con il passare di ogni anno. Gli anelli che documentano la storia di un albero evocano la forza, la fermezza e il potere di resistere che sono i segni caratteristici di un elemento Legno maturo. Con le radici nel suolo e i rami che si protendono in alto verso il cielo, un albero unisce Cielo e Terra in un gesto di aspirazione e grazia assoluta.

Passando nell'energia potentemente caratterizzante della fase Legno, acquistiamo una forza e un ritmo che fino a questo punto mancavano. Fermamente radicati, siamo in grado di spingerci più in alto e più avanti di prima; la nostra attenzione si sposta mentre cominciamo ad esplorare il mondo intorno a noi. Impegnandoci con gli altri entriamo nel fiammeggiante territorio della fase Fuoco.

Fuoco

Il Fuoco è un simbolo di divinità, di trasformazione e di passione. In molte mitologie del mondo (greca, polinesiana, nativo americana) il fuoco è un potere degli dei rubato da o per l'umanità. Unico elemento che gli uomini possono produrre, il fuoco ci ricorda che anche noi siamo creatori; esso simboleggia ciò che in noi è simile agli dei.

Da tempo associato con la divinità, il fuoco spesso segnala la presenza di Dio. Il lampo accompagna le visioni e le profezie nei miti e nelle storie, mentre il cespuglio in fiamme dell'Antico Testamento parla con la voce di Dio. In tutto il mondo i fuochi delle candele in chiesa, i fuochi del tempio degli antichi Greci, e i fuochi Kiva dei nativi americani manifestano la presenza degli dei nelle case dedicate alla loro adorazione.

Anche in questo senso, il fuoco è un potente simbolo di purificazione. I Cristiani l'hanno usato per bruciare i peccati (e gli eretici), e gli antichi Assiri pronunciavano incantesimi nei fuochi rituali per vanificare le azioni degli stregoni. Come è simboleggiato dalla fenice (il cui nome significa "rosso" – il colore del fuoco) il fuoco preannunzia la risurrezione che avviene dopo la purificazione.

Ma il fuoco è anche un simbolo di distruzione: i fuochi dell'inferno sono punizioni per i peccatori, mentre Pele, la dea hawaiana del vulcano, brucia fino a uccidere coloro che le dispiacciono. I draghi sputafuoco dell'antica Europa personificavano il male, bruciavano città e rapivano vergini. Evocando i suoi poteri distruttivi, spesso usiamo parole di fuoco per descrivere cose che ci spingono ai limiti assoluti della sopportazione: dolori inimmaginabili come olocausti, inferni e prove durissime.

Nella letteratura mondiale il fuoco è quasi sinonimo del bruciare dei desideri, siano essi fisici, emotivi, intellettuali o spirituali. Queste immagini di fuoco parlano di sensazioni così potenti da consumare completamente. Nel ciclo dei Cinque Elementi la fase Fuoco descrive uno stadio di potere al culmine. Mentre l'elemento Legno descrive la nascita e il processo in divenire, il Fuoco celebra ciò che è diventato. Nel ciclo di Creazione dei Cinque Elementi, il Fuoco è figlio del Legno: consuma il combustibile del Legno per impegnarsi completamente nell'attività in corso. Nel ciclo di Controllo il Fuoco è controllato dall'Acqua, la cui tranquillità smorza l'ardore del bruciante Fuoco. A livello fisico la fase Fuoco trasforma tutta l'energia disponibile in energia cinetica, manifestando in pieno il potenziale di un dato sistema.

Il Fuoco, dunque, ha a che fare con il culminare: raggiungere uno stadio massimale di attività. Ogni cosa che è al suo punto più attivo – un motore a pieno ritmo, un orgasmo, un corridore sulla linea di arrivo – si trova in una fase Fuoco. Ci sono molte espressioni che descrivono la fase Fuoco, come "a tutta forza", "a pieno ritmo", "a rotta di collo", "avanti a tutto vapore". Come denotano queste espressioni, il Fuoco è una fase del fare il massimo, massima emissione di energia e di progetti e cicli che raggiungono il loro apogeo.

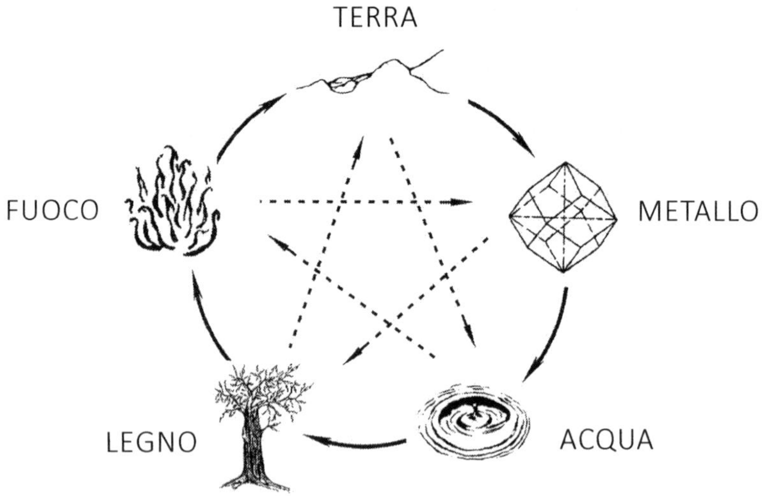

È importante riconoscere, della fase Fuoco, che ha la sua diretta connessione con la fase che precede nel ciclo; un Fuoco deve bruciare *qualcosa,* perciò è potente soltanto quanto il potenziale che era conservato nella fase Acqua è attivato nella fase Legno.
La manifestazione culmine avviene quando tutto il potenziale è realizzato: quando tutte le riserve conservate sono in gioco, o in piena combustione. Gli scienziati missilistici lavorano attivamente con le energie di Fuoco quando si preparano a lanciare un razzo. La quantità di combustibile necessaria dipende da un preciso calcolo della velocità e intensità a cui brucerà: una combustione troppo intensa e il razzo può esplodere o superare il bersaglio; una troppo lenta e lo mancherà. Al culmine della fase Fuoco c'è poco spazio per l'errore.

Gigantesche nuvole durante i giorni del cane
Prendono la forma di un demone
Poi si trasformano nel Buddha
Kobayashi Issa

Nel ciclo delle stagioni il Fuoco corrisponde all'estate. I fiori d'estate esplodono dai boccioli, rappresentando l'energia del Fuoco nel loro splendore, nella loro espansione e nella loro proliferazione incontenibile. Gli insetti guizzano e ronzano continuamente finché l'aria stessa sembra essere in movimento, mentre le farfalle si tuffano e si innalzano come fiamme. In tutto questo scenario, luce e calore producono un'intensità che brucia i sensi.
Non c'è nulla di sottile o nascosto nell'estate: ogni cosa è esposta. Ogni fiore e foglia potenziale si realizza pienamente; i pulcini e gli uccellini lasciano il tranquillo riparo delle loro abitazioni per uscire nell'ampio mondo. Spesse pellicce e piumaggi danno luogo a pelurie più leggere e persino i corpi degli umani, più riservati e nascosti, sono esposti riducendo la copertura al minimo indispensabile.
Nel ciclo delle ventiquattro ore del giorno, le ore in piena luce sono il tempo più di Fuoco, cioè quando la maggioranza delle persone lavora più duramente, canalizzando l'energia nella concentrazione, attività e produzione. In ufficio, in classe, a casa, nel gioco o nel lavoro fisico, adulti e bambini im-

pegnano le loro energie creative e attive al massimo durante questo tempo. Nella costruzione di un edificio la fase Fuoco è il tempo in cui l'edificio si alza. Una trave viene disposta sul sostegno, il cemento viene disposto sulla trave e il lavoro procede a un ritmo costante e attivo usando materiali e piani concordati durante la fase Legno. In questo stadio l'edificio è in fase di attuazione, e continuerà al suo ritmo (fin tanto che le risorse non si inceppano o esauriscono). Nella fase Fuoco le cose sono in movimento quasi perpetuo.

In uno sforzo creativo il Fuoco predomina quando un progetto è in pieno slancio: quando un quadro, una storia o un investimento finanziario è diventato la cosa in sé. In questo stadio i progetti sembrano prendere vita propria come se derivassero da una logica interna invece che dai piani che li hanno iniziati. In questo stadio ci si può "infiammare" di entusiasmo: dedicando un'intensa concentrazione al proprio lavoro, rimanendo svegli per periodi lunghi, persino perdendo il senso del tempo. Questo comportamento è emblematico dell'elemento Fuoco nell'intensità del suo "calore", e nella potente attrazione che esercita sui sensi.

Nel mondo naturale il Fuoco come elemento ha caratteristiche distinte: si diffonde, spesso coprendo migliaia di ettari se lasciato incontrollato; esso consuma, inghiottendo la vitalità di tutti gli esseri viventi sul suo percorso; e distrugge. Ma il fuoco può essere anche un agente di rinnovamento. Se vengono lasciati bruciare naturalmente, gli incendi di foreste rimuovono i vecchi strati di vita vegetale e consentono a piante native più timide di cominciare a crescere.

Nel ciclo dei Cinque Elementi il Fuoco è associato al regno animale, che consuma e digerisce il Legno del regno vegetale. (I carboidrati che le piante formano dalla luce del sole costituiscono dal cinquanta all'ottanta per cento della maggior parte delle diete umane). Nel regno animale gli uomini sono il Fuoco tra i Fuochi: noi consumiamo la maggior quantità di carburante, animale, vegetale e minerale (nella forma di combustibili fossili): ci impegniamo nelle maggiori attività: costruendo strutture sull'intero pianeta e spostandoci su vaste estensioni di territorio; abbiamo persino il vero e proprio fuoco come strumento, e lo dirigiamo in forma di calore, elettricità, congegni a combustione e potenza industriale a servizio dei nostri compiti di Fuoco.

Notate, tuttavia, che come esseri di Fuoco dimostriamo anche l'estrema capacità distruttiva del Fuoco. Come un incendio incontrollato, il nostro incessante consumo di risorse e prodotti divora ogni cosa sul nostro percorso.

Tutto quel che vive brucia: questo è l'assunto fondamentale della natura. E Mosè lo vide proprio con i suoi occhi, direttamente. Quell'occhiata del mondo reale: del mondo come è noto a Dio.

William Bryant Logan, *Dirt: The Ecstatic Skin of the Earth*

A livello cosmologico la fase Fuoco corrisponde all'espansione dell'universo che avvenne subito dopo il Big Bang. Si pensa che l'iniziale produzione di elio e altri elementi – la creazione della materia universale che incarna la fase Legno – si sia conclusa dopo poche ore. Dopo questa si crede che l'universo si sia semplicemente espanso per circa un milione di anni, prima che cominciasse la stabilizzazione e la formazione di galassie[5].

Questa espansione è tipica di una fase Fuoco, dato che coinvolse un moltiplicarsi quasi casuale di particelle, che fecero diffondere l'universo come un incendio.

Nel ciclo mestruale la fase Fuoco corrisponde all'ovulazione: comincia verso il quattordicesimo giorno del ciclo. Crescenti livelli di estrogeni arrivano al culmine in questo momento, iniziando la produzione di ormone luteinizzante, che innesca l'ovulazione. Questo è il culmine di Fuoco nel ciclo della fertilità femminile e il momento in cui è più probabile che si possa concepire; per molte donne l'ovulazione segna anche il culmine del desiderio sessuale.

In ogni attività che coinvolga realmente il fuoco o il calore come parte del suo processo (come cucina, terracotta, saldatura o forgiatura del Metallo, ecc.) la fase Fuoco è la porzione di essa che coinvolge il Fuoco. Quando si

5. Trinh Xuan Thuan, *The Birth of the Universe: The Big Bang and After.*

cucina o si cuoce al forno, per esempio, il Fuoco è attivo quando la padella va nel forno o sulla stufa e il piatto comincia a cuocere. Anche la focosa fornace della terracotta rappresenta il Fuoco, dato che cuoce e trasforma l'argilla in un solido vaso.

Il Fuoco impiegato in questo modo è un agente di trasformazione; altera la struttura dei materiali e li trasforma in qualcos'altro. La cottura al forno *trasforma* la qualità degli ingredienti che cuoce, cambiando l'impasto in torta e le uova in soufflé: Similmente una forgia trasforma il ferro in uno stato malleabile, in modo che possa essere modellato, rimodellato, martellato e rinasca. Nella fase Fuoco le forme trascendono la loro natura originale e possono diventare qualcosa di interamente diverso, o possono fondersi e rimescolarsi l'una con l'altra temporaneamente.

L'antico studio dell'alchimia fa conto sulle proprietà trasformatrici del Fuoco come suo strumento primario. Nelle tradizioni alchemiche la materia primitiva della Terra, combinata con un catalizzatore, viene cotta in un forno e si trasforma, col tempo, in oro (reale o metaforico). Il Fuoco magico che realizza questa modificazione strutturale non è semplicemente un fuoco materiale: il procedimento non funziona a meno che l'alchimista che lo compie sia puro, devoto e dedicato al suo compito. Egli deve mettere in funzione i "fuochi" del suo stesso essere per realizzare la trasformazione.

Benché l'alchimia fisica fosse e sia tuttora praticata, il suo vocabolario e le sue immagini sono simboli importanti anche della trasformazione emotiva e spirituale. Molte pratiche mistiche, così come la psicologia junghiana, usano il simbolismo dell'alchimia per descrivere le trasformazioni interne. È una metafora per la trasformazione qualitativa a consentirci di trasformare il dolore in crescita, l'invidia in gioia o la paura in amore. Le antiche tradizioni taoiste descrivono anche un'alchimia sessuale: un processo di trasformazione dell'energia sessuale in energia che prolunga la vita.

In questo senso la fase Fuoco è una forgia che trasforma la natura essenziale di qualunque cosa vi penetri. I progetti si trasformano in realtà, gli ingredienti in pasti; i fuochi emotivi come dolore e amore si trasformano in completezza. I fuochi reali e metaforici della fase Fuoco bruciano e trasformano la realtà creando nuovi stati di materia e momenti trascendenti di consapevolezza.

L'elemento Fuoco si esprime climaticamente come calore. Come il Fuoco il calore è di natura Yang, muovendosi verso l'alto e verso l'esterno. Esso accelera le cose e favorisce sia l'attività che la trasformazione. Nel nostro mondo incontriamo il calore proveniente da molte fonti diverse: la luce del sole, abiti o coperte pesanti, bevande calde, ginnastica, fuoco, riscaldamento nelle case e nelle automobili, fornaci, luci e stufe.

Le forze soprannaturali dell'estate creano calore nel Cielo e fuoco sulla Terra; esse creano il cuore e il polso all'interno del corpo... il colore rosso, la lingua, e la capacità di emettere la risata... esse creano il sapore amaro, e le emozioni di felicità e gioia.

Classico di medicina interna dell'Imperatore Giallo

Il calore è essenziale alla vita e alla crescita. Favorisce il movimento e catalizza gli scambi chimici che definiscono il processo della vita.

Il calore riscalda il pianeta all'esterno e aiuta a frazionare i cibi ingeriti all'interno, rendendo assimilabili dal corpo i nutrimenti.

Ci vuole solo un raggio di luce del sole in una giornata fredda per rendersi conto di quanto il calore sia importante per la vita.

Troppo calore, tuttavia, distruggerà la vita. Gli esseri viventi avvizziscono nel calore estremo, e diventano disidratati, febbrili e alla fine moribondi. In medicina cinese il calore ha effetti molto specifici sul corpo. Affretta il ritmo del polso e del battito cardiaco, può provocare vampate, arrossamenti o infiammazione e aree infuocate della pelle (come orticaria o aree infette). Dato che il calore va verso l'alto, tende a manifestarsi nella parte superiore del corpo, il tronco e il capo. Cefalee, febbri, vampate al viso, tachicardia e una sensazione di oppressione al petto sono tutti segni di calore. Infezioni e bruciature, entrambe disarmonie "da calore" in medicina cinese, possono diffondersi rapidamente sfuggendo al controllo, consumando ogni parte che toccano.

A un livello più astratto il calore è generato nell'ambiente più ampio dall'eccesso. Sovraffollamento, inquinamento acustico, tossine ambientali e eccesso di informazione sono alcuni esempi di questo tipo di influenza "calda". Un modo per capire questa idea è immaginare una stanza alla temperatura perfetta. Poi immaginate che lentamente la stanza si riempie di gente; man mano che si affolla la temperatura si innalza. Non c'è abbastanza spazio per far circolare correttamente l'aria e la gente, perciò la loro energia si trasforma in calore.

Il Fuoco a livello emotivo corrisponde a gioia e eccitazione. In misura corretta, la gioia scalda, attiva e ravviva il corpo. La gioia porta luce agli occhi e energia e animazione al movimento; apre il cuore e ispira la gente a relazionarsi in modi calorosi con amici, colleghi e innamorati. La gioia si diffonde anche: i sorrisi e le risate sono contagiosi e le persone felici amano comunicare agli altri la felicità.

La medicina cinese riconosce, tuttavia, anche uno stato di eccesso di gioia, o eccessiva eccitazione. Succede quando l'eccitazione diventa un'occupazione che sovrasta tutto e interferisce con le altre attività. Nella nostra cultura le condizioni descritte come ansietà, iperattività e isteria sono esempi di questo tipo di fuoco eccessivo. La risata, l'eloquio, il movimento o il comportamento fuori luogo sono tutti segni di calore e eccitazione eccessivi, così come la tachicardia, le vampate al viso e gli occhi arrossati. Anche i disturbi maniacali e gli effetti della caffeina e di altri stimolanti rappresentano il fuoco in eccesso.

Jonathan M. è un buon esempio di persona con un eccesso di gioia cronico. Amichevole e estroverso, Jonathan parla a getto continuo, saltando da un argomento all'altro spesso e senza apparenti collegamenti logici. Il suo cicaleccio è cosparso di molte battute (spesso discutibili giochi di parole o allusioni sessuali), alle quali ride allegramente prima di proseguire nella frase successiva. Ride persino in momenti tristi del suo monologo, parlando dei suoi sintomi o di dolorosi grovigli romantici, senza rendersi conto che ridere in quei momenti è improprio. Jonathan non ama veramente dormire, perché questo interferisce con il "divertimento" da night club a tarda notte. Persino sul lettino da agopuntura, dove la maggior parte della gente dorme o va in trance, Jonathan continua a parlare. Arrivato all'agopuntura per curare i suoi attacchi di panico, Jonathan soffre di tachicardia, ansia e difficoltà respiratorie: tutti sintomi di Fuoco.

Gioia ed eccitazione sono esperienze fisiche quanto emotive. Come il fuoco, fanno alzare l'energia nel corpo, e questa si allontana dalle gambe e dal plesso solare per spostarsi al petto e al capo. Questa energia che si innalza ci allontana dal nostro corpo e ci spinge verso la testa; fantasia e ansia sono sintomi di questo sbilanciamento: si tratta di "viaggi mentali" che consumano grandi quantità di energia non radicata.

La gioia opportuna è un'altra faccenda. Come una buona, profonda risata di pancia o un divertimento acutamente apprezzato, la gioia sana fa sentire bene tutto il corpo: non dà luogo a isteria e a una falsa accelerazione, anzi in realtà rallenta le cose. Belle vacanze e giornate particolarmente soddisfacenti paiono lunghe, viste in retrospettiva: la gioia opportuna espande il tempo aprendo il cuore a più ampi livelli di esperienza.

Il Fuoco nel ciclo della vita umana

Nel ciclo della vita umana la fase Fuoco è simboleggiata dall'adolescenza e dall'inizio della maturità, quando l'essere umano non si limita a crescere, ma si trasforma: si espande in profondità, capacità intellettuale e nella relazione con il mondo. Gli adolescenti sono trasformati dalla fase Fuoco mentre gli ormoni innescano lo sviluppo e i desideri sessuali. Fisicamente lo sviluppo dei peli corporei, del seno e della barba simboleggia la natura di diffusione ed espansione del Fuoco.

Gli adolescenti si trasformano anche socialmente, formando amicizie intense e/o relazioni romantiche che sono spesso più potenti dei loro legami familiari. Cominciando a allungarsi nel mondo, gli adolescenti possono trovare un lavoro fuori casa, seguire attività esterne che li interessano e sviluppare perizia personale in attività fisiche, intellettuali o sociali. A questo stadio i giovani adulti approfondiscono il loro sé emotivo, intellettuale ed esperienziale, trasformandosi in creature profonde e indipendenti.

Il desiderio, uno dei contrassegni della fase Fuoco, viene acutamente alla ribalta in questo momento della vita. Diversamente dai bambini, i cui bisogni sono di solito rapidamente dimenticati, gli adolescenti sono guidati in modo assoluto dai loro desideri: di indipendenza, di comprensione, di pace e giustizia sociale, di amore, di conoscenza, di sesso, di libertà e di senso della vita. Questi desideri incessanti provocano agli adolescenti un dolore infinito, ma li spingono anche ad avventurarsi nel mondo nello sforzo di trovare appagamento.

Il desiderio caratterizza il Fuoco nel fatto che cerca di consumare, di trasformare e di fondere. L'energia sessuale è una forma di desiderio che simboleggia perfettamente la fase Fuoco: non solo ci spinge a farci avanti, ma ci fa desiderare ardentemente di fonderci con un altro essere; e il rapporto fisico che la accompagna è un fuoco nel Fuoco.

Come catalizzatore della crescita emotiva, il Fuoco è di importanza vitale per lo spirito, perché conduce verso la trascendenza: un attributo spirituale del Fuoco. Proprio come l'attributo spirituale del Legno, l'aspirazione, ci dirige verso il nostro sé più elevato e migliore, la trascendenza ci chiama ai livelli di esperienza e di comprensione più elevati. Quando trascendiamo il nostro sé mondano, ci uniamo alle forze della creazione, vedendo il mondo come lo vedono gli dei, e comprendiamo in un breve istante ciò che essi comprendono sempre.

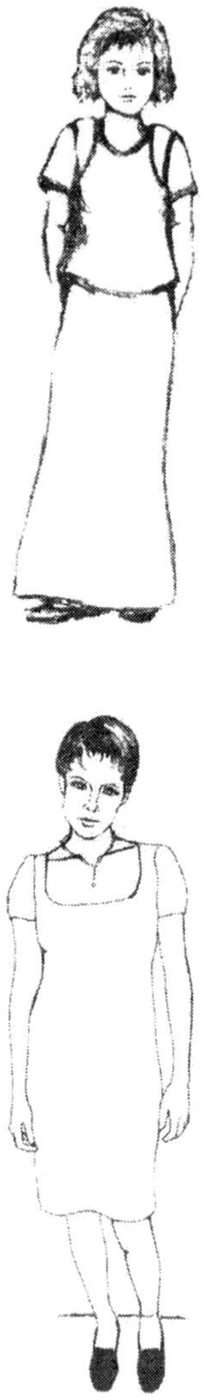

Adolescente che si trasforma in giovane adulta.

C'è un momento in cui un oggetto nel fuoco trascende la sua fisicità e diventa aria, fumo e cenere; lo spirito del fuoco similmente trascende i suoi limiti umani e diventa divino. I fedeli trasfigurati in preghiera, gli sciamani nella danza estatica e gli amanti nell'unione sessuale provano momenti di completa trascendenza, quando abbandonano la loro forma individuale e si uniscono per un istante con la Creazione che li ha fatti.

Benché tali momenti di unione tra lo spirito e il divino siano brevi, essi creano un'eco durevole di fede, che ci assicura che potremo avere ancora queste esperienze. La fede è la conoscenza che l'unione esiste ed è un attributo dell'elemento Fuoco per la sua promessa di trascendenza.

A livello dell'anima, il Fuoco è l'elemento di collegamento. Il Fuoco dell'anima ci spinge a trovare la comunione con gli altri, ad apprezzare la nostra stessa esperienza, a trovare che non siamo, dopo tutto, così diversi. Nella connessione possiamo trovare un'unione; è l'istante in cui incontriamo gli occhi di qualcuno, in cui condividiamo lo stesso scherzo, o ci uniamo in uno scopo comune. Mentre la trascendenza ci unisce con Dio, la connessione ci unisce con gli altri esseri terrestri. Potremo sentirci collegati con i nostri cuccioli, con i gorilla dallo sguardo triste che vediamo allo zoo, con i nostri antenati. La connessione ci ricorda che siamo tutti un'anima sola.

La connessione reale, tuttavia, avviene solo dopo una vera individuazione, perché soltanto quando comprendiamo chi siamo, possiamo capire cosa condividiamo con un altro. La vera consapevolezza di sé ha come risultato il vero amore: amore romantico, amore familiare e amore compassionevole per gli altri esseri che condividono questa esperienza vissuta.

A livello delle relazioni il Fuoco media tra l'oltrepassare e il lasciar entrare. In un certo senso qualsiasi relazione ha luogo in un contesto di Fuoco, perché il desiderio del Fuoco di collegare è la spinta alla relazione fin dall'inizio. Il Fuoco è il desiderio di unione che ci spinge a cercare gli altri. In amicizia o in amore, questo desiderio di unione è di solito il primo stadio; invita a cercare fuori da sé un collegamento con qualcun altro.

Il Fuoco e il Cuore

L'organo principalmente associato con il Fuoco, il Cuore, ha una forte affinità con l'amore e la relazione nel mito e nel linguaggio in tutto il mondo. In effetti è il potere del Cuore di provare emozione e connessione che permette semplicemente a una persona di relazionarsi a un'altra. Il Cuore cerca l'unione e prova gioia nell'esperienza. Maggiore è l'unità, più grande è l'amore; più il Cuore trova gioia, più esso irradia queste delizie agli altri.

Come un focolare acceso il Cuore diffonde calore e intimità a tutti coloro che arrivano alla sua portata.

Il mondo occidentale ha una lunga tradizione nel collegare il cuore con l'amore, benché il modello scientifico attualmente dominante abbia spostato la sede delle emozioni al cervello. In medicina cinese, tuttavia, il Cuore rimane un centro per emozioni e spirito. Infatti si dice che il Cuore è la "casa" dello spirito, per cui le emozioni e le passioni che lo penetrano in realtà corrono più in profondità e più in alto; esse consentono relazioni che trascendono il piano terreno e ci connettono al divino. Le passioni che consumano il Fuoco - per altre persone, per i cibi preferiti, per particolari attività – creano in noi sensazioni tanto forti perché ci collegano al divino sotto la protezione dello spirito.

Il Cuore dà amore, ma lo riceve anche, consentendo agli altri di entrare nei nostri territori più privati, cosa che costituisce l'atto di fede più grande che un essere umano possa compiere. Nel centro del nostro Cuore altri hanno potere, non solo di guarirci con l'amore, ma anche di distruggerci se negano o ingannano quell'amore. In questo modo, il Cuore è il nostro organo più vulnerabile: deve essere aperto per ricevere ciò di cui ha bisogno, ma la sua apertura contiene i semi della disperazione. È un paradosso che terrifica tutti quelli che lo considerano onestamente, e che impedisce a molte persone di accettare l'amore che bramano.

Il Fuoco e l'Intestino tenue

L'Intestino tenue, un organo Yang del Fuoco, separa il puro dall'impuro. Esso classifica convinzioni e precetti della coscienza di sé, discernendo quelli che vanno ritenuti veri "nel profondo del cuore" da quelli che, invece, vanno scartati. Fonte delle nostre sensazioni "di pancia", l'Intestino tenue scherma per noi i nostri pensieri, determinando se un "mi dispiace" o "ti amo" siano veri prima che lo diciamo.

L'energia del Fuoco e il Mastro del Cuore/Triplice riscaldatore

Poiché il Cuore rimane, necessariamente, vulnerabile al dispiacere, il corpo ha costruito forti difese per questo. Un secondo paio di organi – Il Mastro del Cuore e il Triplice riscaldatore – accompagnano il Cuore e l'Intestino tenue nell'elemento Fuoco. (Questo è insolito; il Fuoco è l'unico elemento nel ciclo che governa due paia di organi).

Il Mastro del Cuore circonda il Cuore e lo protegge dalle offese e dai turbamenti inaspettati. Filtrando le influenze che chiedono accesso al Cuore in continuazione, il Mastro del Cuore valuta il potenziale di danno di una data persona, di un'osservazione o di un'azione e consente soltanto ai rischi accettabili di pervenire al Cuore.

Una parte importante di questa funzione protettiva è monitorare l'affidabilità emotiva delle persone intorno a noi. Il Mastro del Cuore ci consente di aprirci a coloro che si dimostrano responsabili verso di noi, ma ci spinge a ritirarci ed aspettare dove c'è confusione o violazione della fiducia.

Il Fuoco muove: l'alce e il bisonte corrono davanti al vento. Il Fuoco salta i canyon e le tane dell'orso grigio e vola su incerti gioghi per buoi... La fiamma si innalza verso massicce mura; raccoglie intere foreste con braccia doppiamente articolate, depositando vita in cenere.

Gretel Ehrlich, *Islands, the Universe, Home*

Nelle relazioni instaurate il Mastro del Cuore governa la nostra disponibilità ad essere aperti, la nostra presenza e onestà nella relazione e la nostra risposta se veniamo feriti. Quando un amico, partner o fratello dice qualcosa di crudele o scortese, il Mastro del Cuore ci chiude. Verso l'esterno potremo ritirarci, arrabbiarci o metterci a piangere come una porta privata che si chiude, impedendo ad altre osservazioni o azioni di penetrare nel Cuore. È ancora il Mastro del Cuore che ci riapre dall'isolamento auto-imposto quando l'ambiente è di nuovo sicuro. Le scuse e il perdono sono esse stesse attività del Cuore, ma è il Mastro del Cuore a consentire di pronunciare le scuse o a consentire che le spiegazioni di un'altra persona penetrino nel nostro cuore per generare il perdono.

Il Mastro del Cuore agisce anche come un filtro per le nostre immissioni psichiche, impedendo al Cuore di venire travolto dalle migliaia di segnali che altre persone diffondono su di sé. Come un piatto satellite sensibile, il Mastro del Cuore raccoglie informazioni sulle persone che incontriamo, per esempio un nuovo socio in affari, e determina se sono ostili o amichevoli, forti o deboli, stabili o capricciose, pericolose o calorose. Benché le frequenze siano raramente distinguibili all'occhio o orecchio nudo, il Mastro del Cuore le legge chiaramente e apre o impedisce l'accesso al Cuore conseguentemente.

Il Triplice riscaldatore misura ogni cosa, dalla temperatura reale di un ambiente alla sicurezza dell'edificio in cui siamo. È il Triplice riscaldatore, per esempio, che misura intuitivamente la "sensazione" di una stanza, decidendo se sembra confortevole, sicura o pericolosa[6].

Il Triplice riscaldatore governa anche quelle capacità sensitive che sono più esterne che personali: la capacità di preannunciare l'attività della borsa, i cambiamenti politici, i disastri ferroviari, ecc.

Il Fuoco del corpo

Nel corpo l'elemento Fuoco si esprime tramite gli organi Yin del Cuore e del Mastro del Cuore, e tramite gli organi Yang dell'Intestino tenue e del Triplice riscaldatore. Questi organi sono responsabili dell'estroversione, della connessione, dell'energia esuberante che caratterizza l'elemento Fuoco. Il Cuore occupa tuttavia un posto speciale tra gli organi, ed è considerato il governatore supremo di tutti gli altri, paragonato nei testi antichi all'imperatore seduto sul suo trono.

Gli organi del Fuoco hanno anche le seguenti funzioni fisiche.

Il Cuore governa il Sangue. Mentre la gestione del Sangue operata dal Fe-

6. Questa spiegazione del ruolo del Triplice riscaldatore deriva dall'opera di Lonny S. Jarrett, in particolare dal suo articolo *Chinese Medicine and the Betrayal of Intimacy* in "The American Journal of Acupuncture", vol. 23, n. 1, 1995.

gato regola l'autoconsapevolezza, il Sangue del Cuore nutre l'amore di sé. Brilla della luce dell'amore e della gioia del Cuore sulla nostra percezione di noi stessi. Il Cuore forma il Sangue e fa circolare i suoi fuochi riscaldanti in tutta la rete corporea dei vasi sanguigni e capillari.
Quando questa funzione del Cuore è disturbata, ci può essere stanchezza, insonnia, ansia, capogiro, mancanza di amore o spirito disturbato.

Il Cuore controlla i polsi. I polsi, uno strumento diagnostico primario in medicina cinese, sono controllati dal Cuore che fa circolare il sangue nei vasi. Mentre specifiche posizioni dei polsi indicano le condizioni degli organi, la forza, regolarità e omogeneità del polso in generale rivelano la qualità dell'energia del Fuoco: la costanza del Cuore. Disfunzioni in questo aspetto del Cuore possono manifestarsi con polsi deboli, irregolari o aritmici.

Il Cuore alberga lo spirito. Lo spirito vive nel Cuore, che così mantiene la connessione emotiva tra l'umanità e il divino. È la fonte dei fuochi che trasformano la nostra vita. Se il Cuore è sufficientemente o continuamente in squilibrio, lo spirito non può radicarvisi adeguatamente, e diventa disturbato. I segni di spirito disturbato comprendono insonnia, scarso contatto visivo, eloquio e risate inopportuni, malattia mentale (vedi, più avanti in questo capitolo, il paragrafo "Fuoco e Qi Gong" per maggiori informazioni sullo spirito).

Il Cuore si manifesta nel viso e si apre nella lingua. Il viso rivela le emozioni del nostro Cuore. Un'espressione aperta segnala fiducia e apertura, mentre una faccia tesa indica l'opposto. In più, la luminosità, elasticità, umidità generale e colorazione della carnagione del viso riflettono la qualità del sangue del Cuore e la sua circolazione.
Il colore, la forma e l'umidità della lingua sono governati dal Cuore, e l'eloquio facilitato dall'agilità della lingua indica lo stato dello spirito del Cuore. Così gli schemi di discorso, la balbuzie e le esitazioni rivelano gli squilibri del Cuore.

L'Intestino tenue separa il puro dall'impuro. L'Intestino tenue riceve cibo e bevande parzialmente digeriti dallo Stomaco e separa il cibo e le essenze liquide più puri. Poi rilascia essenze più pure alla Milza e prodotti impuri alla Vescica e all'Intestino crasso per l'eliminazione. La correlazione psicologica di questo processo è la separazione di pensieri e convinzioni veri (o "puri") da quelli falsi.
La disfunzione dell'Intestino tenue può creare, come disordini, intestino irritabile e incapacità di fidarsi del proprio giudizio.

Il Mastro del Cuore avvolge e protegge il Cuore. Come un primo ministro che protegge l'imperatore, il Mastro del Cuore protegge il Cuore da eccessive stimolazioni e traumi emotivi. Riceve e filtra anche gli impulsi sensitivi.
Quando il Mastro del Cuore è sovraccarico, può provocare ansia, tachicardia e irregolarità nell'impegno con gli altri, con la tendenza ad alternare tra eccesso e mancanza di fiducia.

Il Triplice riscaldatore divide il corpo in tre sezioni. Il Riscaldatore superiore comprende tutto quel che c'è dal diaframma in su, compresi i Polmoni, il Cuore, le coste, la gola, il capo e il cervello.
Il Riscaldatore medio comprende tutto quel che c'è tra il diaframma e l'ombelico, e gli organi di Milza, Pancreas, Stomaco e Vescicola biliare.

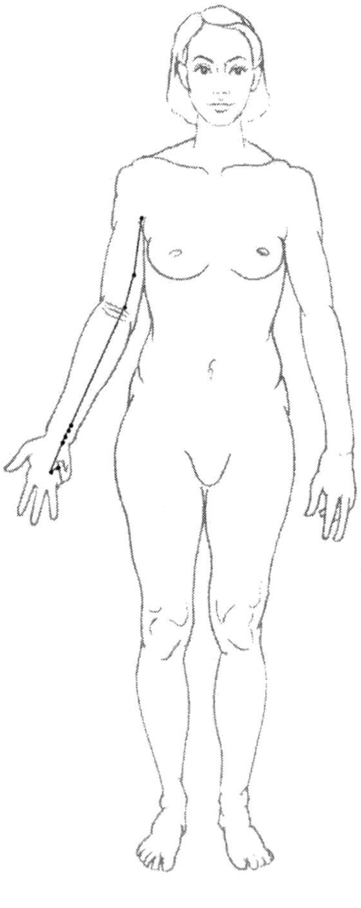

Il meridiano del Cuore

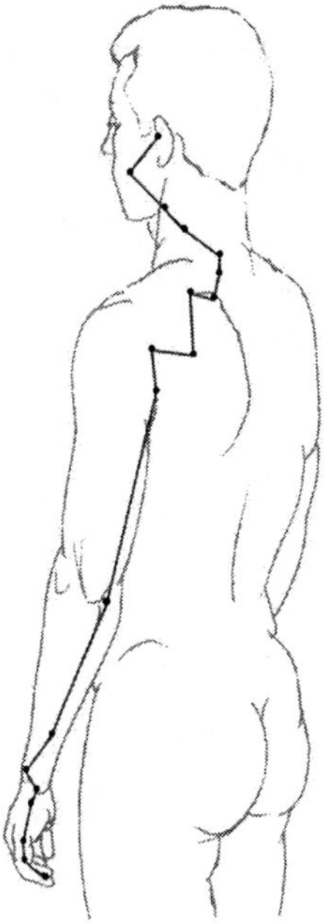

Il meridiano
dell'Intestino tenue

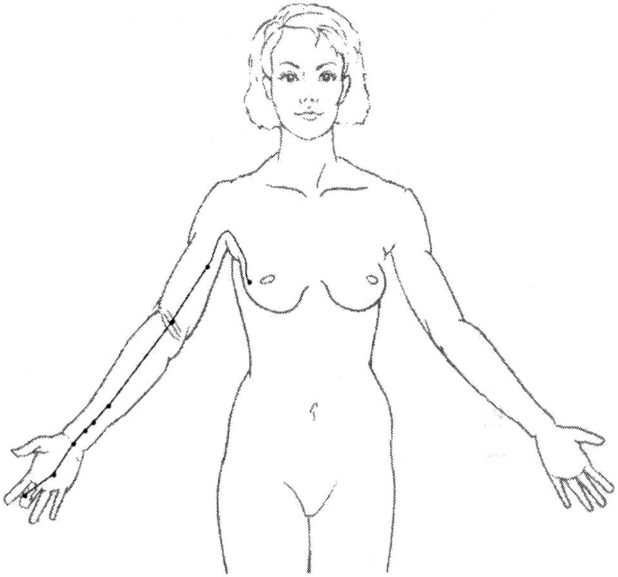

Il meridiano
del Mastro del Cuore

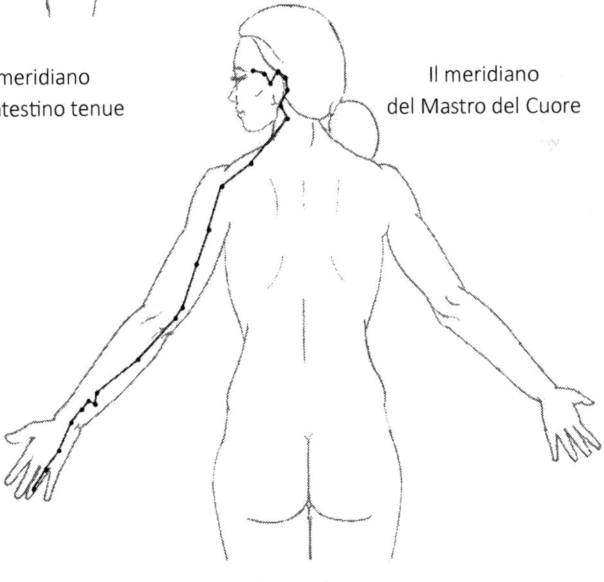

Il meridiano
del Triplice riscaldatore

Il Riscaldatore inferiore comprende tutto quel che c'è sotto l'ombelico, compresi gli organi di Fegato (considerato parte del riscaldatore inferiore a causa del collegamento dei suoi meridiani con gli organi sessuali), L'Intestino crasso e tenue, i Reni, la Vescica, l'utero e gli organi sessuali.

Il Triplice riscaldatore distribuisce il Qi originale. Il Triplice riscaldatore distribuisce una forma di Qi primitivo conosciuto come Qi originale, che è prodotto dai Reni e ha un effetto catalizzatore su tutte le trasformazioni dell'altro Qi nel corpo.

Il Triplice riscaldatore controlla i passaggi dell'Acqua. Il Triplice riscaldatore media tra Fuoco e Acqua, aiutando a distribuire e disperdere l'acqua e i fluidi nel corpo.

Il Triplice riscaldatore governa le interrelazioni tra gli organi. Il Triplice riscaldatore collega insieme tutti gli organi e distribuisce l'energia tra di essi[7].
Sulla superficie del corpo l'elemento Fuoco si manifesta lungo il meridiano del Cuore, dell'Intestino tenue, del Mastro del Cuore e del Triplice riscaldatore.

Il meridiano del Cuore comincia nel petto e corre lungo l'aspetto interno del braccio fino al palmo della mano e al dito mignolo.

Il meridiano dell'Intestino tenue comincia sul dito mignolo e corre sul lato posteriore del braccio, lungo la spina della scapola e su per il lato del collo per terminare di fronte all'orecchio.

7. Alcuni suggeriscono che il Triplice riscaldatore corrisponde al tessuto connettivo nell'anatomia e fisiologia occidentale: una nozione provocatoria, dato che la prevalenza e la funzione del tessuto connettivo nel corpo concordano con il Triplice riscaldatore in molti modi: il tessuto connettivo, o fascia, avvolge ogni organo, ogni vaso e ogni muscolo, tendine e nervo nel corpo. Connettendo letteralmente ogni parte del corpo a ogni altra parte, il tessuto connettivo, come è stato provato, conduce anche bioelettricità (come il Qi).

Il meridiano del Mastro del Cuore comincia sul petto e segue l'ascella e corre lungo l'aspetto interno del braccio e del palmo, terminando sulla punta del dito medio.

Il meridiano del Triplice riscaldatore comincia alla punta dell'anulare e percorre il dorso della mano e il braccio fino alla cima della spalla. Poi segue sul lato del collo e attorno all'orecchio per terminare alla punta laterale del sopracciglio.

Il Fuoco in squilibrio

Lo squilibrio del Fuoco può avere l'aspetto dell'eccesso, o della carenza, o una combinazione dei due.

Fuoco in carenza

Quando il Fuoco è carente, il corpo-mente-spirito manca della parte superiore della sua attività. Ci possono essere segni di freddo, di debolezza, di mancanza di animazione o di attività agitata tipica del sangue carente, che è incapace di nutrire e radicare i processi del corpo.
Le carenze di Fuoco si possono manifestare con uno o più dei sintomi seguenti:

- tachicardia;
- carnagione pallida;
- irrequietezza;
- polsi deboli e irregolari;
- ansia;
- mani e piedi freddi;
- occhi spenti;
- sogni disturbati;
- insonnia;
- mancanza di gioia;
- incapacità di eseguire;
- balbuzie o difficoltà nel parlare.

Altri sintomi possono comprendere intorpidimento, capogiro, stanchezza, incapacità di formare o mantenere relazioni strettamente personali, inefficacia, scarsa vitalità, afasia, catatonia, scarsa concentrazione.
Dal punto di vista della creatività una persona con carenza di Fuoco comincia molti progetti, ma di solito li abbandona a metà. L'intenso coinvolgimento richiesto dalla fase Fuoco per far veramente funzionare qualcosa è troppo opprimente per chi manca di Fuoco, per cui abbandonano e si spostano ad altre cose.

Il mio cuore si aprì, e un fiore apparve, e la grazia ne sgorgò, portando frutti per il mio Signore.
Canto di Salomone

Quando la carenza di Fuoco è lo squilibrio principale, gli altri elementi tendono a disorganizzarsi come illustrato sotto.

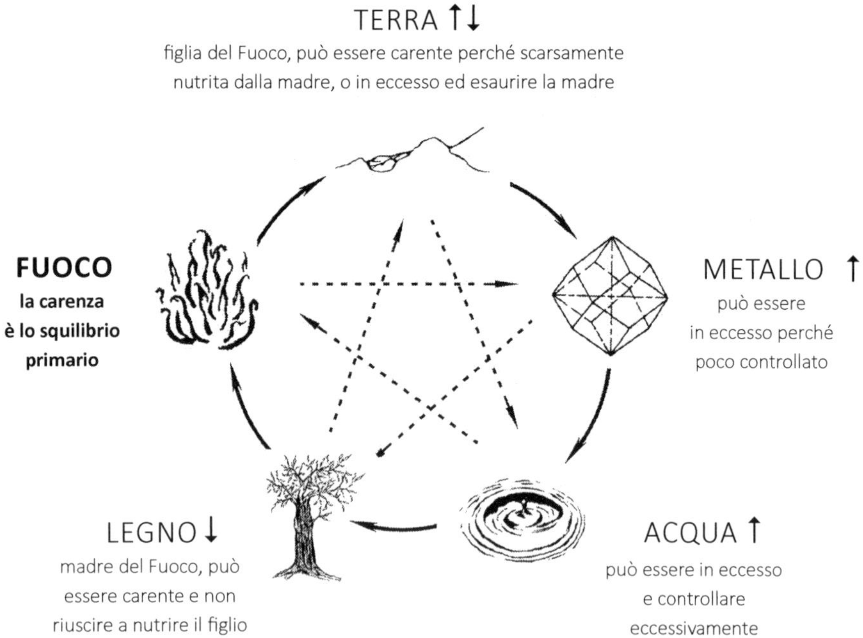

Un esempio di Fuoco in carenza

Jim A. soffriva a causa di una carenza di Fuoco. I suoi sintomi fisici predominanti comprendevano oppressione al petto, tachicardia e ansia. Le mani di Jim erano notevolmente fredde al tocco e l'atteggiamento mentre parlava era privo di gioia e lamentoso. Si muoveva lentamente ed era lento nell'intraprendere l'azione e nel prendere decisioni. Jim non aveva amici vicini e assumeva spesso alcool per "aprirsi" verso la gente, soprattutto le donne, il che lo faceva sentire temporaneamente meno frustrato e solo, benché in seguito si ritirasse e diventasse ostile verso le persone a cui si era così aperto. Non riusciva a mantenere le relazioni di fronte all'impegno che gli richiedevano. I problemi nel mantenere le cose in generale si evidenziavano anche nella sua scolarità: Jim aveva lasciato il college dopo un anno e stava per abbandonare anche la scuola professionale. Quando gli fu chiesto cosa faceva per divertirsi, Jim rispose che non lo sapeva, e poi riferì che aveva "troppo da fare" per divertirsi.

La mancanza di Fuoco di Jim si manifestava fisicamente ed emotivamente. La sua incapacità di divertirsi e la sua incapacità di relazionarsi agli altri in modi significativi indicano la carenza nel Cuore. Anche la tachicardia, ansia e oppressione al petto indicano aspetti del Cuore. Il fatto che Jim si muoveva ed agiva lentamente rivela una mancanza del movimento rapido e casuale del Fuoco, mentre l'abbandono della scuola, in questo caso, potrebbe essere attribuito a un'incapacità di impegnarsi con le energie "a pieno ritmo" del Fuoco.

Fuoco in eccesso

Il Fuoco in eccesso, d'altra parte, si manifesta con comportamenti esattamente opposti a quello di Jim: ipereccitazione, eccessivo coinvolgimento e impegno che promette più di quello che si può veramente realizzare. Troppo Fuoco può provocare sintomi di calore, di ristagno, di attività eccessiva e di spirito non radicato.

I sintomi comuni di eccesso di Fuoco comprendono:

- tachicardia;
- viso arrossato;
- carnagione rubiconda o violacea;
- labbra violacee;
- infezioni o infiammazioni;
- insonnia;
- risata inopportuna;
- eloquio eccessivo;
- iperattività;
- ansia.

Altri sintomi possono comprendere disordini di deficit di attenzione, episodi maniacali e malattia mentale.

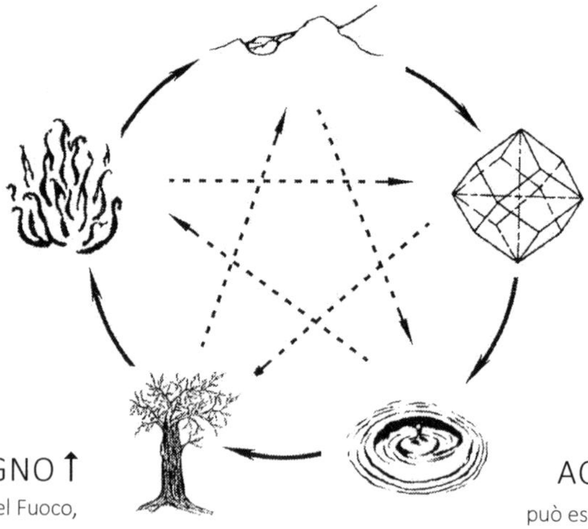

Un esempio di Fuoco in eccesso

Julia J. venne a fare agopuntura per alleviare la sindrome del tunnel carpale (dolore e intorpidimento alle dita e ai polsi).
Il dolore di Julia correva proprio lungo il meridiano di Mastro del Cuore e continuava lungo la parte superiore della schiena, seguendo il meridiano di Intestino tenue. Inoltre soffriva di ansia e sonno insufficiente.
Durante la sua visita iniziale, Julia riferì che i suoi problemi erano cominciati pochi giorni dopo che si era resa conto di essersi innamorata del suo ragazzo. Faceva congetture sul fatto che aveva trovato la situazione estremamente preoccupante perché di solito le piaceva avere il controllo di se stessa, ma da innamorata si sentiva molto vulnerabile.
In questo caso le paure di Julia sull'amore e la fiducia opprimevano il Mastro del Cuore, che manifestava un eccesso lungo il suo meridiano, estendendosi poi agli altri organi del Fuoco.

Dal punto di vista della creatività i tipi con eccesso di Fuoco tendono a impegnarsi in molti progetti contemporaneamente, portando intenso entusiasmo in tutti.
Tuttavia, dato che il loro Fuoco li manda su di giri continuamente, queste persone di solito non riescono a concentrarsi abbastanza a lungo su un progetto per portarlo a compimento.

Falso Fuoco

C'è anche una categoria speciale di carenza ed eccesso combinati conosciuta come "falso Fuoco" o "falso calore". In questo schema le persone mostrano segni del Fuoco modificati, che sono il risultato di una carenza che rende visibili i segni di calore benché esso non sia veramente in eccesso. Il falso Fuoco è una condizione di carenza (di Yin e Acqua) contrassegnata da esaurimento e debolezza.

I sintomi di falso Fuoco comprendono:

- guance arrossate (non tutto il viso);
- sudorazione notturna;
- infiammazioni alla bocca;
- senso di calore ai palmi e alle piante dei piedi;
- fatica;
- difficoltà a dormire;
- febbre nel pomeriggio.

Dal punto di vista emotivo, una persona con un falso calore può avere un comportamento simile a una con un vero eccesso, benché appaia più isterica e, di regola, si esaurirà piuttosto rapidamente. Spesso il falso calore si sviluppa dal vero eccesso di Fuoco: un eccesso di Fuoco che si protrae nel tempo consuma lo Yin del corpo, che in seguito non riesce a bilanciare lo Yang del Fuoco.

Fuoco e agopuntura

I meridiani di Cuore, Intestino tenue, Mastro del Cuore e Triplice riscaldatore portano l'energia del Fuoco in tutto il corpo. Disturbi lungo questi meridiani possono riflettere squilibri del Fuoco che si possono curare con l'agopuntura per migliorare o prevenire le malattie croniche.

Quando viene usata l'agopuntura per curare l'elemento Fuoco, i punti più usati sui meridiani del Fuoco sono quelli che corrispondono ai Cinque Elementi.

Le forze soprannaturali dell'estate creano il calore nel cielo e fuoco sulla Terra; esse creano il cuore e il polso dentro il corpo ... il colore rosso, la lingua, e la capacità di emettere la risata... esse creano il sapore amaro, e le emozioni di felicità e gioia.

Classico di medicina interna dell'Imperatore Giallo

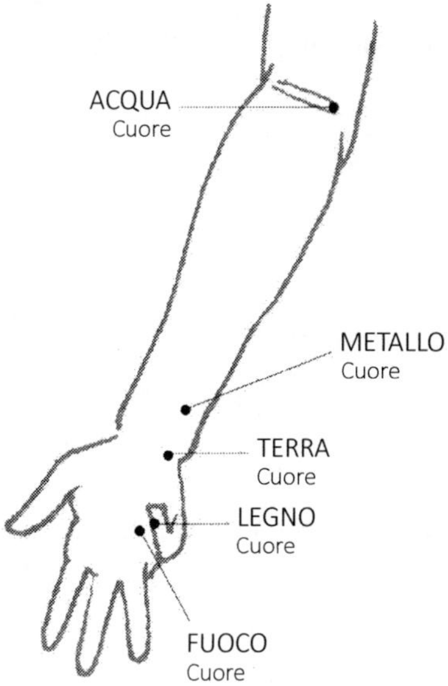

I punti dei Cinque Elementi
sul meridiano del Cuore

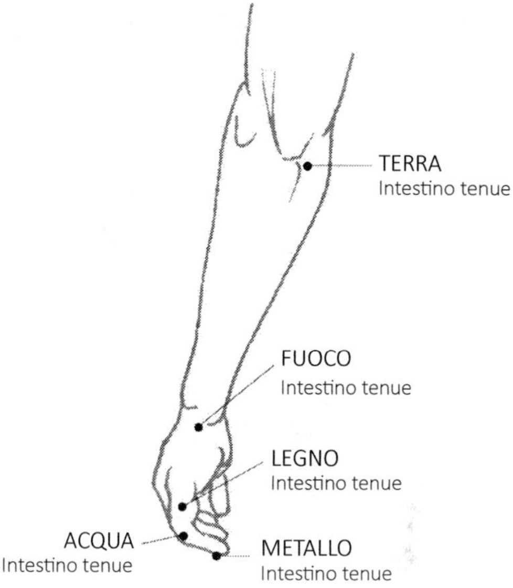

I punti dei Cinque Elementi
sul meridiano dell'Intestino tenue

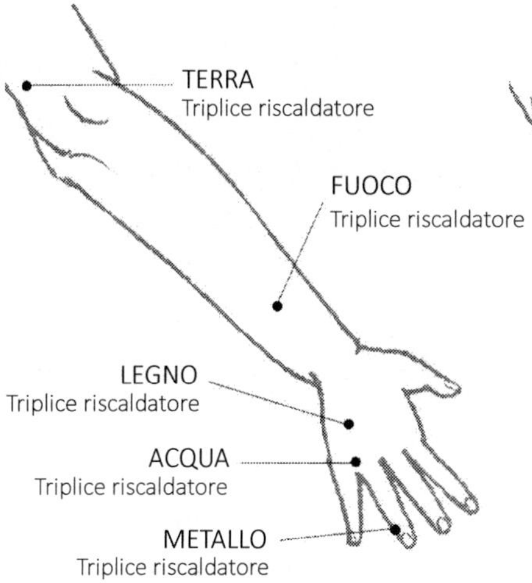

I punti dei Cinque Elementi
sul meridiano del Triplice riscaldatore

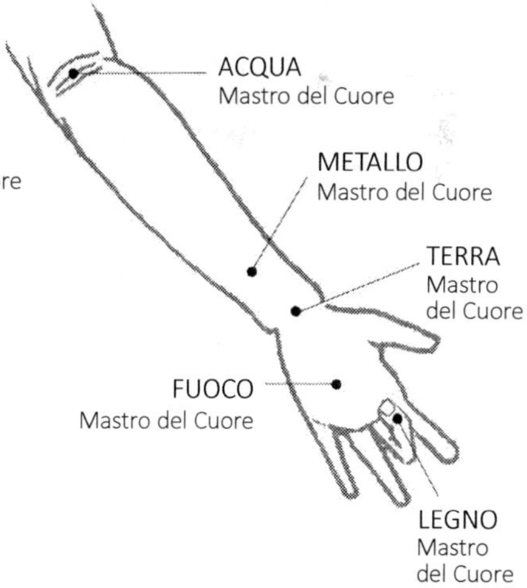

I punti dei Cinque Elementi
sul meridiano del Mastro del Cuore

I punti del **Legno** sui meridiani del Fuoco curano il Fuoco attraverso la madre nel ciclo di Creazione. Essi sono spesso usati per tonificare le carenze di Fuoco.

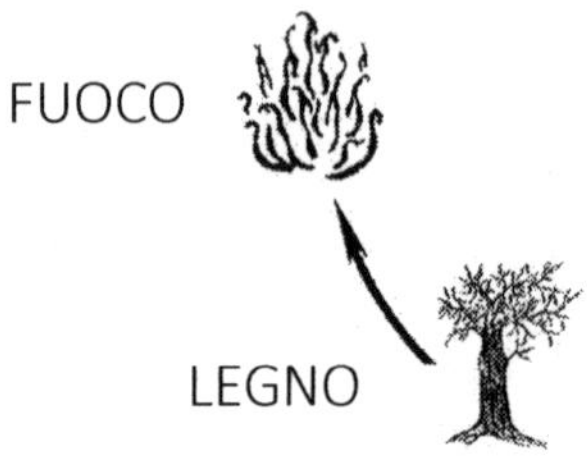

I punti del **Fuoco** sui meridiani del Fuoco hanno un effetto particolarmente potente, e si possono usare ogni volta che l'energia del Fuoco deve essere ripristinata: per esempio per tonificare o ridurre il Fuoco stesso, per tonificare la Terra, figlia del Fuoco, o per controllare il Metallo.

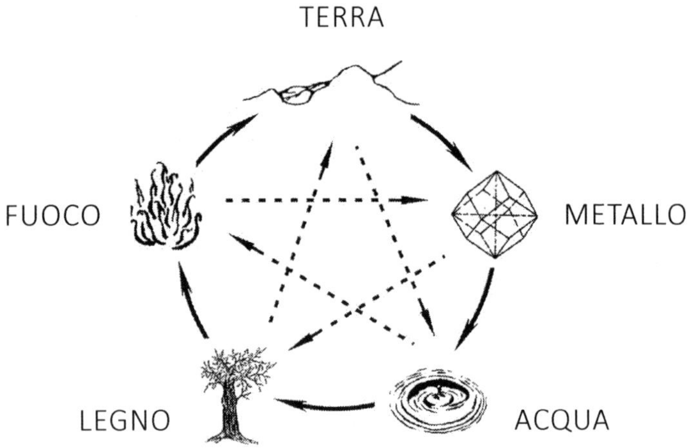

I punti della **Terra** sui meridiani del Fuoco si usano per influenzare la relazione tra il Fuoco e la Terra, la figlia. I figli nel ciclo di Creazione attingono naturalmente energia dalla madre; i punti della Terra sui meridiani del Fuoco son perciò comunemente usati per drenare l'eccesso di energia dal Fuoco.

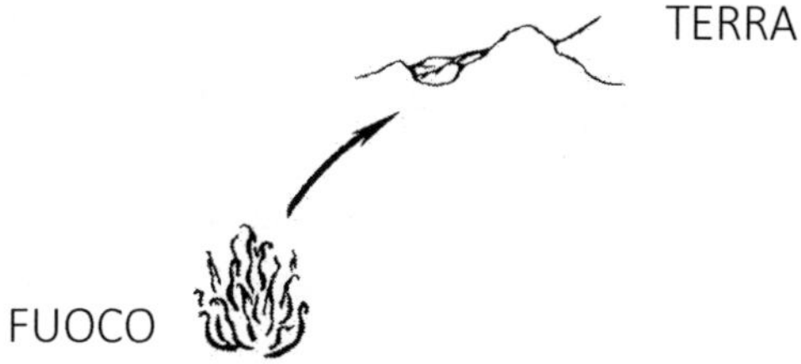

I punti del **Metallo** sui meridiani del Fuoco si possono tonificare quando un eccesso di Fuoco controlla troppo il Metallo, o disperdere per impedire al Metallo di sommergere il Fuoco.

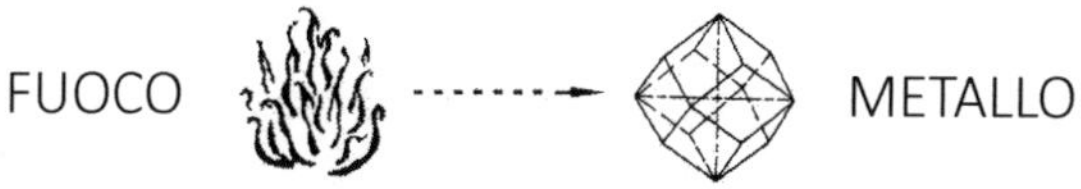

I punti dell'**Acqua** sui meridiani del Fuoco vengono di solito tonificati per controllare il Fuoco in eccesso e dispersi per impedire all'Acqua di controllare troppo il Fuoco e provocare una carenza.

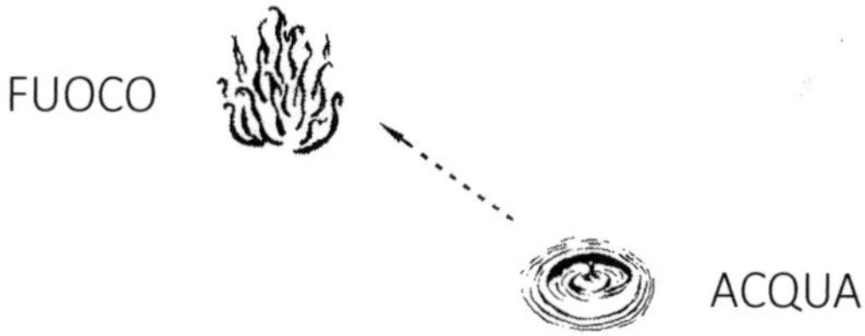

Fuoco e cibo

L'elemento Fuoco si manifesta nei cibi che mangiamo come sapore amaro, come vegetali che si ramificano all'infuori, come frutti che crescono attorno a una cavità centrale e come colore rosso. L'elemento Fuoco governa anche i cibi con una natura termica riscaldante. I cibi riscaldanti aggiungono calore – aggiungono Fuoco – al corpo e perciò condividono un'affinità con gli elementi Yang di Legno e Fuoco.

Cura per l'eccesso e la carenza di Fuoco

Un trattamento basato sulla dinamica dei Cinque Elementi può curare un eccesso di Fuoco con i punti dell'Acqua per controllare l'eccesso di Fuoco e con i punti della Terra per drenare l'eccesso di Fuoco tramite il figlio.

Julia J., descritta in precedenza, fu curata con una combinazione di punti del Fuoco e dell'Acqua, soprattutto sul suo meridiano del Mastro del Cuore, dove era più attiva la sindrome del tunnel carpale. Dopo il primo trattamento il dolore era sensibilmente migliorato e i successivi eliminarono completamente il problema. Julia riferì anche che la sua ansia era molto diminuita e ritornò poche settimane prima del matrimonio per calmare il nervosismo prematrimoniale.

Per la carenza di Fuoco si possono usare i punti del Legno per tonificare il Fuoco attraverso la madre, mentre si disperdono i punti dell'Acqua per impedire all'Acqua di controllare eccessivamente.

Jim A. venne per tre volte a fare agopuntura e sentì diminuire la sua ansia. Tuttavia la settimana successiva interruppe la relazione con la sua ultima ragazza e decise di interrompere i trattamenti dicendo che "non era pronto" a cambiare le sue abitudini.

Il sapore del Fuoco: amaro

Come gli altri sapori, l'amaro si collega al ciclo di Controllo dei Cinque Elementi e ha caratteristiche dell'elemento che controlla il Fuoco, cioè l'Acqua. L'amaro è Yin, raffredda, e fa discendere l'energia del corpo, perciò è utile in piatti e diete volte a controllare l'eccesso di Fuoco o a tonificare l'Acqua. Dato che raffredda, il sapore amaro sgombra l'eccesso di calore del Fuoco; dato che fa discendere l'energia del corpo, l'amaro drena anche l'umidità, spingendola in basso verso la Vescica per eliminarla nell'urina. Oltre alle condizioni di eccesso di Fuoco discusse precedentemente in questo capitolo, il sapore amaro è anche molto utile per eliminare gli eccessi di Legno e quelle condizioni che combinano gli eccessi di Legno e di Fuoco.

Alcuni esempi di cibi con il sapore amaro sono la lattuga romana, la segale, l'alfalfa, il crescione, il melone amaro, le foglie di dendelio, il succo di aloe.
I cibi che sono sia amari che piccanti comprendono le bucce di agrume, le cipolle verdi, le rape e il pepe bianco.
I cibi che sono sia amari che dolci comprendono l'amaranto, l'asparago, il sedano, la lattuga, la papaia e il quinoa.
Le erbe con il sapore amaro come l'idraste e il lapazio giallo, spesso funzionano come potenti antibiotici, dato che il loro amaro libera dal calore dell'infezione.
Il sapore amaro penetra il Cuore e l'Intestino tenue, gli organi principali del Fuoco. Perciò si può aggiungere alle diete delle persone che hanno disordini di qualsiasi tipo al Cuore o all'Intestino tenue, sebbene debba essere usato con moderazione nei casi di carenza.

La natura termica del Fuoco: caldo

Tutti i cibi in medicina cinese hanno una natura termica che descrive i loro effetti sull'energia del corpo. La natura termica del Fuoco è calda: i cibi caldi aggiungono calore ai sistemi del corpo, aumentando la loro attività generale e innalzando l'energia.
Alcuni esempi di cibi caldi o molto caldi comprendono: zenzero, cannella, chiodi di garofano, basilico, rosmarino, avena, farro, quinoa, semi di girasole e di sesamo, noci, pinoli, semi di finocchio, anice, cumino, carruba, riso, granoturco, grano saraceno, segale, pastinaca, cipolle, ciliegie, zucca, riso basmati, bucce di agrume, peperoncino, pepe rosso, burro, acciughe, cozze, trota, pollo, manzo e agnello.
Poiché aggiungono Fuoco, i cibi con natura termica calda o molto calda si devono usare in caso di carenza di Fuoco e si devono evitare in caso di eccesso.

Le verdure del Fuoco: ramificate e diffuse

I cibi che si diffondono verso l'esterno crescendo condividono anch'essi un'affinità con il Fuoco e si possono usare per tonificare il Fuoco nella dieta. I vegetali a foglia verde, come gli spinaci, le verze e i broccoli si diffondono

RICETTA PER TONIFICARE IL FUOCO

Agnello alla senape e rosmarino

- 1 coscia di agnello di 3 kg
- 3 grandi spicchi di aglio a fette
- 2 cucchiai (cucchiai) di olio evo
- 1 cucchiaio di senape marrone
- 2 cucchiai di foglie di timo secco
- 2 cucchiai di foglie di rosmarino secco
- 2 cucchiaini (cucchiaini) di semi di coriandolo macinati
- 1 cucchiaio d'acqua
- 2 cucchiai di pepe nero macinato grossolanamente
- rametti di rosmarino fresco per guarnire

- Preriscaldate il forno a 220 °C.
- Tagliate delle fessure su tutta la coscia di agnello con un coltello appuntito e inseritevi le schegge di aglio.
- Cospargete l'agnello di olio d'oliva.
- Unite la senape, l'acqua, il timo, il rosmarino, i semi di coriandolo e il pepe in una ciotola e mescolateli bene. Cospargete tutta la coscia di agnello con questa mistura perché formi una crosta.
- Disponete in una pentola per arrosto bassa sulla griglia centrale e cuocete per 45 minuti. Riducete il calore a 190 °C e cuocete per altri 30 minuti.
- Togliete dal forno, lasciate riposare coperto per 15 minuti. Intagliate, guarnite con rosmarino fresco e servite. 5 porzioni.

verso l'esterno come il Fuoco. Tuttavia questi vegetali vanno mangiati cotti, non crudi, e vanno abbinati con cibi più riscaldanti per le carenze di Fuoco.

I frutti del Fuoco: con il nocciolo

I frutti che crescono intorno a una cavità centrale come le albicocche, le pesche e le ciliegie sono anche cibi del Fuoco. Sono buoni per tonificare il Fuoco carente, ma si devono mangiare con moderazione, dato che possono avere una natura termica raffreddante.

RICETTA PER DISPERDERE IL FUOCO

Cime di dendelio e ciliegie secche con vinaigrette di lamponi

Queste verdure amare sono una combinazione perfetta per ridurre l'eccesso di Fuoco e/o Legno.

Lavate bene due mazzi di cime di dendelio, poi tagliatele in pezzi di 2,5 cm. Scottatele leggermente al vapore, poi mescolatele con una manciata di ciliegie secche o mirtilli. Per fare il vinaigrette unite 1/4 di tazza di aceto di lamponi con 1/4 di tazza di olio extra vergine di oliva e un pizzico di sale. Condite le cime e consumatele con pesce o con un altro piatto principale.

Tonificare la carenza di Fuoco

I cibi riscaldanti descritti prima sono la parte più importante di ogni schema di tonificazione del Fuoco. L'aggiunta di cibo dolce e piccante (vedi i capitoli su Terra e Metallo) può anche aiutare a scaldare il corpo e tonificare le carenze di Fuoco.

Anche i metodi di preparazione che richiedono tempi di cottura più lunghi, come la cottura al forno, la frittura e la tostatura tonificano il Fuoco trasmettendo più calore al cibo, che poi lo trasferisce al corpo.

La carenza di Fuoco può accadere durante la stagione fredda – in inverno e anche in autunno, quando il corpo si prepara per un clima più freddo – e può nascere anche internamente in qualunque periodo dell'anno in seguito a eccesso di lavoro, una lunga malattia o cause emotive. In questi casi è una buona idea attenersi a una dieta di cibi vigorosamente riscaldanti, porzioni grandi e più grassi, oli e carni. Anche il tè caldo, bagni bollenti e stufati cotti a lungo e gli arrosti sono appropriati, mentre si devono evitare le insalate, le bevande ghiacciate e i latticini.

Molti vegetariani sviluppano carenze interne di Fuoco perché non assumono cibi abbastanza riscaldanti. In particolare nei climi freddi, la mancanza dell'energia calda della carne può contribuire a sintomi come mani e piedi freddi, carnagione pallida o grigiastra, fatica, depressione, ansia,

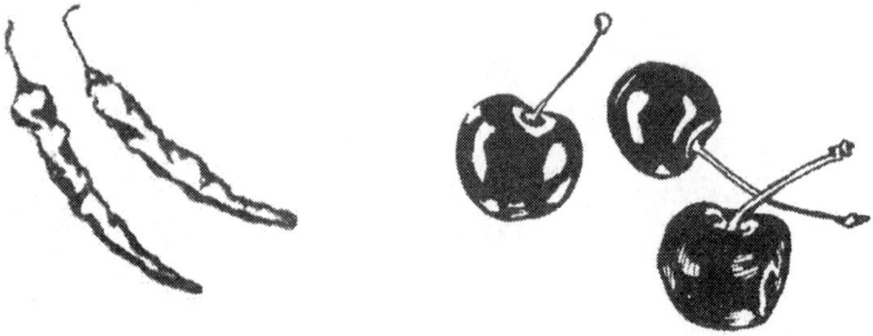

Esempi di cibi di Fuoco.

nervosismo, eruttazioni, dolore addominale e stitichezza. Dato che molti vegetariani mangiano anche molti cibi raffreddanti, come insalate, vegetali crudi, prodotti della soia e latticini come formaggio e yogurt, danneggiano ulteriormente il Fuoco del corpo. Per quanto alcuni si trovino bene con una dieta vegetariana, questa non è particolarmente bilanciata dal punto di vista medico cinese e perciò non è largamente raccomandata come abitudine a lungo termine. Può tuttavia essere utile per brevi periodi di tempo per ripulire e ridurre gli eccessi di Legno e Fuoco.

Controllare il Fuoco in eccesso: cibo d'estate

Il Fuoco tende all'eccesso d'estate, la sua stagione, ma può andare in eccesso in qualsiasi momento dell'anno in seguito a stress, malattia o lavoro eccessivo. Come tutti gli schemi di eccesso nel ciclo dei Cinque Elementi, l'eccesso nel Fuoco può essere controllato molto presto mangiando i cibi associati al suo sapore, l'amaro. Sia che il Fuoco sia in eccesso internamente, con i sintomi fisici ed emotivi descritti prima, o esternamente, a causa delle temperature estive, il menu deve variare, con pasti leggeri e vivaci. Grande quantità di frutta e verdura, colori brillanti, una piccola quantità di sapore piccante e, soprattutto, una grande varietà. Aggiungete anche cibi con una natura termica raffreddante, come cetriolo, verdure in insalata, anguria, germogli, limoni e lime (vedi anche il capitolo sull'Acqua per una lista più completa di cibi raffreddanti).

D'estate le verdure si possono mangiare occasionalmente crude in insalata, specialmente per quelle persone che tendono in generale all'eccesso. Per la maggior parte, tuttavia, le verdure devono essere scottate al vapore per evitare danni alla Milza (vedi il capitolo sulla Terra).
È importante notare che in medicina cinese si raffredda con cibi che hanno una natura raffreddante, non con cibi e bevande gelati o surgelati. Questi non sono considerati sani né raffreddanti: in effetti fanno sì che lo Stomaco crei più calore per spezzare questi cibi e questo, in definitiva, danneggia tutto il sistema digerente. Persino nella teoria nutrizionale occidentale le bevande fredde non rinfrescano tanto quanto quelle a temperatura ambiente, perché il freddo va a contrarre i vasi, per cui questi non assorbono i liquidi.
Si può anche usare una moderata quantità di spezie, come il peperoncino, il pepe rosso e lo zenzero, per raffreddare il corpo, anche se può diventare una faccenda complicata. Secondo la teoria medica cinese questi cibi riscaldanti possono togliere il calore se usati con moderazione, perché, sebbene essi scaldino inizialmente il corpo, la loro natura espandente spinge tutto il calore verso la superficie del corpo, dove viene rilasciato come sudore, che quindi raffredda il corpo. Per la stessa ragione le bevande calde, come la menta e la camomilla, possono essere rinfrescanti. Tuttavia curare gli eccessi del Fuoco in questo modo può essere complicato, e può aggravare l'eccesso se fatto impropriamente o se non c'è la sudorazione. Può essere più opportuno consultare un nutrizionista medico o un erborista cinese prima di intraprendere questa strategia.
I cibi da evitare nei periodi di eccesso di Fuoco sono quelli pesanti, come carni, uova e oli. Essi provocano indolenza e creano calore interno. Per provare altri modi per controllare l'eccesso di Fuoco con il cibo, tonificate l'Acqua come descritto nella sezione sul cibo del capitolo sull'Acqua.

Fuoco e Qi Gong

L'elemento Fuoco ha una naturale affinità con lo Spirito, uno dei Tre Tesori del Qi Gong. Chiamato Shen in medicina cinese, lo spirito ha numerose e diverse manifestazioni. Per questo motivo molti praticanti trovano utile

Meditazione

Siedi comodamente su un cuscino piccolo e solido o contro una parete. Chiudi gli occhi e respira profondamente e lentamente per tre volte, stando attento a espirare completamente ogni volta. Nota le zone di tensione nel tuo corpo e cerca di lasciarle rilassare. Poi porta l'attenzione al respiro. Senti il tuo corpo inspirare ed espirare e cerca di visualizzare il tuo corpo che si riempie di Qi fresco e che emette Qi stantio con ogni respiro. Fallo per tre o quattro respiri. Cerca di sentire i tuoi pensieri andare e venire liberamente come il tuo respiro. Non lasciarti ossessionare o attaccare a uno in particolare, ma presta attenzione ad essi con la stessa cura che hai prestato a ogni tuo respiro, lasciandoli andare e venire alla loro velocità. Se arrivano pensieri disturbanti o ripetitivi, essi possono affrettare o disturbare il ritmo del respiro, o creare tensione nel corpo. Se questo succede abbi cura di rallentare e rilassarti, rendi onore al pensiero mentre ti disimpegni dal suo potere disturbante. Dopo alcuni minuti i tuoi pensieri dovrebbero essere più lenti e più calmi. Cerca di mantenere la tua attenzione concentrata su di essi invece che vagabondare nella fantasia o nel sonno. A questo punto puoi scegliere di concentrarti su determinate parti del corpo, cercando di visualizzare, ma non di controllare le loro attività. Dopo circa quindici minuti riporta l'attenzione al tuo respiro. Delicatamente affrettalo e comincia a dimenare le mani e i piedi preparandoti al risveglio. Mentre ritorni nel tuo corpo apri lentamente gli occhi concentrandoti sul senso di pace e calma interiore ora sempre più evidente. Quando ti alzi in piedi ti senti riposato, rilassato e in pace.

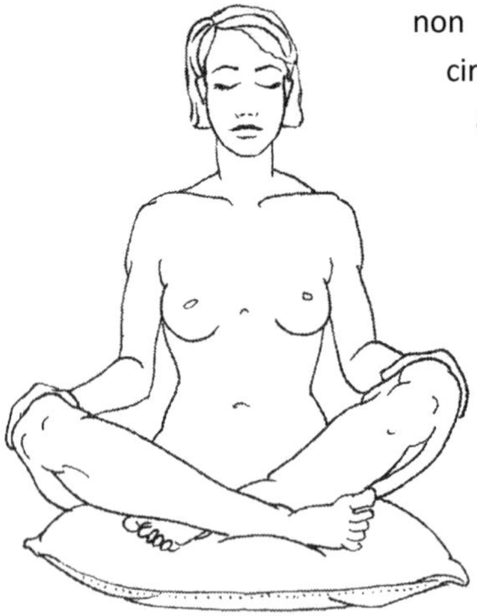

distinguere tra un "grande Shen" e un "piccolo shen". Il "grande Shen" si riferisce allo Spirito in generale ed è un'espressione della forza di creazione. Esso rappresenta la pace, un senso di appartenenza e la consapevolezza dell'unità di tutte le cose. Come il proverbiale "deus ex machina", lo Shen è la vera origine di tutti gli esseri. È l'oggetto delle cure "spirituali" e l'entità i cui attributi sono discussi in tutto questo libro.

Il piccolo shen, d'altra parte, si riferisce a quegli aspetti dello spirito che sono direttamente collegati al Cuore e all'elemento Fuoco. Mentre il grande Shen coinvolge l'intero essere e tutti gli elementi, il piccolo shen descrive ciò che da' il Cuore: calore, amore, una scintilla negli occhi e la vitalità nel corpo. Si riferisce anche a quella che nella cultura occidentale chiamiamo mente, responsabile della coscienza, consapevolezza e pensiero. Il piccolo shen è più facilmente disturbato da squilibri minori del Cuore e può causare sintomi come ansia, disturbi del sonno o mania; il grande Shen è disturbato da traumi gravi e manifesta i suoi disturbi in gravi malattie mentali.

Infatti, benché il grande e il piccolo shen siano in realtà la stessa cosa, essi sono semplicemente diversi aspetti di ciò che chiamiamo spirito, che è ospitato dal Cuore ed è perciò una parte naturale della sfera del Fuoco. La natura inquisitiva e trascendente dello spirito condivide le qualità del Fuoco di innalzare, disperdere e fondere; è effimera e ha la tendenza, come il fumo, a svanire. (Le persone orientate spiritualmente o intellettualmente tendono anche a svanire in questo modo; professori distratti e adepti della New Age spesso hanno difficoltà a funzionare nel mondo perché si librano continuamente al di sopra di esso).

Data la sua natura di Fuoco, lo spirito richiede raffreddamento e radicamento per non disperdersi, La meditazione, che deriva dalla quiete e dal potere dell'elemento Acqua, è la perfetta compagna dello spirito, nutrendo il suo Fuoco con calma e senso di tranquillità. Disciplinando la mente come il movimento disciplina il corpo, la meditazione ci consente di lasciar andare le preoccupazioni e gli ostacoli che ci bloccano impedendoci di conoscere il nostro sé superiore, mentre controllano l'ascesa incessante del nostro intelletto. Mentre meditiamo, ci ricolleghiamo con uno spirito radicato e riscopriamo il nostro percorso.

La meditazione è un caposaldo delle arti orientali come delle maggiori religioni e tradizioni sciamaniche. Può assumere la forma di preghiera rituale e diretta, o può essere un semplice esercizio per calmare la mente. Collegandoci con il cuore dell'universo la meditazione tranquillizza le nostre menti irrequiete e ci unisce con la mente superiore, la fonte universale di compassione e pace. La meditazione è una porta di entrata dalla quale accediamo all'universo superiore, dove tralasciamo il nostro ego individuale per ricordare come ci si sente a non essere soli.

La meditazione ci offre così una diversa prospettiva sulla nostra vita e sulle nostre difficoltà. Ci restituisce a un luogo di pace e di sospensione del giudizio, dal quale siamo più in grado di intraprendere l'azione più adeguata. Benché la meditazione si possa praticare da seduti, in piedi, coricati o mentre si cammina, la meditazione da seduti descritta qui di seguito è un buon modo per cominciare.

Si può anche combinare la meditazione con la visualizzazione e con le pratiche respiratorie per realizzare la guarigione nel corpo. L'energia si può dirigere, tramite il respiro e la visione, in qualunque punto di tensione o malattia o si possono dirigere pensieri di guarigione verso gli altri. Possiamo chiedere all'universo guida, saggezza, guarigione e forza. Dato che la meditazione ci collega con la nostra fonte, possiamo usare questo tempo per riaffermare il nostro proposito e correggere la direzione verso di esso.

Fuoco e Feng Shui

Nel nostro ambiente interno ed esterno, il Fuoco balza in avanti con il colore rosso, la luce del sole o qualunque tipo di luce, l'elettricità, le fiamme o il fuoco, fornaci e radiatori e in angoli vivi e punte aguzze.

All'esterno l'elemento Fuoco è invocato dovunque brilli il sole. La luce, il calore e l'energia espansiva del sole lo rendono un segno caratteristico dell'elemento Fuoco e un simbolo perenne dello Yang. Nei climi nuvolosi e nelle stagioni più buie il Fuoco è perciò spesso carente, mentre l'estate e le latitudini vicine all'equatore sono caratterizzate dall'eccesso di Fuoco. Il solstizio d'estate, quando la Terra trascorre il suo periodo più lungo di luce solare, viene spesso celebrato con falò, feste che durano tutta la notte, musiche e danze: attività che celebrano il movimento e la gioia dell'elemento Fuoco. Si possono usare le luci per stimolare il Fuoco all'esterno, illuminando i sentieri che portano a casa, i viali e qualunque area caratterizzata da oscurità o Yin eccessivo. Si possono usare anche per "curare" appezzamenti di Terra mal formati o edifici disposti male. Per esempio un edificio a forma di L, solitamente considerato instabile per via della parte mancante, può essere armonizzato con l'aggiunta di una luce nella parte mancante[8].

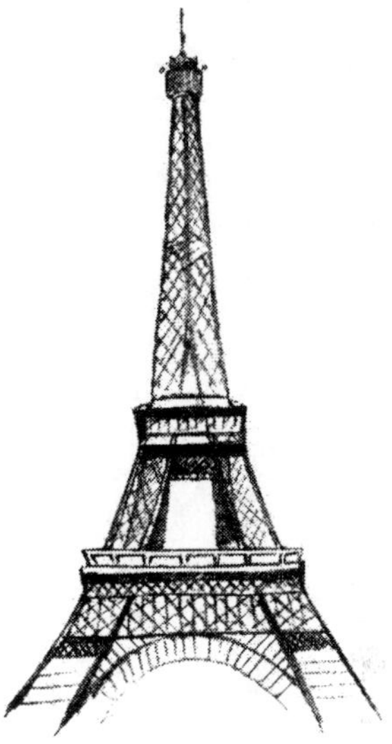

La forma triangolare e la cima appuntita della Tour Eiffel la identificano come una struttura di Fuoco.

Formazioni rocciose appuntite o scoscese e picchi di montagne corrispondono al Fuoco. Nel Feng Shui classico si pensa che queste formazioni abbiano un'energia instabile, come il Fuoco, perciò non sono sedi adatte a case di abitazione o attività. Anche gli edifici alti e appuntiti, come l'Empire State Building, corrispondono al Fuoco.

Negli ambienti interni il colore del Fuoco e del calore è rosso. Dovunque appaia, il rosso scalda e stimola l'occhio e il Cuore. I nastri rossi sono classiche cure del Feng Shui per ogni tipo di squilibrio e si possono appendere dovunque l'energia abbia bisogno di essere stimolata (per esempio secondo il Ba Gua).

Il rosa e il pesca sono colori buoni per la camera da letto principale, o per la stanza di una persona che voglia sposarsi, dato che favoriscono il calore amoroso del Fuoco. In più, i mattoni rossi e la terracotta possono riscaldare, come influenze di Fuoco nella casa. Come mistura di Terra e Fuoco,

8. Sarah Rossbach, *Interior Design with Feng Shui*.

questi materiali aggiungono calore senza l'eccessiva intensità dei rossi più accesi.

Nella casa le *forme* del Fuoco tendono alla punta, come gli angoli, le candele e i triangoli. A volte il Legno e il Fuoco sono strettamente uniti in un oggetto e diventa difficile separarli. Le lampade a stelo con lampadine in cima, per esempio, hanno decisamente un aspetto Fuoco (la luce stessa), benché la forma generale possa essere più simile al Legno. In generale le forme di Fuoco sono più sottili e appuntite.

Dato che il Fuoco è instabile, gli angoli acuti e gli attrezzi appuntiti sono considerati pericolosi e non devono essere diretti verso una stanza, verso sedie o letti o altri punti dove la gente può essere colpita da una "freccia" aggressiva di energia. I nastri rossi appesi su questi angoli o specchi appesi in modo da rifletterli indietro su se stessi possono attenuare i loro effetti pericolosi.

I colori del Fuoco sono rosso e rosa e arancio chiaro. I materiali del Fuoco sono tutti quelli che conducono luce o Fuoco: lampadine, canne fumarie, stufe, specialmente le stufe a gas, che hanno una fiamma pilota sempre accesa.

Le stufe sono particolarmente importanti nel Feng Shui classico, dato che

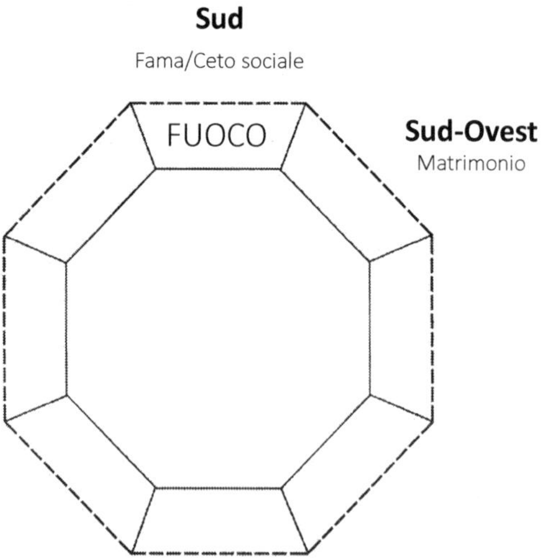

rappresentano una fonte sia di calore che di cibo. Sono strettamente associate alla prosperità e perciò devono essere tenute pulite e usate spesso. I bruciatori sono particolarmente importanti; devono essere usati in modo equilibrato e si può disporre uno specchio dietro una stufa in modo da farne apparire altre.

L'area del Fuoco nel Ba Gua è la parete a Sud di una stanza o di una casa. Questa corrisponde anche alla fama. Per tonificare un elemento Fuoco carente nella vita o per favorire la fama o il ceto sociale, appendete un nastro o un'altra decorazione rossa sulla parete a Sud del soggiorno, della stanza da letto, della cucina o dello studio.

I tre mesi dell'estate denotano prosperità e abbondanza. Cielo e Terra scambiano la loro influenza; le diecimila cose appaiono in tutto il loro splendore e la loro maturità. L'uomo va a letto di notte e si alza presto. Egli cerca la perfetta radiosità e fa sì che le sue influenze volino via come se ciò che ama fosse fuori da se stesso.

Classico di medicina interna
dell'Imperatore Giallo

L'angolo a Sud-Ovest di una stanza corrisponde al matrimonio e si può stimolare con nastri, luci o mobili colorati per attirare un nuovo matrimonio o armonizzare quello esistente. Queste correzioni saranno più efficaci se applicate alla stanza da letto.

Quando l'elemento Fuoco è in equilibrio sano, le nostre relazioni con gli altri fluiscono uniformi e misurate: si forma una fiducia stabile, l'amore arriva facilmente e non siamo sorpresi da eccessiva confusione o feriti perché ci proteggiamo giustamente da quelli che non si sono ancora dimostrati affidabili. Il Fuoco sano ci da' la capacità di provare gioia ed entusiasmo per realizzare i nostri obbiettivi, il desiderio di spingerci lontano e la fede che troveremo quel che cerchiamo. Soprattutto il Fuoco ci da' un caldo e stabile gusto per la vita, forte e regolare come il battito del cuore che fa circolare il nostro sangue.

Con la sua spinta al consumo e l'energia frenetica il Fuoco illumina i margini della realtà. Esso suggerisce gli aspetti più elevati, più lontani, più caldi e più intensi dell'esperienza di vivere. Al massimo del Fuoco siamo più vivaci

Tonificare la carenza di Fuoco

Se vi sentite depressi e avete bisogno di gioia, cercate di indossare qualcosa di rosso: calze, indumenti intimi, manopole, cravatta, ecc. Portate a casa qualche cuscino rosso o fiori freschi e create un "angolo del Fuoco", dove andare a ricaricarvi. Dipingete di una bella tonalità di rosso un piccolo scaffale o l'intelaiatura di una finestra. Comprate una scatola di candele rosse e piazzatele in giro per la casa in contenitori attraenti. Ricordate però che l'energia del Fuoco ha la tendenza a scatenarsi incontrollata, perciò trattatela con cura. Prendetela a piccole dosi e provate con il rosa se il rosso sembra troppo intenso. In più create o comprate qualche decorazione angolare, passate un pomeriggio disegnando triangoli e fuochi. Guardate in giro in casa e concentratevi sulle cose appuntite, o ad angolo o che si innalzano. Aggiungete una nuova lampada a un angolo buio e sostituite lampadine fioche con altre più luminose. È una buona idea usare lampadine a spettro completo o quelle usate per le piante. Queste hanno energia spettrale più simile a quella del sole e più sana per il corpo. Sono di aiuto anche per coloro che soffrono di disordini affettivi stagionali causati da mancanza di luce solare. Accendete candele, accendete un fuoco se avete un camino, guardate fotografie di luoghi caldi, assolati e delle vostre vacanze estive passate.

Per altre informazioni su come tonificare il Fuoco, tonificare il Legno e ridurre l'Acqua, vedi le indicazioni dei capitoli relativi.

e più consapevoli di ogni pensiero, ogni emozione e sensazione. Il dono del Fuoco circonda le nostre esperienze culmine, creando i momenti che ci elevano e ci trasformano per sempre.

Quando il Fuoco ha svolto il suo compito, tuttavia, lascia dietro di sé null'altro che cenere grigia. Benché questa sembri grigia e insignificante, se dovessimo sottovalutare questa cenere perderemmo l'occasione di imparare la lezione del Fuoco. Infatti la cenere è tutto: è così ricca di minerali che fertilizza il suolo per i secoli a venire. La lava vulcanica e la sua cenere formano

Disperdere il Fuoco in eccesso

Per l'eccesso di Fuoco è meglio limitare la quantità di luce, calore, acutezza e colore rosso nella casa e nell'armadio. Le finestre occidentali possono essere opprimenti con la loro luce irritante nel pomeriggio; può essere utile appendere un cristallo o un prisma per disperderla. Inoltre, vedi il capitolo sull'Acqua per avere altre informazioni su come tonificare l'Acqua per controllare il Fuoco e tonificare la Terra per aiutare a drenare l'eccesso di Fuoco tramite il figlio.

la base di nuove masse di Terra che nutrono semi e civiltà. La cenere che vortica per depositarsi al suolo dopo un fuoco diventa suolo, diventa Terra, diventa la matrice che tutto nutre. La Terra è figlia del Fuoco, formata nella bellezza e nell'intensità della tempesta del Fuoco. È la solidità e realtà che esiste ancora quando l'impetuosità del Fuoco ha trasformato tutto il resto in vapore. È il mezzo nutriente che dà la vita alla fenice, che sorge dalle ceneri del Fuoco per cominciare una nuova vita.

Terra

La Terra è la madre della vita. Con i suoi prodotti di erbe e alberi, animali e persone, insetti, acque, cibi e mangiatori, la Terra è stata oggetto di adorazione fin dai tempi più antichi. Fonte di mistero e centro della sopravvivenza umana, la Terra e le sue vicissitudini formano la base di molte delle religioni del mondo. Dato che la fertilità della Terra è così fortemente associata con la fecondità femminile, la Terra che viene descritta in molte mitologie è un personaggio femminile e, più specificamente, una madre. Per i Greci era Gaia, per gli antichi Danesi Nerthus, per gli Indù era Durga o Shakti, per i Nativi americani semplicemente nostra Madre. In tutto il mondo la Terra

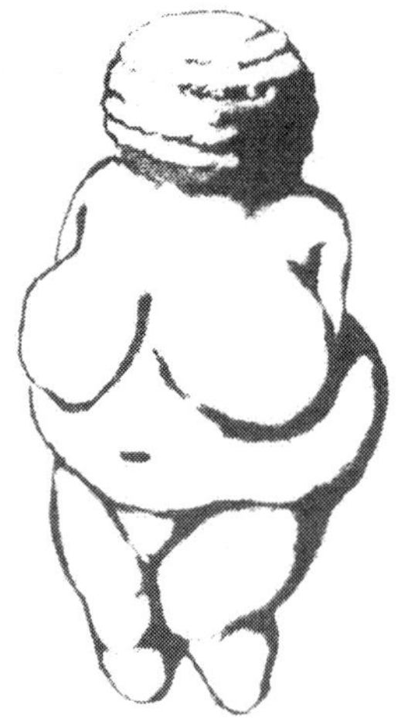

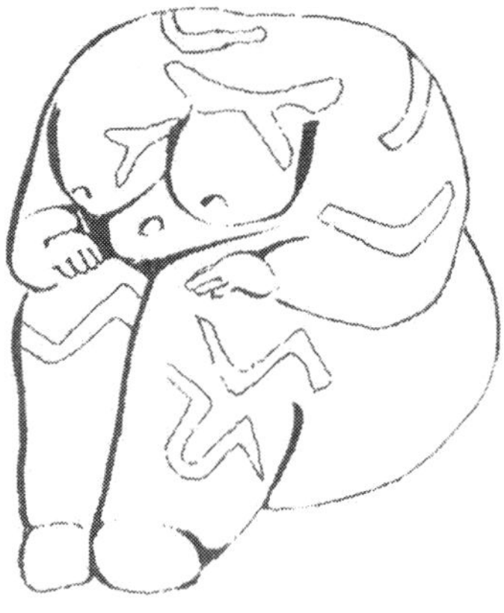

Le figure della dea Terra come la Venere di Willendorf (a sinistra), e la Dea Seduta dal Catal Hayuk (a destra) rappresentano molti elementi caratteristici della Terra: abbondanza, accudimento e il principio femminile.

è la madre a la nutrice continua della vita. Benché siano principalmente nutrici, molte figure della Terra reagiscono con rabbia quando sono tradite o provocate in qualche modo: siccità, fuochi, terremoti e inondazioni sono alcune delle armi a loro disposizione. In questo ruolo è sia creatrice che distruttrice: una dualità notevolmente evidente nei racconti della dea indù Kali, responsabile della distruzione di ciò che crea, e nella figura della vecchia dei movimenti di spiritualità femminile, una vecchia che appare come messaggero di morte.

Molte epiche sulla creazione descrivono un matrimonio sacro tra la femminile Terra e il maschile Cielo, che creano così le creature terrestri. La greca Gaia e Urano crearono il tempo, la Terra, le montagne, gli dei e gli uomini. La Terra Yin e il Cielo Yang della Cina unirono le forze per creare l'umanità, mentre la Madre Terra e il Padre Cielo dei Nativi americani crearono Fratello Sole e Sorella Luna e tutto il resto seguì. Benché le religioni monoteiste abbiano pochi aspetti apertamente femminili della divinità (la Vergine Maria è un'eccezione), l'Adamo del Vecchio Testamento – il primo uomo – fu formato da Dio dall'"argilla", o "terra": un simbolo del femminile.

Benché essenzialmente femminile, l'elemento Terra del ciclo dei Cinque Elementi non è dichiaratamente un creatore o un distruttore. Piuttosto è una matrice, che contiene, consente e sostiene i processi viventi, e anche un fulcro attorno al quale girano gli altri elementi. Come il brodo di coltura in un flacone, o la griglia sulla quale viene

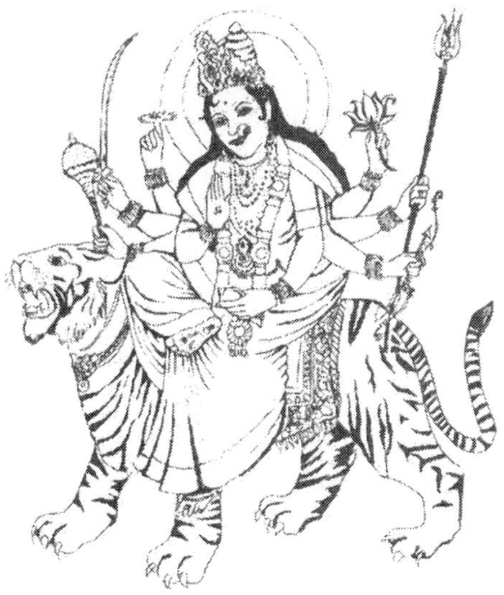

La madre dea Indù, Durga, è la dea di governanti e guerrieri, dispensatrice di prosperità, e di cibo all'umanità.

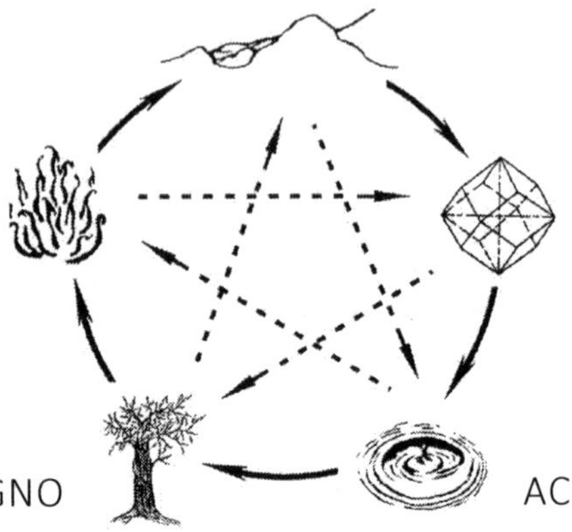

tracciato un grafico, la Terra è un mezzo nel quale accade tutto il resto. È passiva e ricettiva, e definisce lo spazio in cui esiste la materia.

Nel ciclo di Creazione, la Terra è creata dal Fuoco, la cui cenere rappresenta qualcosa di nuovo e crudo quando tutto il resto è bruciato. Come la cenere vulcanica o la cenere della foresta in fiamme, i resti del fuoco sono prodigiosamente nutrienti per la nuova crescita. Nel ciclo di Controllo, la Terra è controllata dal Legno, la cui crescita aggressiva pone dei limiti alla capacità di donare della Terra.

Come centro del ciclo dei Cinque Elementi, la Terra è considerata la prima forza stabilizzatrice. Mentre l'energia si espande nelle fasi Legno e Fuoco, e si contrae nel Metallo e nell'Acqua, la Terra è quel punto nel mezzo in cui c'è transizione e un equilibrio attentamente mediato che la controlla. Le forze accentratrici della Terra sono presenti dovunque avvenga la transizione, cosicché nel ciclo dei Cinque Elementi, la cui essenza stessa è il cambiamento, la Terra presiede alla continuità. In un certo senso la Terra è la casa di tutti gli elementi e il centro stabile in cui essi sono radicati. Mentre ognuno degli elementi contiene aspetti di tutti gli altri (vedi il capitolo "Origine"), la Terra più di ogni altro riflette l'insieme del ciclo e può essere definita in termini di ciclo stesso. Gli attributi della Terra possono essere compresi come i suoi aspetti Legno, Fuoco, Terra, Metallo e Acqua.

1. Il Legno della Terra: contiene

La Terra stabilisce confini che contengono e definiscono attività, processi ed eventi. Come il tronco di un albero che lo delimita come organismo individuale, questo aspetto dell'energia della Terra delimita i confini. Non degli individui, ma degli spazi: il contenimento è definito dallo spazio che crea all'interno. Una bottiglia, una stanza, le ore d'ufficio, le leggi: tutto ciò che tiene, circonda o limita qualcos'altro dipende dalle energie di contenimento dell'elemento Terra.

Quando il contenimento definisce e protegge i confini, esso protegge anche quel che è contenuto. La Terra è così un recipiente che protegge la vita come farebbe con un liquido che altrimenti verrebbe disperso.

Nella costruzione di un edificio l'aspetto di contenimento dell'elemento Terra entra in gioco appena la costruzione è abitabile. Quando il tetto e le pareti sono a posto, un edificio diventa uno spazio per contenere abitanti, oggetti, attività o merci conservate. Questo tipo di contenimento abbraccia lo spazio fisico, dando confini e rifugio a tutto quel che sta dentro.

Poiché lo scopo primario di una costruzione è la creazione di un contenitore di uno o dell'altro tipo, una norma di vita dell'energia della Terra governa tutte le costruzioni. In questo segno, tutte le costruzioni, spazi e recipienti sono prevalentemente Terra; ogni casa, ufficio, nido, cavità di albero e caverna è una manifestazione dell'elemento Terra, così come bottiglie, caraffe, tazze, sedie e sofà perché circondano e sostengono qualcos'altro. Dato che con-

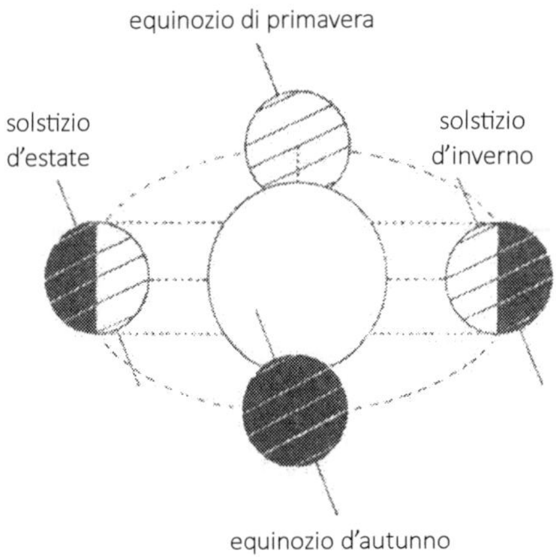

Gli equinozi e i solstizi rappresentano punti di transizione, quando l'equilibrio tra la luce del sole e dell'oscurità cambia.

trassegna le linee che separano e definiscono, il contenimento è il Legno all'interno della fase Terra.

2. Il Fuoco della Terra: bilancia

Durante la fase Terra di un ciclo, le energie originarie si bilanciano e cambiano direzione. Quando energie opposte (come Yang e Yin) scambiano dominanza, la Terra controlla la fluidità della loro transizione. A livello fisico, la Terra bilancia le energie potenziali e cinetiche; come il fulcro di una leva, tiene il centro e consente il cambiamento di equilibrio delle energie.
L'equilibrio è un concetto complicato, non semplicemente tranquillità, ma la gestione di forze opposte. Se cercate di bilanciarvi su un piede mentre tenete l'altro nelle mani, barcollerete e sarete obbligati a sistemarvi continuamente nello sforzo di mantenere l'equilibrio. Ci sono centinaia di forze che tirano in tutte le direzioni contemporaneamente e l'equilibrio si raggiunge solo assecondandole tutte.
L'elemento Terra raccoglie queste forze conflittuali e le distribuisce in modo appropriato, mantenendo l'equilibrio in un dato sistema. Mentre il caos le spezzerebbe, la funzione ordinata dell'elemento Terra è la colla che tiene insieme ogni sistema.

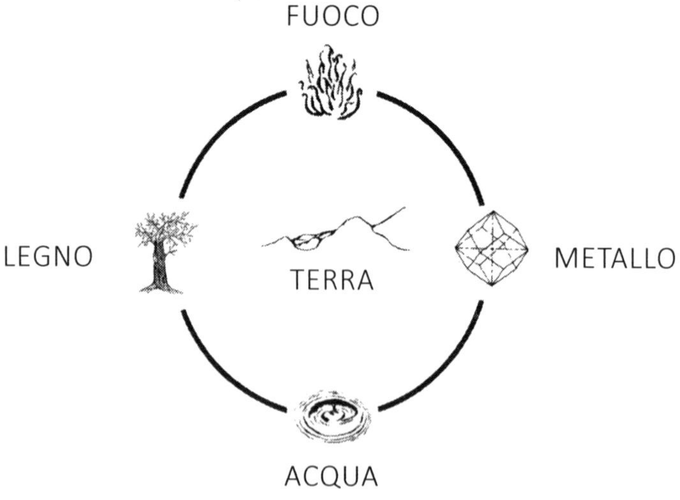

L'argilla

L'argilla è una variante del suolo che esemplifica molte funzioni della Terra. Le sue panciute ciotole, anfore e vasi, usati anche oggi come contenitori, evocano l'immagine della madre tonda e gravida che l'elemento Terra rappresenta; anche le più antiche sculture in argilla ritraggono figure dai grandi seni e larghi fianchi della grande madre fertile. Infinitamente malleabile, l'argilla rappresenta la flessibilità e ricettività dell'elemento Terra. Le stesse molecole dell'argilla, disposte in perfetti cristalli, hanno più area superficiale di ogni altro materiale conosciuto, il che consente loro di contattare e reagire molto saldamente con quanto le circonda. Usata in medicina per attirare fuori dal corpo le impurità, usata a scopo domestico per creare ciotole e vasi e anche mattoni da costruzione, e usata in arte per la scultura, l'argilla è uno dei materiali più versatili che si conoscano. Alcuni biologi credono persino che l'argilla sia stata l'ingrediente che per primo consentì alla vita organica di essere creata a partire dalla materia inorganica, rendendola veramente la madre di tutta la vita.

Come stagione, la Terra corrisponde alla tarda estate e al periodo di transizione tra ogni stagione: i giorni vicini agli equinozi e ai solstizi. In questi periodi le forze della luce del giorno (Yang) e dell'oscurità (Yin) sono bilanciate in modo unico. In questa capacità la Terra presiede allo spostamento dei collegamenti di tempo, spazio e relazione. Sotto questo aspetto si considera che la Terra tenga il centro del ciclo dei Cinque Elementi.
La fase Terra di un giorno sono i periodi "tra", in particolare le ore dei pasti che accompagnano la transizione tra mattino e pomeriggio e tra pomeriggio e sera. Questo tipo di transizione, come quella tra le stagioni, fluisce uniformemente, dato che accade mentre Yin e Yang scambiano la dominanza. Notate, tuttavia, che questa non è la stessa trasformazione in assoluto che avviene durante una vera fase di Fuoco; nella fase di Fuoco, lo Yang raggiunge un punto di massima energia e vaporizza o si fonde con qualcos'altro. Nella caratteristica di transizione della fase Terra, tuttavia, nulla è

estremo: il cambiamento avviene per gradi e lo Yang da' luogo lentamente allo Yin, o viceversa. La Terra bilancia e presiede a questo cambiamento graduale della guardia, ma è il sapore della fusione e trasformazione che identifica l'equilibrio come Fuoco della Terra.

A livello cosmologico la Terra rappresenta quel punto nell'evoluzione in cui il pianeta Terra, e il sistema solare attorno ad esso, divenne un insieme di sistemi autoregolantisi. Mentre l'universo primitivo si raffreddava, la sua rapida evoluzione-fuoco rallentò e si stabilizzò. Con un minore sviluppo, le forme di vita individuali sul pianeta Terra divennero più stabili, così come la relazione tra di esse. La loro evoluzione continuò fino a raggiungere uno stato di omeostasi: un equilibrio complesso ma essenzialmente stabile che permise all'ecosistema di crescere senza cadere nel caos. Similmente i pianeti nel sistema solare svilupparono le orbite caratteristiche, che riflettono la stabile relazione gravitazionale di ogni pianeta con tutti gli altri.

L'omeostasi riflette una fusione di molte forze in un insieme funzionale e stabile. I delicati equilibri e le transizioni richiesti per mantenere tale stato sono fermamente radicati nelle energie di Fuoco della Terra.

3. La Terra della Terra: accumula

Come elemento, la Terra è il suolo che raccoglie e contiene nutrimenti e umidità, mantenendoli disponibili alle necessità di semi e radici. La Terra si accumula raccogliendo risorse che possono essere conservate e distribuite al momento giusto. In questo senso il suolo è un mezzo nel quale può avvenire la crescita; benché non sia di per sé né una cosa che cresce, né un nutrimento, il suolo contiene e incrementa entrambi. Questa qualità di raccogliere e accumulare è la Terra della Terra. (Notate anche che il suolo è composto di molti ingredienti diversi, compresi i residui decomposti di piante e animali morti. Qui la Terra agisce come punto di transizione tra morte e rinascita, riciclando piante e animali morti in un mezzo che nutre la nuova crescita).

L'annuale raccolta di noci di uno scoiattolo è un classico comportamento Terra, come il raccogliersi e l'intorbidarsi dell'acqua nei serbatoi della pioggia e negli abbeveratoi. Le persone che fanno raccolta, sia che si tratti di francobolli, di oggetti relativi alle rane o di grandi capolavori, dimostrano similmente la grande tendenza ad accumulare della Terra. L'accumulazione crea provviste di risorse che possono (idealmente) essere usate nel futuro. i vasi di argilla prodotti in tutto il mondo esemplificano questa funzione: vasi, pentole e ciotole hanno trasportato e conservato le nostre risorse di cibo da tempo immemorabile.

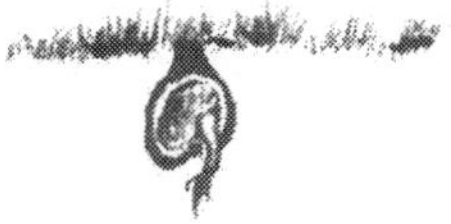

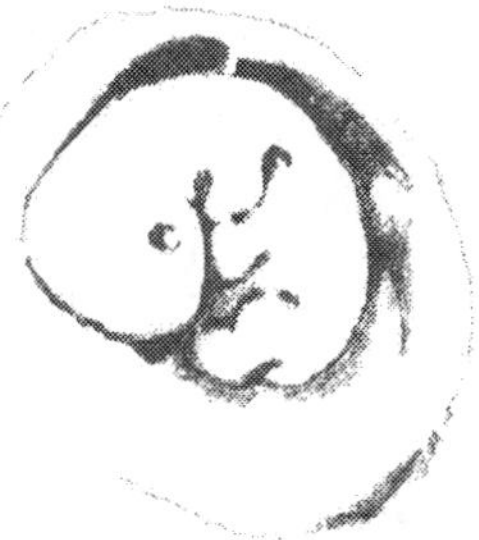

L'elemento Terra crea spazio perché nuove vite si sviluppino. Le cavità nel terreno e il grembo nel corpo femminile mostrano le qualità ricettive della Terra.

Tutto ciò che ha a che fare con il cibo o il mangiare coinvolge le facoltà di raccolta dell'elemento Terra; mangiare esemplifica il raccogliere risorse. Mentre assumiamo il cibo nel nostro corpo, accogliamo la massa e i nutrimenti del pianeta dentro di noi, trasformandoli in combustibile a seconda delle necessità. Anche il denaro è un fenomeno dell'elemento Terra che illustra la natura di accumulazione della Terra. Benché il valore dell'oro in sé sia governato dal Metallo, il nostro scambiare oro coinvolge lo stesso concetto di raccogliere e dare che applichiamo ai nutrimenti e a ogni altra risorsa.

4. Il Metallo della Terra: accudisce

Un altro aspetto dell'energia della Terra è l'emissione delle risorse che raccoglie. Vitale in ogni processo di riproduzione, la Terra alleva distribuendo se stessa per incrementare nuova vita. Nel ciclo vitale di un albero, per esempio, il frutto denso di nutrimenti (che non si sostiene da solo, ma estrae nutrimento dalle foglie) rappresenta una sorta di donazione, da parte dell'albero, delle sue risorse, che verranno usate nella riproduzione di un nuovo albero. La Terra nutre come ogni altra madre che allatta i suoi piccoli, dando via parte di se stessa per assicurare la crescita continua del suo piccolo. Questo donare, tuttavia, non avviene senza un prezzo; le risorse donate sono perse dalla madre, che spesso viene drenata in questo processo. Per quanto sia meno doloroso della perdita definitiva dell'elemento Metallo, il nutrire echeggia il suo tema, ed è perciò considerato l'aspetto Metallo della Terra.

Tutta la riproduzione è, similmente, un fenomeno dell'elemento Terra, così come allevare i figli, coltivare, fare giardinaggio e altre attività che coinvolgono l'aver cura degli altri. Molte persone nutrono anche le loro attività, specialmente all'inizio, quando si impiegano così tante risorse con scarsa garanzia di remunerazione. Questa generosità definisce il vero nutrire: non si aspetta nulla in cambio.

Nel ciclo mestruale l'elemento Terra governa i giorni dal quindicesimo al ventunesimo, chiamati il periodo secretivo del ciclo. In questo periodo livelli crescenti di ormone fanno sì che le ghiandole rilascino nutrimenti nell'utero. Questi nutrimenti, tratti dal corpo della donna, sosterranno un embrione che si sviluppa, se ce n'è uno. Questa parte del ciclo mestruale illustra il nutrire della Terra, dato che coinvolge il dono di alcune parti dell'insieme per riprodurre nuova vita.

5. L'Acqua della Terra: consente

Nel mondo naturale l'elemento Terra è la matrice in cui accade ogni altra cosa: dove i regni animale, vegetale e minerale fanno la loro casa. In essenza, la Terra consente a queste forme di svilupparsi creando uno spazio in cui possono crescere. Non solo un contenitore, la Terra nutre la crescita scavando se stessa, come nelle fosse che scaviamo per piantarci gli alberi. La Terra non solo contribuisce con le proprie risorse, ma ridefinisce anche i suoi confini per accogliere e consentire alle altre vite di prendere forma.

Lo spazio che la Terra crea è come un grembo che si allarga per aiutare la crescita della prole al suo interno: è generoso e sconfinato, e consente tutto quel che è necessario. Questo spazio interno è come l'unità indifferenziata dell'elemento Acqua; da questo nuove vite e nuove idee prenderanno forma. Benché una fase completamente Acqua non coinvolga affatto restrizioni (vedi il capitolo sull'Acqua), l'Acqua nella Terra crea spazio all'interno dei confini. Questa tendenza a creare e consentire spazio si può considerare come l'Acqua nella Terra.

Nei processi creativi (più che procreativi), la Terra è il tempo e lo spazio nel quale consentiamo a noi stessi di essere creativi. È la stanza o l'area in cui facciamo lavoro creativo, e il tempo che ci consentiamo per farlo. È anche il nostro apprezzamento degli strumenti e dei processi coinvolti in questa azione. La generosa tolleranza della Terra non richiama costruzioni o obbiettivi: semplicemente fa spazio perché possiamo fare quello che vogliamo. Anche se questo includerà probabilmente dei momenti in cui si sta seduti a guardare o a sognare ad occhi aperti, un elemento Terra stabile non perde la pazienza, né fa domande: tiene semplicemente il posto. Solo un ambiente che lascia filtrare le cose in questo modo sarà abbastanza fertile da far germogliare un'idea eccitante.

La totalità del contenere, bilanciare, accumulare, accudire e consentire della Terra è più della somma delle sue parti; la Terra nel suo insieme è il fondamento stesso della vita e la sua fonte continua di nutrimento e vitalità. Molti considerano la Terra come l'elemento più importante a causa della sua posizione essenziale al centro del ciclo dei Cinque Elementi. Una scuola di praticanti che risale a una tradizione di cinque secoli conosciuta come "scuola della Terra" descriveva la maggior parte delle malattie come originate da squilibri nell'elemento Terra e la maggior parte delle cure come se agissero per suo tramite. Il loro detto "la terra nutre tutto" descrive la nozione che le trasformazioni della Terra nutrono tutti gli altri elementi.

Tung Chung-Shu, un filosofo che visse nel secondo secolo a.C., descriveva così l'elemento Terra[9]:

"La terra occupa il centro, ed è chiamata celeste fruttifera. È l'assistente del Cielo. Il suo potere è abbondante e buono, e non si può attribuire ai compiti di una sola stagione. Perciò tra i cinque elementi e le quattro stagioni, la terra abbraccia tutto. Anche se metallo, legno, acqua, e fuoco hanno ognuno il

9. Fung Yu-Lan, *A History oh Chinese Philosophy*, vol. II.

proprio compito particolare, essi non potrebbero mantenersi se non fosse per la terra".

In un certo senso il crescente movimento ambientalista è un segno del riconoscimento da parte dell'umanità della centralità della Terra. Benché la malattia ecologica globale che ora dobbiamo affrontare sia un risultato della nostra trascuratezza verso le virtù passive dell'elemento Terra, l'attuale risalto dato al "salvare la terra" è una rappresentazione drammatica della nostra cultura umana che lotta per onorare il suo centro: per onorare l'elemento Terra e tutto ciò che rappresenta.

L'elemento Terra si rappresenta climaticamente come umidità. Umidità descrive l'umido: non l'acqua stessa, ma l'atmosfera dell'acqua e le ricche particelle in essa sospese. È la qualità umida del buon suolo che circonda le radici di nutrimenti e acqua, l'umidità dell'argilla che la rende malleabile, e l' "umidità" dell'aria che la rende ricca delle molecole di cui hanno bisogno gli esseri viventi per sopravvivere. I frutti e le verdure maturi sono similmente umidi con i loro sapori e fragranze. L'umidità nella giusta misura circonda e nutre.

Fisicamente l'umidità si sente più acutamente nei giorni umidi; è un'accumulazione senza la quale i nostri tessuti, la pelle e i muscoli non potrebbero rimanere flessibili. Benché l'umidità sia più evidente all'esterno del corpo nei giorni umidi – come sudore sulla pelle – tuttavia si trova sotto la pelle in ogni clima, offrendo maturità e sapore alla nostra carne così come alla frutta. Troppa umidità, tuttavia, fa marcire: una sovrabbondanza di maturità che porta a macerazione quando non viene consumata. Il cibo marcio, l'alito cattivo e la spazzatura in decomposizione sono tutti esempi di eccessiva accumulazione di umidità. Tale sovraccumulazione nel corpo porta a sensazioni di pesantezza e pigrizia agli arti o al capo. Dato che l'umidità è pesante di nutrimenti, ci sentiamo appesantiti quando ne siamo troppo saturi. L'umidità nel corpo influenza anche la digestione e i livelli generali di energia. Oltre alla pesantezza descritta prima, molti problemi digestivi come gas e feci sciolte sono sintomi di umidità, così come la mancanza di appetito, l'indecisione su cosa mangiare o l'incapacità di godere del cibo. Anche il muco è un segno di umidità: è umido che si è accumulato e condensato per un lungo periodo di tempo. Umidità eccessiva nella mente porta a sensazioni nebulose e incapacità di concentrarsi.

Il disordine è umidità a un altro livello. Troppi oggetti abbandonati in giro senza essere usati o usati poco accumulano umidità. Quelli che vivono in uno stato costante di umidità fisica spesso vivono anche in spazi disordinati: essi accumulano "roba" intorno a sé a livello fisico, emotivo e ambientale.

Jenny e Al sono una coppia di buon carattere, gentili ed estremamente nutrienti verso gli altri. Si circondano di abbondanza che riflette la loro generosità e la loro capacità di accumulare, ma sicuramente nella loro casa il disordine prevale sull'ordine. È raro che passi un giorno senza che un nuovo giocattolo, o attrezzo o pezzo di stoffa entri nella loro casa, dove viene ammassato insieme a tutto il resto. Persino il loro frigorifero è pieno di cibo all'inverosimile, e la metà di questo è nascosto alla vista e in via di putrefazione, come è caratteristico di un elemento Terra sovrabbondante. Entrambi soffrono di congestione cronica ai seni nasali e Al ha anche una gran quantità di muco nel tratto respiratorio, a indicare la presenza di umidità nel corpo così come nella casa.

Le misteriose forze della Terra creano l'umidità nel Cielo e il suolo fertile sulla Terra; esse creano la carne nel corpo e lo stomaco [e la milza]. Esse creano il colore giallo ... e danno alla voce la capacità di cantare... creano la bocca, il sapore dolce, e le emozioni di ansia e preoccupazione.

Classico di medicina interna dell'Imperatore Giallo

A livello emotivo l'umidità della Terra si manifesta come atteggiamento premuroso, che nasce dalle sue energie volte alla protezione, all'alimentazione, all'accumulazione. Come l'umidità, l'atteggiamento premuroso coinvolge una certa quantità di attenzione, avvinghiarsi, circondare. Quando ci prendiamo cura di qualcuno (o di qualcosa), diamo loro una porzione di noi stessi; la nostra attenzione rimane con loro cercando conforto, sicurezza e nutrimento per loro. Questa premura nutre come un suolo ricco, alimentando l'anima di quelli ai quali viene elargita.

La premura eccessiva, tuttavia, porta alla preoccupazione, l'emozione associata alla Terra nella medicina cinese classica. La preoccupazione porta la forza dell'attenzione a pesare troppo sul suo oggetto, non lasciandogli abbastanza spazio per crescere naturalmente. Come quando si irriga troppo una pianta o si protegge troppo un bambino, la preoccupazione interferisce con aspetti che non la riguardano. Mentre la Terra in equilibrio semplicemente "consente" alla materia di traspirare quanto vuole, quando è in squilibrio si avvinghia e imputridisce, circondando il suo oggetto con scenari immaginari di pericolo e difficoltà, rovinando così il suo vero potenziale. In casi estremi la preoccupazione diventa ossessione: l'abitudine di attaccarsi ripetutamente agli stessi pensieri improduttivi.

Il disordine è uno squilibrio dell'elemento Terra che rivela sovrabbondanza e mancanza di ritegno.

Nelle relazioni l'energia della Terra governa l'attaccamento emotivo. Mentre il Fuoco ci spinge a collegarci con gli altri e apre sentieri di fiducia che ci consentono di farlo, la Terra definisce e rafforza quei collegamenti nel tempo. I legami della Terra vengono formati quando le persone condividono le esperienze; questo è il solo modo per diventare veramente familiari con un altro essere umano. Perciò i legami della Terra collegano lentamente e significativamente e non si possono affrettare, crescendo in profondità a misura del livello di condivisione della storia. A differenza del legame di Fuoco che fonde il sé con gli altri completamente per un solo istante, i legami di Terra creano un amore che diventa più profondo e saldo con il tempo. Creare legami, tuttavia, non è semplicemente un fatto emotivo, è anche materiale. I fili della nostra essenza sono depositati in coloro a cui siamo legati e viceversa, intrecciando la nostra matrice essenziale con la loro. Questa integrazione altera la nostra struttura interna, perciò ha il potenziale per stravolgerci o danneggiarci se quelli di cui ci fidiamo agiscono egoisticamente o ci manipolano. Quando ci si scambia doni, questi creano legami di Terra visibili materialmente. Noi investiamo i doni che facciamo con la nostra energia di Terra e li usiamo, in un certo senso, per creare o confermare il tipo di legami che vogliamo. Alle persone che non conosciamo bene diamo più facilmente doni che non richiedono molta conoscenza dei loro gusti o della loro personalità: una bottiglia di vino o un mazzo di fiori, per esempio, mentre potremo scambiare libri, musica o oggetti personali con amici che conosciamo un po' meglio.

Con gli amici stretti, con la famiglia e con gli innamorati scambiamo tipi di cose ancora diversi come regalo: gioielleria, abiti, lavori artistici e cose simili che tendono a costare di più e sono confezionate in modo più personale. E con il/la consorte, il partner di lunga data o i nostri figli scambiamo oggetti dispendiosi e intimi, come profumo, bei gioielli e vacanze. Dato che questi doni rappresentano un profondo livello di connessione e una grande somma di tempo e denaro dell'elemento Terra, possono accadere solo nelle relazioni più intime.

La maggior parte della gente è molto sensibile al significato nascosto dei doni che ricevono, dato che sono investiti di così tanto significato. Katie B. andò in depressione quando il suo ragazzo le regalò un libro sulle escursioni per il suo compleanno. Era sconfortata dalla mancanza di intimità che il libro faceva presagire, e immaginò (correttamente) che la relazione era sostanzialmente finita. Carla S. aveva l'abitudine di verificare inconsapevolmente le sue relazioni sferruzzando maglioni; sapeva che un partner poco impegnato avrebbe chiuso con lei se gli avesse dato un maglione che non era pronto a ricevere. In entrambi i casi coloro che regalavano investivano i doni con il peso completo dei loro legami di Terra, mentre quelli che li ricevevano erano in grado di leggere in essi le intenzioni del donatore.

La Terra nel ciclo delle relazioni umane

Nel ciclo della vita umana la fase Terra corrisponde agli anni di mezzo: un periodo di stabilizzazione e di creazione di casa, famiglia, mezzi di sussistenza e comunità. Idealmente questo è un tempo di maturità, quando diventiamo completamente indipendenti e responsabili per un elemento Terra capace di nutrire gli altri e noi stessi. E mentre sviluppiamo il nostro centro forte, possiamo anche espanderci più pienamente nel mondo circostante, diventando membri della nostra comunità, della nostra cultura e del nostro pianeta.

Nella creazione della nostra casa richiamiamo le energie di Terra perché ci diano rifugio e protezione. Formiamo una specie di grembo, circondandoci con quello che ci conforta, ci nutre e ci protegge. Sia di proprietà o in affitto, individuale o in condivisione, la nostra casa ci restituisce un senso di sicurezza e di equilibrio.

Creando una famiglia esploriamo i legami emotivi governati dall'elemento Terra. Sia che abbiamo un compagno, dei figli, dei cuccioli e/o una famiglia di amici, la gente di cui ci circondiamo diventa la famiglia con cui mettiamo in gioco i nostri sogni più intimi. Impariamo a nutrire ed essere nutriti, ad amare ed essere amati, affinando le funzioni dell'elemento Terra di cui abbiamo bisogno per la nostra sopravvivenza e prendendoci la responsabilità per la sopravvivenza di altri. In questo stadio diventiamo genitori metaforici e letterali che creano nuova vita.

Nello stabilire una fonte di sostentamento portiamo nel mondo il nostro unico sé, condividendo tempo e talenti in cambio del denaro dell'elemento Terra. È uno scambio caratteristico dell'elemento Terra e consente alle risorse di entrare e uscire dalla nostra vita.

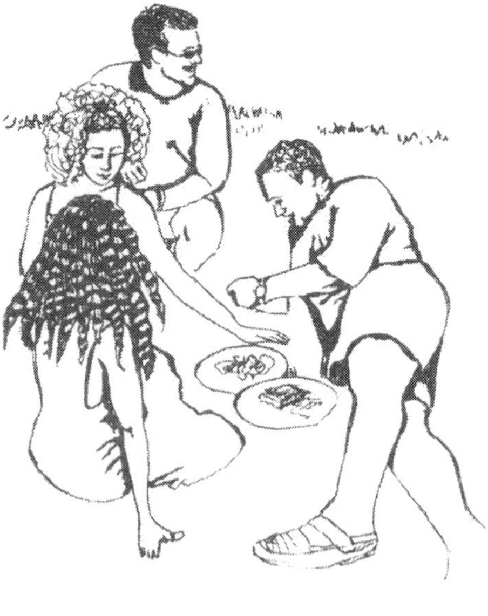

La costruzione di comunità è un'attività della fase Terra che sostiene il senso di radicamento e appartenenza.

La formazione o l'unione di comunità allarga ulteriormente lo scambio tra sé e il mondo. Come la nostra casa - il nostro grembo – diventa più ampia del nostro ambiente immediatamente circostante, i nostri legami si allargano per comprendere una più ampia definizione del sé e del rapporto. Cominciamo a vederci come parte di una famiglia umana e, idealmente, come parte della famiglia universale.

Nello sviluppo dello spirito l'elemento Terra governa il raccoglimento, che è la capacità di intonarsi alla propria presenza. Ripulisce l'attenzione mentale e emotiva dalle distrazioni, consentendoci di percepire accuratamente i nostri pensieri e le nostre sensazioni. Raccogliendoci abbiamo la capacità di concentrarci e il potere di reagire. Come il suono di una campana nitida, raccoglierci consente di intonarci chiaramente con il nostro intento.

Quando il nostro spirito è fuori dal suo centro, è come se dell'elettricità statica interferisse con un segnale: quel che dovrebbe essere chiaro e forte diventa inafferrabile. Ci ritroviamo disorientati, incapaci di concentrarci, di pensare chiaramente o persino di renderci conto di come ci sentiamo. Quando siamo fuori centro, siamo assorbiti dal rumore interno invece di essere in tono con il mondo che ci circonda. Perdiamo contatto e coerenza con la realtà del presente.

Nell'attività dell'anima la Terra corrisponde al radicamento. Il radicamento sprofonda l'energia verso il basso, ancorandola in qualcosa di stabile. Possiamo essere radicati nel nostro corpo, nel corpo della Terra o nella realtà. Essenzialmente questi tre sono la stessa cosa; indicano il contatto con qualcosa di reale e immediato. A livello fisico radicarsi è come il filo solido e indiscutibile che impedisce a un aquilone di volare via dal controllo. Dal punto di vista dell'elettricità un filo messo a terra dirige l'elettricità verso la terra in modo che non si carichi in modo incontrollato. Quando siamo radicati internamente la nostra immaginazione è ancorata a una sana realtà. Siamo capaci di comunicare con gli altri perché abbiamo in comune con essi una realtà stabile.

Quando un'anima è ben radicata trattiene lo spirito dal farsi portare via; quando una persona è ben radicata sarà altamente funzionale nel mondo, non "sulle nuvole", o persa nei sogni, anche se potrà certamente accarezzare speranze e sogni in momenti privati. Per contrasto, le persone che non sono ben radicate spesso sembrano partecipare a una realtà completamente diversa. Possono essere assorbite in un mondo di fantasia, astrazioni intellettuali o spirituali o sensazioni emotive; in contrasto, le loro necessità quotidiane sembreranno loro mondane e poco attraenti.

Jean Z. aveva un elemento Terra carente e non era mai abbastanza radicata. Spesso dimenticava le cose e scherzava su quanto riusciva ad essere "sulle nuvole". Con una voce insolitamente alta e vivace sembrava molto persa nello spazio. Jean lavorava solo saltuariamente ed era aiutata dal suo ragazzo, con cui viveva. Aveva molte fantasie su meravigliosi lavori ben pagati come modella o designer, ma non si materializzavano mai. Non era di animo cattivo, né priva di talenti, ma semplicemente viveva in una realtà diversa, non legata alle esigenze della vita moderna. Dato che non era abbastanza radicata per gestire il duro lavoro e le piccolezze della vita quotidiana, Jean dipendeva largamente dalla generosità degli altri per la sua sopravvivenza.

Mentre il lavoro e l'autodisciplina l'avrebbero radicata, Jean faceva conseguentemente scelte che la dissociavano ulteriormente dalla realtà, come rinunciare a opportunità di lavoro e continuare a concentrarsi su fantasie sentimentali e sogni di ricchezza. Il corpo di Jean, tuttavia, cercava potentemente di ancorarla: aveva gambe e natiche grandi e pesanti ed era spesso stitica. Questa combinazione rivelava come tutta la parte inferiore del corpo – comprese le feci – si solidificasse e mettesse più peso nello sforzo di attirare la sua energia verso il basso. Aveva anche continui problemi con il muco: un accumulo denso che spesso segnala un corpo che cerca terreno solido.

La Terra nel corpo

L'elemento Terra si manifesta nel corpo tramite gli organi e i meridiani della Milza (Yin) e dello Stomaco (Yang). Gli organi di Milza e Stomaco governano tutte le funzioni della Terra di collegare, accudire, radicare, ecc. Inoltre presiedono alle seguenti funzioni fisiche:

La Milza governa la digestione e l'assorbimento. Le funzioni di accumulo e emissione della Terra si traducono fisicamente nella digestione e assorbimento del cibo.
In particolare, la Milza digerisce il cibo e i fluidi estraendo e raffinando le loro essenze. Trasporta le essenze raffinate agli altri organi Yin mentre manda le essenze impure verso gli organi Yang dell'eliminazione.
L'insufficienza di queste funzioni di trasformazione crea umidità e muco e può portare a sintomi generalizzati di carenza e/o ristagno.

La Milza forma il Sangue e il Qi. Come una madre premurosa, la Milza fornisce i suoi ricchissimi prodotti al continuo sostegno del corpo. Aiuta a formare sia il Sangue che il Qi, le fonti primarie di energia e benessere. La Milza fornisce le essenze raffinate dei cibi al Cuore per la produzione di Sangue e ai Polmoni e ai Reni per la produzione di varie forme di Qi.
Gli squilibri in questo aspetto della funzione della Milza conducono a carenza di Qi e/o Sangue.

La Milza dirige i movimenti ascendenti e mantiene le cose in alto. La Milza dirige i movimenti di quei fluidi ed essenze la cui corretta direzione (secondo la fisiologia cinese) è muoversi verso l'alto: muovere il Qi dalla Milza ai Polmoni, per esempio. Inoltre mantiene organi e vasi sanguigni nel loro giusto spazio, impedendo confusione e prolasso.
Le disfunzioni in questo aspetto della Milza possono condurre a muco, diarrea o asma, o a prolasso degli organi, vene varicose ed emorroidi.

La Milza controlla la carne e mantiene le cose nel giusto posto. Come contenitore elastico ma forte, la carne mantiene all'interno i nostri visceri. La Milza determina la forma generale e il tipo del corpo e governa la salute della carne. Condizioni di sovrappeso o sottopeso o di carne particolarmente flaccida o tesa riflettono squilibri in questa funzione della Milza.

La Milza mantiene il Sangue nei suoi vasi. Come parte della sua funzione di contenimento la Milza mantiene anche il Sangue nei suoi vasi. Disturbi come emorragie, frequenti epistassi o ammaccature indicano uno scarso funzionamento della Milza.

La Milza si apre nella bocca e si manifesta nelle labbra. Come parte del suo collegamento con il cibo, la Milza si apre nella bocca e governa il senso del gusto. Benché la lingua sia governata dal Cuore, il senso del gusto è collegato al cibo e alla digestione, perciò all'elemento Terra.
Le labbra riflettono la funzione della Milza nel loro colore, umidità e pienezza.

La Milza ospita il pensiero. Benché il Cuore ospiti la mente, la Milza governa la qualità del pensiero a disposizione della mente. La chiarezza di concentrazione, la capacità di fare del lavoro mentale, come il lavoro scolastico e la memorizzazione sono tutte funzioni della Milza che fanno conto sulla sua capacità di raccogliersi e concentrarsi.

La Milza è chiamata anche Milza-Pancreas. Molti testi moderni chiamano la Milza con il nome di Milza-Pancreas, dato che la definizione cinese di Milza comprende funzioni che nella medicina occidentale vengono attribuite al pancreas, come la digestione dei cibi tramite gli enzimi e il metabolismo dello zucchero.

Lo Stomaco controlla la decomposizione e la maturazione del cibo. L'organo Yang più attivo, lo Stomaco, spezza il cibo, consentendo alla Milza di estrarne le essenze.

Lo Stomaco regola la discesa. Lo Stomaco bilancia i movimenti ascendenti della Milza dirigendo il movimento del Qi e le essenze la cui direzione corretta è verso il basso. Gli squilibri dello Stomaco nella direzione del Qi verso il basso comprendono nausea, vomito e eruttazioni.

I meridiani che corrispondono specificamente alla Terra sono i meridiani di Milza e Stomaco. Insieme questi distribuiscono l'energia dell'elemento

Terra nel corpo. Il meridiano della Milza comincia sull'alluce e corre lungo l'aspetto mediale della gamba, lungo l'osso pubico e su per la parte frontale del busto prima di curvare e terminare sul lato del torace.
Il meridiano dello Stomaco comincia appena sotto l'occhio e corre giù per il viso, la mandibola, il collo e il busto, continuando lungo l'aspetto laterale della gamba per terminare al secondo dito del piede.

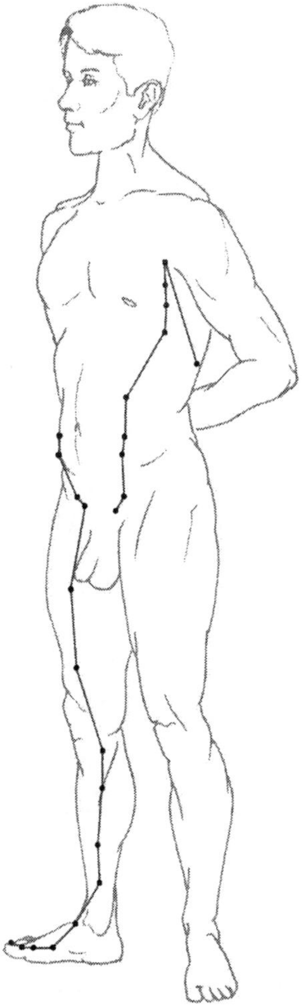

Meridiano della Milza

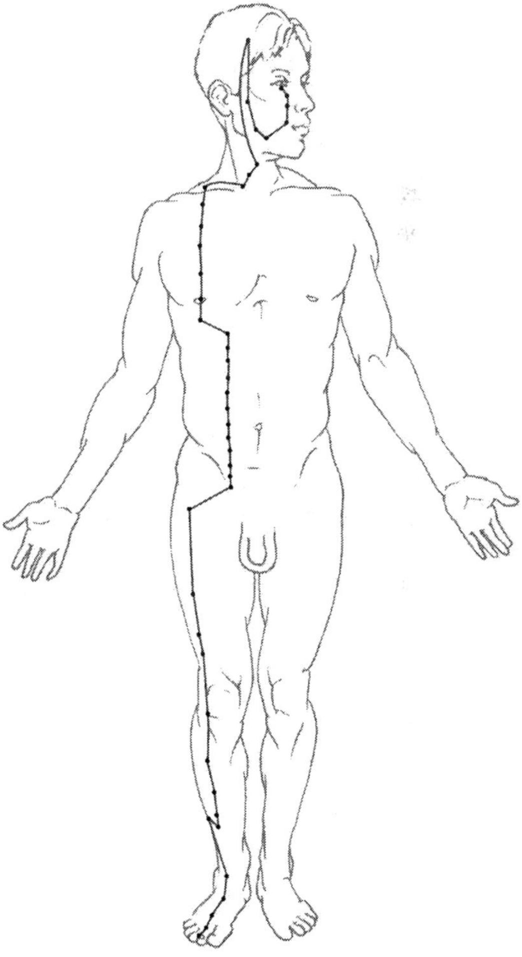

Meridiano dello Stomaco

La Terra in squilibrio

La Terra in carenza

Quando la Terra è carente possono essere deboli alcune o tutte le sue funzioni. Perciò una carenza di Terra si può manifestare nell'area della digestione, del Sangue, del pensiero o dell'energia. Alcuni segni comuni della carenza di Terra sono:

- stanchezza;
- feci sciolte;
- labbra e lingua pallide;
- pelle secca;
- mestruazioni scarse o di breve durata;
- emorroidi;
- scarso appetito;
- obesità;
- distrazione;
- facilità ai lividi;
- sonnolenza dopo i pasti.

Altri sintomi comprendono: fiato corto al movimento, capogiro, prolasso uterino, vene varicose, epistassi, rumori addominali, gas, sensazione di essere sopraffatti, scarsa concentrazione, diabete, ipoglicemia e passione per i dolci. La lingua può avere i margini festonati, induito spesso e/o corpo gonfio.

> *Uniamoci alla Grande Madre, trasformiamo il sangue in latte, l'argilla in vasellame, l'uovo in bambino, il vento in canzone, il nostro corpo in oggetto di venerazione.*
> Elizabeth Roberts

Dal punto di vista della creatività una carenza di Terra spesso si manifesta con un atteggiamento troppo stanco o troppo indaffarato per aver tempo di essere creativi. La persona può sentirsi priva di immaginazione, talento o creatività o semplicemente priva di energia. In ogni caso la man-

canza reale o percepita segnala una carenza nell'atteggiamento di generosa accettazione e sostentamento della Terra.
Quando la carenza di Terra è l'elemento primario, gli altri elementi possono comportarsi come illustrato di seguito.

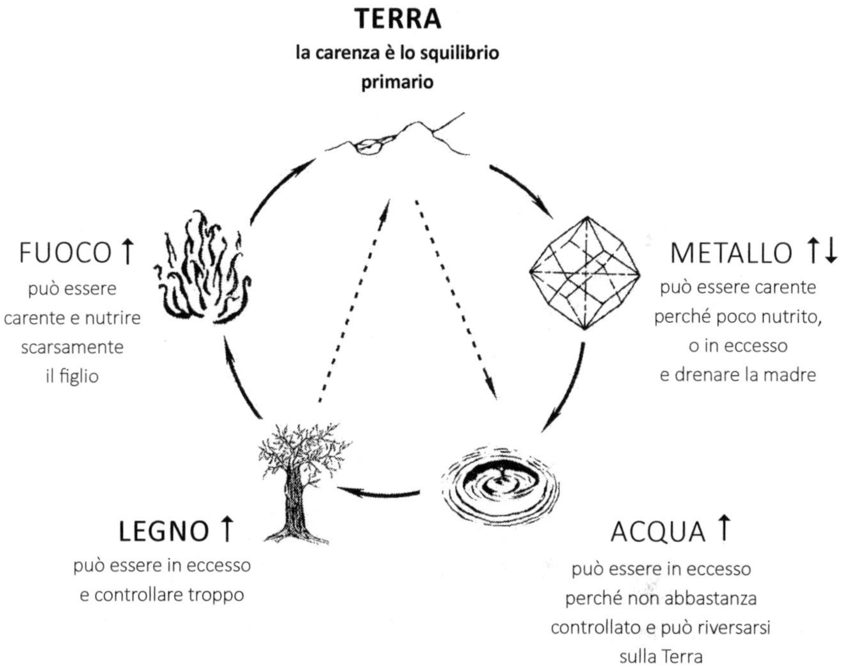

La Terra in eccesso

L'eccesso di Terra spesso si sviluppa dopo una prolungata carenza di Terra, quando una cattiva digestione cronica crea muco che si accumula con il tempo rallentando e congestionando i processi del corpo.
I segni dell'eccesso di Terra possono comprendere:

- intontimento alla testa;
- senso di pesantezza al capo o agli arti;
- cefalea sorda;

Un esempio di Terra in carenza

Karen R. aveva una carenza di Milza cronica e marcata in modo evidente. Cercando l'agopuntura per curare la sua stanchezza, Karen diceva di "crollare" dopo mangiato, tanto che spesso doveva coricarsi e dormire per un po' immediatamente dopo i pasti. Benché questo succedesse prevalentemente quando i pasti erano più abbondanti del solito, le era capitato di notarlo anche quando era stanca o stressata. Karen aveva un appetito enorme e adorava i dolci in particolare, anche se la facevano crollare definitivamente. Era spesso stanca durante il giorno e se non mangiava per un po' le venivano tremori e sudori. Soffriva spesso di vertigini e aveva spesso freddo e sete e le sue feci erano sempre state molli. All'esame Karen mostrava anche diversi lividi scuri sulle gambe e confermava che le si formavano molto facilmente.

La condizione di Karen indicava chiaramente una disfunzione della Milza, con i suoi segni di stanchezza legata all'appetito e al mangiare. Il suo grande desiderio di dolci, le feci molli, i lividi frequenti sono anche segni classici della carenza di Milza. Con una storia di familiarità con il diabete e i sintomi di natura da moderata a grave, Karen fu prima inviata da un medico per accertare l'eventuale presenza di zucchero nel sangue, benché questo si dimostrasse inutile. Il trattamento di Karen si concentrò sulla tonificazione dell'elemento Terra.

- infezione da fermenti;
- congestione dei seni nasali;
- muco alle vie respiratorie;
- protuberanze e noduli sotto pelle;
- obesità;
- nausea;
- vomito;
- eruttazioni;
- stitichezza.

Un esempio di Terra in eccesso

Richard M. venne a fare agopuntura con una varietà di sintomi, tra i quali i più urgenti erano una grave stanchezza, una mancanza di concentrazione che egli chiamava "nebbia al cervello" e dolore cronico allo stomaco, nausea ed eruttazioni. Richard lamentava anche una febbre quotidiana e l'induito spesso e grasso come formaggio sulla lingua, che peggiorava quando era stanco. I sintomi erano comparsi dopo un'infestazione da parassiti presa viaggiando all'estero, ma poi erano rimasti per mesi e mesi. In seguito a questo esaurimento insopportabile e all'incapacità di concentrarsi, Richard aveva lasciato il lavoro ed era estremamente frustrato dalla sua condizione, che nessun tipo di test immunologico aveva potuto diagnosticare.

Quello di Richard è un caso evidente di umidità nella Milza, benché siano presenti anche altre condizioni. La stanchezza, il pensiero impedito e i sintomi dello Stomaco sono tutti segni di Terra, mentre la nausea, le eruttazioni, l'induito spesso e la febbre indicano chiaramente un eccesso. I trattamenti di Richard si concentrarono sul drenaggio dell'umidità e sul rafforzamento del suo elemento Terra in modo che creasse meno umidità nel futuro.

Altri sintomi comprendono: singhiozzo, torcersi le mani, tendenza alla preoccupazione, tendenza a prendersi cura degli altri a proprie spese, pensieri ossessivi, parlottio della mente, scarsa concentrazione, pensiero disorientato. Potrà esserci anche un induito spesso e appiccicoso sulla lingua.

Dal punto di vista della creatività, un elemento Terra in eccesso possiede troppe cianfrusaglie. Potranno essere cianfrusaglie materiali: scrivanie coperte di pile di ciarpame o vari oggetti conservati; o mentali, come troppi pensieri poco concentrati che annebbiano la mente e la rendono incapace di concentrarsi.

Quando l'eccesso di Terra è lo squilibrio primario, gli altri elementi possono alterarsi come illustrato alla pagina seguente.

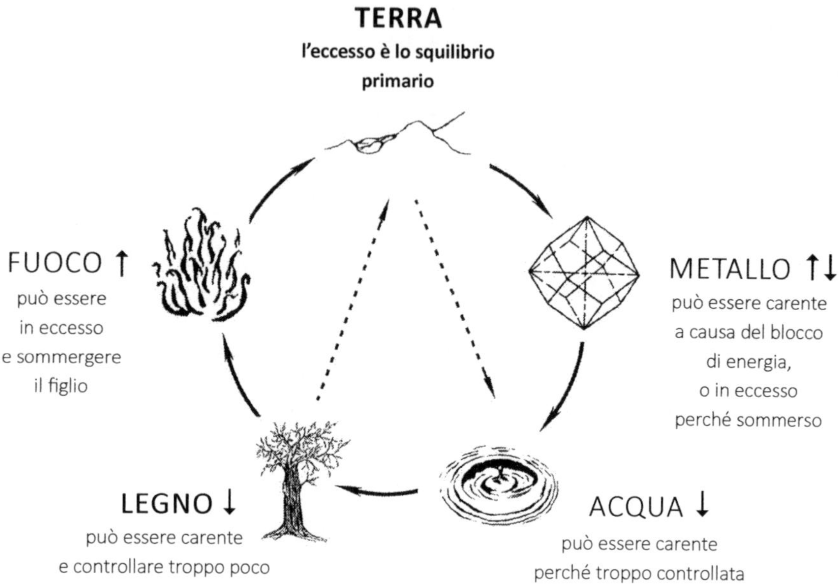

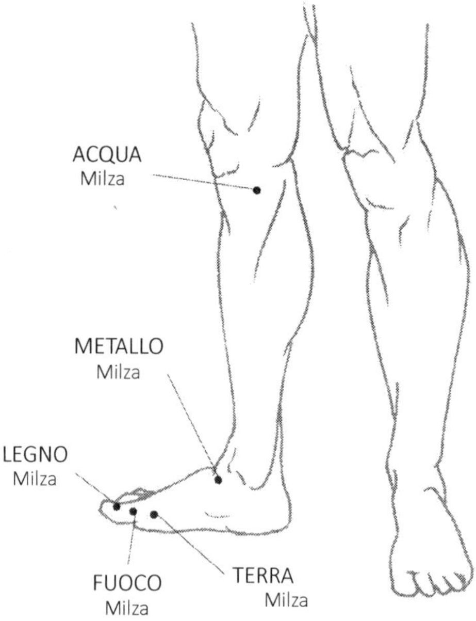

I punti dei Cinque Elementi sul meridiano della Milza

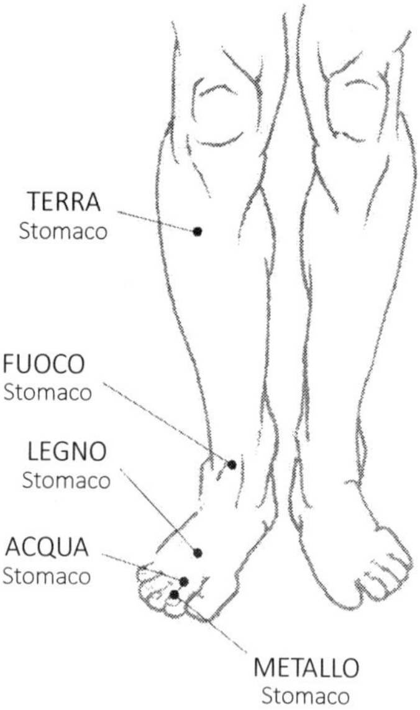

I punti dei Cinque Elementi sul meridiano dello Stomaco

Terra e agopuntura

Dato che l'elemento Terra governa la carne e il "contenitore" del corpo in generale, tutta l'agopuntura influenza questi aspetti della Terra. In un certo senso noi curiamo il contenitore in modo che possa adattarsi meglio allo sviluppo del contenuto. In più si può usare l'agopuntura per curare l'elemento Terra in modo specifico e per questo scopo vengono usati i punti dei Cinque Elementi.

I punti del **Legno** sui meridiani della Terra vengono usati per influenzare la dinamica tra la Terra e l'elemento che la controlla. Questi punti del Legno vengono tonificati quando il Legno deve controllare l'eccesso di Terra e dispersi quando il Legno iperattivo deve bloccare l'eccesso di controllo della Terra.

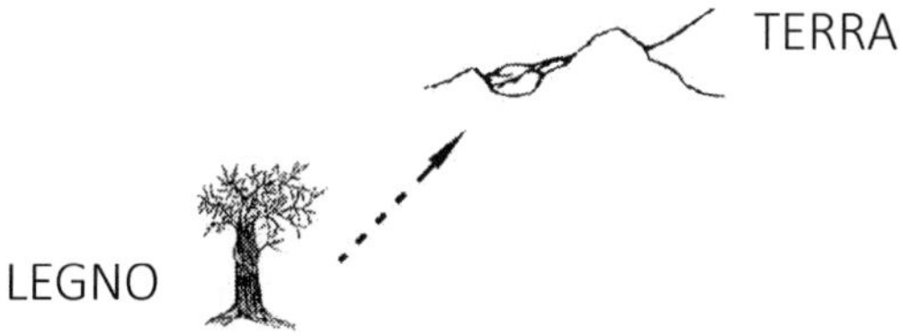

Dato che il Fuoco è madre della Terra, i punti di **Fuoco** sui meridiani della Terra sono comunemente usati per tonificare le carenze di Terra attraverso la madre. Possono però anche venire dispersi, per impedire che l'eccesso di Fuoco sommerga il figlio.

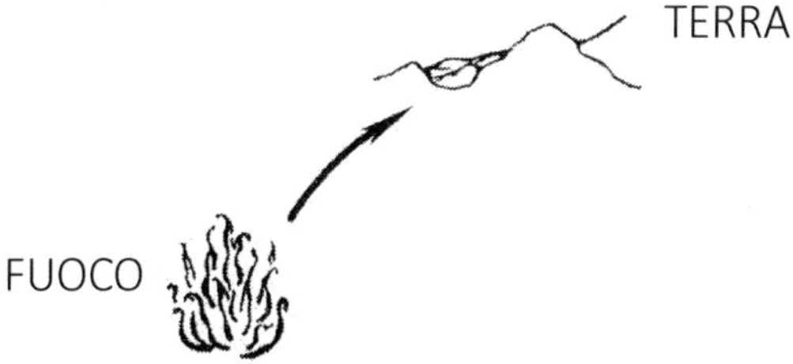

I punti della **Terra** tonificano la Terra in carenza e si possono usare ogni volta che la dinamica della Terra debba essere corretta: per tonificare il Metallo attraverso la madre, per esempio, per controllare l'Acqua o per impedire alla Terra di controllare eccessivamente l'Acqua.

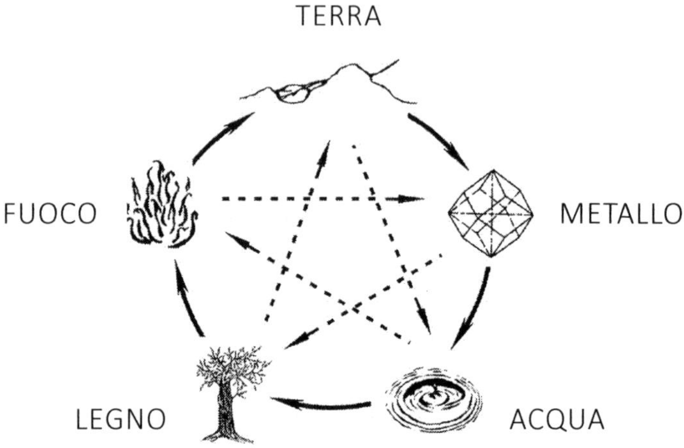

I punti del **Metallo** sui meridiani della Terra si possono tonificare per rafforzare il Metallo attraverso la madre, o disperdere per impedire che l'eccesso di Metallo prosciughi la madre (immagine sotto a sinistra).
I punti dell'**Acqua** sui meridiani della Terra influenzano la relazione tra la Terra e l'elemento che essa controlla. Si possono disperdere questi punti per aiutare la Terra a controllare l'eccesso di Acqua, o tonificare per impedire alla Terra di controllare eccessivamente l'Acqua (immagine sotto a destra).

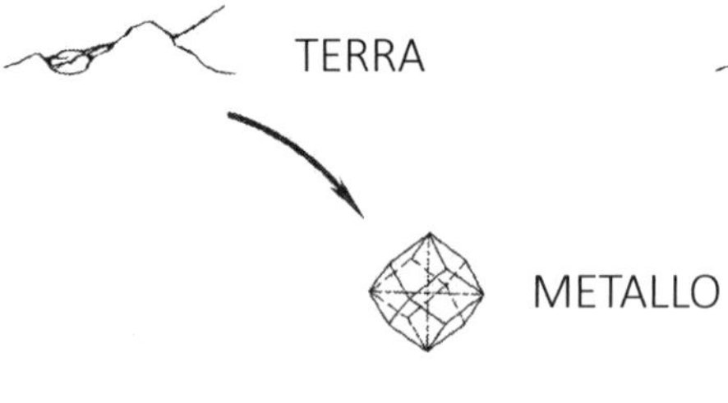

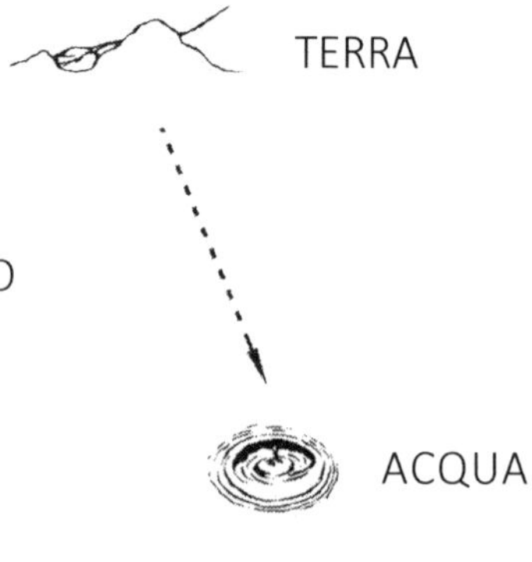

Trattamento per carenza ed eccesso di Terra

Un trattamento comune per curare la carenza di Terra potrebbe comprendere i punti del Fuoco per tonificare la Terra attraverso la madre, e i punti del Legno per impedire al Legno di controllare eccessivamente la Terra.

Il trattamento di Karen R. per la carenza di Terra seguì una strategia simile, realizzata con l'agopuntura e la correzione della dieta. Dapprima Karen ebbe molte difficoltà a ridurre gli zuccheri nella sua dieta. Inoltre non riusciva a mangiare pasti regolari (soprattutto la colazione). Dopo alcuni trattamenti, tuttavia, si sentì meno stanca dopo i pasti e con più energia, in generale, e questi miglioramenti la motivarono ad operare alcuni cambiamenti nelle sue abitudini. Presto Karen cominciò ad avere miglior cura di sé, nutrendosi con cibo buono e sonno adeguato e persino cercare attivamente persone e situazioni che la facessero sentire bene. Man mano che l'elemento Terra di Karen diventava più forte, diventò più disponibile e meglio attrezzata per alimentare i suoi bisogni, il che accelerò ulteriormente il suo processo di guarigione.

In caso di eccesso nella Terra verrebbero tonificati i punti del Legno per controllare la Terra, mentre i punti del Metallo verrebbero dispersi per drenare la Terra tramite il figlio.

L'eccesso di Terra di Richard fu curato con questi punti ed egli migliorò rapidamente. La sua febbre quotidiana cessò dopo il secondo trattamento e la nebbia al cervello e la stanchezza sparirono gradualmente nelle settimane successive. Il mal di stomaco e la nausea di Richard richiesero più tempo per cambiare, in parte perché egli continuò a mangiare cibi crudi e freddi, il che indeboliva il suo elemento Terra.

Terra e cibo

Come organi digestivi principali nel corpo, la Milza e lo Stomaco hanno ruoli più significativi nella digestione e nel metabolismo dei cibi delle altre coppie di organi. Dato che la corretta trasformazione dei cibi e dei fluidi è essenziale alla produzione dell'energia fondamentale del corpo, la digestio-

ne influenza molto più della semplice scomposizione dei cibi; è fondamentalmente la fonte di salute e malattia in tutto il corpo.
I seguaci della scuola della Terra, che sostengono che la Terra "nutre tutto", hanno trovato che la nostra salute è determinata da quel che mangiamo e come mangiamo. Essendo l'unica altra fonte di energia rinnovabile, oltre all'aria e all'acqua, il cibo è il materiale con cui creiamo noi stessi giorno per giorno. Se mangiamo cibi di scarsa qualità o siamo incapaci di trarne un buon nutrimento, abbiamo a disposizione solo porcherie e rifiuti con cui rafforzarci; d'altra parte, se mangiamo cibi veramente salutari e riusciamo a trattarli con efficacia, forniamo merci di alta qualità alla produzione di cellule, tessuti e sistemi. Per questo motivo si crede che le cattive abitudini alimentari che indeboliscono la Milza e lo Stomaco creino disordine e malattia nel corpo. All'opposto, le abitudini alimentari che li proteggono favoriscono la buona salute.
La Milza in medicina cinese è un organo che apprezza moderazione e regolarità. Come l'elemento Terra di cui è parte, la Milza rappresenta cura alimentare, protezione ed equilibrio: l'abitudine di mangiare a caso o in modo trascurato disturba il suo delicato equilibrio, disturbando perciò l'integrità di tutto il corpo. Tra le regole fondamentali che proteggono la Milza vi sono: mangiare pasti regolari (senza saltare o mangiare a casaccio),mangiare moderatamente (senza esagerazioni), e mangiare con calma e rispetto per il cibo e per la Terra da cui esso proviene. Mangiare di fretta o quando si è in ansia o arrabbiati disturba i meccanismi del corpo. Altri modi per proteggere la Milza comprendono quanto segue:

Il cibo deve essere masticato bene. La digestione comincia nella bocca e affrettando il passaggio in bocca si lascia più lavoro da fare per il resto del corpo, e questo spesso a sue spese.

Non mangiare tardi la sera. Il pasto serale deve terminare almeno tre ore prima di andare a letto. Altrimenti il cibo che è ancora nel corpo richiede ancora risorse che dovrebbero riposare. Mangiare tardi può far aumentare di peso, digerire male, dormire male, essere stitici e digrignare i denti.

Il cibo deve essere cotto. In generale i cibi crudi e freddi danneggiano la Milza. Perciò l'abitudine americana di mangiare insalate e yogurt considerandoli cibi "sani" è ritenuta piuttosto insalubre in medicina cinese. I cibi freddi e crudi creano umidità e muco e, alla fine, calore eccessivo, che il corpo continua a generare per cercare di riscaldare e scomporre il cibo freddo e crudo.

Le bevande vanno bevute a temperatura ambiente o più calde. L'abitudine moderna di bere liquidi che vengono direttamente dal frigo o con ghiaccio è dannosa per la Milza, che non può tollerare queste temperature. Idealmente l'acqua, i succhi e le altre bevande si dovrebbero bere a temperatura ambiente.

Oltre a queste regole generali, la Milza è influenzata anche dall'energia dei cibi, così come gli altri organi. L'elemento Terra ha i suoi rispettivi sapore, colore, verdura e frutto corrispondenti.

Il sapore della Terra: dolce

Il sapore che corrisponde alla Terra è il dolce. Come gli altri sapori, quello della Terra ha le proprietà dell'elemento di controllo, il Legno: tonifica e armonizza gli organi e i tessuti del corpo, aiutandoli a "individuare" e rafforzare la loro funzione. I cibi dolci penetrano la Milza e lo Stomaco, gli organi corrispondenti alla Terra, e possono perciò dirigere le energie guaritrici degli altri cibi verso questi.

In generale i cereali sono considerati cibi dolci e sono perciò altamente tonificanti, formando l'ossatura della cucina taoista e della maggior parte delle diete tradizionali. Riso, granoturco, frumento, orzo, segale, amaranto e quinoa sono tutti ingredienti chiave, così come le patate e le patate dolci. In qualunque scelta, questi cibi dell'elemento Terra devono formare dal cinquanta all'ottanta per cento dell'alimentazione quotidiana.

La maggior parte delle carni, il pesce, i legumi e le noci sono anche considerati cibi dolci e sono altamente tonificanti, e danno beneficio specialmente alle persone di costituzione o in condizioni deboli. Altri cibi dolci

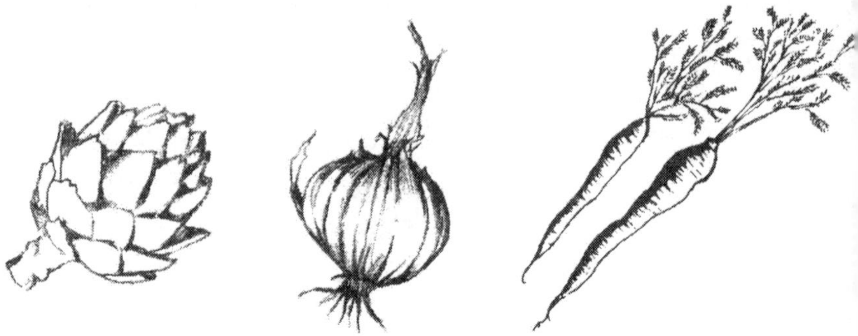

I vegetali a strati come i carciofi e le cipolle evocano l'attenzione concentrata della Terra, e anche il colore arancione delle carote segnala l'elemento Terra.

comprendono: mele, albicocche, ciliegie, datteri, fichi, barbabietole, carote, cardi, cetrioli, melanzane, patate, funghi shiitake, zucchine, patate dolci, mandorle, castagne, noci di cocco, semi di sesamo, semi di girasole e dolcificanti. Le erbe dolci comprendono: liquirizia, remannia e ginseng.
Il sapore dolce usato con moderazione è buono per carenze di tutti i tipi. Tuttavia mangiare molto cibo dolce indebolirà l'elemento Terra, che potrà ridursi in carenza o ristagnare in condizioni di eccesso di calore, umidità e muco. A differenza degli altri sapori, il dolce non si può mangiare per controllare gli eccessi del suo elemento; questo li farà soltanto aggravare. Eccessi di sapore dolce possono accadere quando mangiamo troppi cibi "dolci" come carni e grassi, o quando mangiamo cibi che sono in sé troppo dolci, come gli zuccheri raffinati e concentrati.
Questi dolcificanti raffinati sono troppo difficili da gestire per il corpo; essi indeboliscono la Milza, provocando umidità e calore nel corpo. Dato che questi cibi formano una grande proporzione della maggior parte delle diete moderne, molte persone sono afflitte da qualche forma di squilibrio della Milza e farebbero molto bene ad evitare completamente gli zuccheri raffinati e concentrati.

Le verdure della Terra: a strati strettamente compressi

Le verdure collegate con le energie della Terra sono quelle formate a strati, come le cipolle, i carciofi e i cavoli, o quelle compresse strettamente, come il granoturco e il frumento. Esse esemplificano l'attenzione ravvicinata e l'accudimento della Terra, e si possono mangiare liberamente in condizioni di carenza o eccesso.

I frutti della Terra: compatti

I frutti della Terra sono compatti e strettamente compressi, come mele e pere. Tale densità riecheggia la natura accumulatrice della Terra. Dato che sono dolci e crude, come tutti i frutti, le mele e le pere possono facilmente indebolire la Milza e si devono mangiare solo moderatamente sia in casi di eccesso che di carenza.

I colori della Terra: giallo, arancione e marrone

I cibi gialli, arancioni e marroni della Terra si possono usare per tonificare le carenze di Terra. Alcuni esempi di questi cibi comprendono: granoturco, carote, patate dolci, zucchine gialle, zucche, riso integrale, miglio e orzo.

Tonificare la carenza di Terra

Il fattore più importante in una dieta per la carenza di Terra è prendersi cura della Milza. Questo significa cuocere tutti i cibi in modo che non se ne mangino di crudi o freddi, mangiare pasti regolari e evitare dolcificanti e zuccheri concentrati che danneggiano la Milza.

Parliamo di misteri! Pensate alla nostra vita nella natura, materia da mostrare giorno per giorno, per venirne a contatto, rocce, alberi, vento sulle guance! La solida terra! Il mondo reale! Il senso comune! Contatto! Contatto! Chi siamo noi? Dove siamo Noi?

Henry David Thoreau, The Maine Woods

La dieta, in generale, deve essere semplice, appagante e bilanciata. Occorre privilegiare i cibi gialli dell'elemento Terra, come granoturco, carote, patate dolci, zucchine; cibi rotondi e a strati come cipolle, cavoli, carciofi, nocciole e meloni; e abbondanza di cereali integrali, compresi miglio, riso e orzo. Questi cibi favoriscono la calma, il senso di raccoglimento ed equilibrio e possono es-

RICETTA PER TONIFICARE LA TERRA

Pane speziato allo zenzero

- ½ tazza di burro
- 1 uovo
- 2 ½ tazze di farina di frumento integrale
- 1 ½ cucchiai di lievito
- 1 ½ cucchiai di cannella
- 2 cucchiai di zenzero fresco grattugiato
- ½ cucchiai di sale
- ¼ cucchiai di pepe nero finemente macinato
- ½ tazza di melassa
- ½ tazza di miele
- 1 tazza di acqua calda

- Sciogliere il burro in un tegame grande e lasciarlo raffreddare un po'. Aggiungere l'uovo e sbattere.
- Mescolare in una ciotola gli ingredienti asciutti.
- In un'altra ciotola mescolare la melassa, il miele e l'acqua calda.
- Versare il contenuto delle ciotole nel tegame a cucchiaiate alterne. Mescolare bene e versare in una teglia imburrata. Cuocere al forno per un'ora a 180 °C.

sere inclusi nella dieta in qualunque momento in cui queste qualità siano necessarie.

In più la maggior parte delle carni, il pesce, i legumi e le noci sono dolci e altamente tonificanti e si devono assumere abbondantemente ogni volta che c'è carenza. Le carni, in particolare, sono estremamente utili per collegare alla Terra e sono raccomandate per le persone distratte, deboli, fredde o in altro modo sradicate. È una buona idea anche includere un equilibrio di cibi da tutti gli elementi quando si mangia per curare una carenza di Terra; i cibi della Terra si devono integrare con i cibi di ognuno degli altri quattro sapori.

Le persone con carenze di Milza spesso provano un grande desiderio di dolci e stimolanti, che danno una veloce carica di energia. I dolci sotto forma di frutti e zuccheri naturali si possono assumere con moderazione, ma

RICETTA PER L'ECCESSO DI TERRA

Granoturco cotto al vapore con olio al peperoncino e lime

- 5 cucchiai di olio d'oliva o arachidi
- 2 cucchiai di aroma di lime grattugiato
- ½ cucchiai di sale marino
- ½ cucchiai di peperoncino in polvere
- 2 cucchiaini di succo di lime fresco
- 5 pannocchie di granoturco

- Mescolate l'olio, l'aroma di lime, il sale marino, il peperoncino in polvere e il succo di lime in una piccola ciotola.
- Tirate indietro ma non strappate le foglie del granoturco e togliete tutta la barba.
- Ungete il granoturco con l'olio aromatico e ricopritelo con le foglie.
- Aggiungete 5 cm di acqua in una grande pentola con cestello per cottura al vapore e portate a ebollizione.
- Mettete il granoturco nel cestello e coprite, cuocendo finché il granoturco è tenero, per 8-10 minuti.

i biscotti, le torte e gli zuccheri raffinati di tutti i tipi indeboliranno la Milza e creeranno più carenza e più stanchezza, così come il caffè, il cioccolato e il te. È meglio seguire semplicemente un piano dietetico più tonificante.

Controllare l'eccesso di Terra con il cibo

A differenza degli altri elementi, la Terra non si può controllare aumentando l'assunzione del sapore relativo, dato che il dolce nausea e crea un eccesso ulteriore. I cereali si devono mangiare solo in piccole quantità, mentre la frutta e i dolcificanti si devono evitare del tutto. Invece occorre aumentare i cibi delle categorie acida e amara (cfr. capitoli su Legno e Fuoco) per controllare l'eccesso nella Terra. Le verdure cotte sono l'aspetto più importante della dieta per controllare l'umidità e si devono mangiare frequentemente. I cibi piccanti e gli altri cibi dell'elemento Metallo come gli agrumi sono

utili per drenare l'umidità, ma i latticini e i prodotti derivati dalla soia la aggraveranno. L'alcool crea molta umidità e non deve far parte di una dieta per il controllo dell'umidità.
Le diete per l'eccesso di Terra si devono seguire ogni volta che c'è umidità interna, e anche quando c'è tempo umido e l'umidità comincia ad accumularsi nei tessuti e nelle ossa. Dato che l'umidità è una sindrome a movimento lento, potrà volerci molto tempo per risolverla; richiede veri e propri cambiamenti nelle abitudini alimentari oltre a un'attenta regolazione del tipo di cibi che si mangiano. Seguire le direttive sopra indicate per proteggere la Milza è una buona partenza. In più, la dieta generale deve essere leggera e calcolata.
Si possono mangiare carne e pesce, a meno che l'umidità sia accompagnata da segni di Fuoco (infezione, cefalea pulsante, febbri, irritabilità, induito giallo, corpo della lingua rosso). Con il calore occorre ridurre o evitare del tutto per una o due settimane il consumo di carne e similmente si devono evitare i cibi piccanti e riscaldanti, come chili, pepe nero e anche le cipolle.
Le condizioni di infezione da Candida sono definite come umidità in medicina cinese, e si possono controllare parzialmente con una dieta per il controllo dell'umidità. La maggior parte delle diete per la Candida preparate da praticanti occidentali sono molto simili alle diete cinesi per il controllo dell'umidità.

Terra e Qi Gong

L'elemento Terra è vitale per la produzione dei due tesori del Qi Gong: Energia e Essenza. In più gli ideali di Terra di equilibrio e moderazione sono alla base di tutte le pratiche del Qi Gong, che sottolineano uno stile di vita appropriato come base di salute, armonia e longevità. Lo stile di vita di solito comprende le abitudini di alimentazione e sonno, riposo e lavoro, equilibrio emotivo e attività sessuale. Un testo famoso, il Classico di Medicina interna dell'Imperatore Giallo (attribuito a un imperatore che visse nel terzo millennio a.C.), descrive l'importanza dell'equilibrio come segue (dal Classico di Medicina interna dell'Imperatore Giallo):

"Nel passato la gente praticava il Tao, la Via della Vita. Essi capivano il principio dell'equilibrio, dello yin e dello yang, come rappresentato dalle trasformazioni delle energie dell'universo. Così, essi formularono pratiche come il Dao-in, un esercizio che combina stiramenti, massaggio e respirazione per favorire il flusso dell'energia, e meditazione per aiutare a tenersi in forma e armonizzarsi con l'universo. Consumavano una dieta bilanciata a orari regolari, si alzavano e si ritiravano a ore regolari, evitavano di sforzare troppo il corpo e la mente e si astenevano dall'indulgenza eccessiva di qualsiasi tipo. Essi conservavano il benessere del corpo e della mente; così non sorprende che vivessero per oltre cento anni".

L'imperatore prosegue poi descrivendo più dettagliatamente come si possa mantenere l'equilibrio: evitando i desideri e le fantasie eccessive, vivendo semplicemente, rimanendo attivi senza lavorare troppo e così via. Mentre la medicina occidentale moderna considera i fattori dello stile di vita come accessori a quelli fisici, i Cinesi hanno sempre considerato lo stile di vita come causa principale e prevenzione della malattia. Dal loro punto di vista una vita sbilanciata è quel che rende un corpo vulnerabile ai germi, al cancro, al decadimento, ecc. Uno stile di vita bilanciato con comportamenti equilibrati, d'altra parte, sarà in grado di contrastare un'influenza indebita prima che diventi una malattia seria. Uno stile di vita equilibrato dal punto di vista taoista comprende quanto segue.

Regolarità. La routine è il modus operandi dell'elemento Terra. Come lo scandire del tempo di alba e tramonto e il regolare volgere delle stagioni, la Terra prospera con un programma regolare di ore di veglia e sonno, pasti regolari e regolari ore di lavoro. Lo scompiglio in queste routine destabilizza la Terra e prepara il terreno per squilibri ulteriori, più estremi.

Quantità sufficiente di lavoro e riposo. Bilanciare lavoro e riposo è importante per la stabilità del benessere generale. Molte persone non sanno rilassarsi completamente e non si lasciano abbastanza tempo per dormire e divertirsi; diventano stressati e incapaci di soddisfare le necessità del loro corpo. Alla fine esauriscono le riserve di Energia ed Essenza del corpo. D'altra parte un'attività troppo ridotta – uno stile di vita sedentario – può portare a ristagno. Si può mantenere la buona salute solo impegnandosi in attività e riposo al momento giusto.

Abitudini mentali ed emotive equilibrate. Equilibrare la mente e le emozioni è un concetto non ben compreso in Occidente, ma richiede disciplina e saggezza. L'idea è di astenersi dal pensare troppo, preoccupandosi troppo o indulgendo eccessivamente a qualunque emozione. Mantenendo un certo distacco proteggiamo la mente e il corpo dalle debolezze che li renderebbero vulnerabili alla malattia.

Evitare gli eccessi. Gli eccessi hanno riferimenti specifici nei Qi Gong e nella pratica medica cinese; si riferiscono prevalentemente all'eccesso di attività sessuale, che dissipa l'energia dei Reni. Anche mangiare troppo e indulgere troppo al lusso sono considerati eccessi. Come l'emozione eccessiva, i comportamenti smodati ci mettono in squilibrio e creano debolezza.

Oltre a raggiungere la longevità, i maestri di Qi Gong sono a volte in grado di realizzare cose considerate impossibili nell'era scientifica moderna. Grandi guaritori, essi sono capaci anche di azioni di forza e tenacia incredibili, oltre a attività medianiche e psicocinetiche. Tali capacità "soprannaturali" sono attribuite da lungo tempo ai maestri di Qi Gong e di Yoga, che praticano equilibrio e disciplina per realizzare le loro imprese.

Terra e Feng Shui

L'elemento Terra è centrale rispetto al nostro ambiente esterno quanto lo è rispetto al nostro singolo corpo. Evidente nelle nostre case e uffici e nella formazione stessa del pianeta - montagne, rocce, colline, suolo e argilla - la Terra si manifesta anche nel colori giallo e marrone e in ogni tipo di contenitore con cui ci circondiamo. La Terra non solo nutre tutti; nel campo del Feng Shui contiene anche tutto.

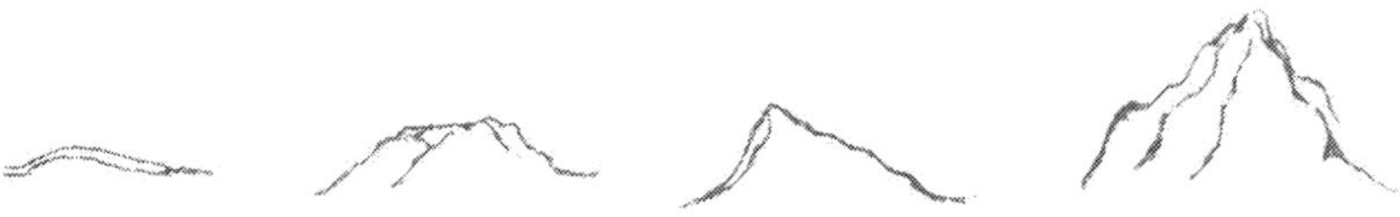

Le colline arrotondate, come le prime tre mostrate qui sopra, sono sedi ideali per case, attività e tombe degli antenati. I picchi scoscesi, come nella quarta illustrazione, sono instabili e perciò luoghi non propizi per edifici.

All'esterno il suolo è un importante indicatore della salute generale di un luogo. Nel Feng Shui come nell'agricoltura il suolo è valutato sulla base della sua ricchezza e fertilità. Un suolo umido, argilloso e vivente è conduttivo di vita e salute; indica Qi abbondante e libero di fluire, implicando perciò una buona posizione per l'abitazione o per un'attività. Un suolo secco e arido, d'altra parte, o troppo roccioso, rivela un elemento Terra debole ed è un segno non propizio per sistemarvi una casa o un'attività.

Colline e montagne, in generale, sono formazioni dell'elemento Terra e sono considerate vitali per un luogo dai praticanti del Feng Shui classico. Infatti i "draghi" Terra – forti formazioni di Terra come colline arrotondate – sono uno dei due fattori principali per determinare il punto ideale per una casa in un'area.

Le colline ideali sono arrotondate e non troppo ripide o scoscese. Le case dovrebbero essere annidate tra le colline, preferibilmente di fronte ad esse. Tuttavia, se le montagne pendono troppo ripidamente il loro Qi è considerato instabile e pericoloso; troppo vicino a una casa il Qi della montagna è imperioso. Sarebbe

La natura fu la mia prima madre. Memorizzai il suolo della foresta come avrei fatto con il corpo di mia madre. Questa pelle di foresta profumava come linfa dei pini e dolce putrefazione, e macchiava di verde i miei pannolini e profumava i miei capelli, che erano sempre aggrovigliati con pezzi di foglie, bastoncini e muschio. Non mi accadde mai di pensare durante quei primi anni nella foresta che ero umana.

Brenda Peterson, *Nature and Other Mothers*

Tonificare la carenza di Terra

Aggiungere Terra per tonificare una carenza può essere semplice come portare a casa una nuova teiera o un vaso. Contenitori e piatti, soprattutto in argilla, aggiungono sicurezza e conforto a qualunque ambiente. Bottiglie e caraffe, nuove scatole per cibo o attrezzi, daranno sostegno a un elemento Terra debole e denutrito, mentre più grandi contenitori della Terra, come sedie e cassettoni sono perfetti per stabilizzare una Terra non ben fondata.

Aggiungete gialli e marroni al vostro campo visivo sotto forma di vestiti, articoli decorativi, gioielleria, oggetti di artigianato e così via. Indossate gialli e marroni per aiutarvi a concentrare i pensieri nelle parole quando dovete fare discorsi, o scrivere o studiare. Fatevi radicare e concentrare da qualche girasole o altri fiori, liberandovi dalla confusione interiore.

Un buon modo per innalzare un elemento Terra indebolito è semplicemente essere coscienti delle capacità di alimentazione e contenimento delle sedie morbide, dei sofà, delle ciotole da servire e dei vassoi decorativi presenti in ogni casa. Fate pratica con l'avvolgervi in letti e sedie e avvolgendo oggetti quotidiani in spazi sicuri e generosi. Servite i cibi e le bevande che consumate in ciotole e tazze attraenti, disponete amorevolmente i fiori in un vaso, appendete gli abiti al sicuro negli armadi. Notate la cura che il contenimento implica e conferitela a voi stessi; le più comuni lamentele dell'elemento Terra nascono dall'essere ignorati. In aggiunta cercate di tonificare il Fuoco, come descritto nel capitolo sul Fuoco, per rafforzare la Terra attraverso la madre.

necessario un riparo di bambù o di altri alberi per riparare un'abitazione da queste influenze pericolose.

In ambienti più urbani gli edifici occupano il posto delle montagne nel rappresentare l'elemento Terra. Edifici insolitamente alti o vicini possono essere incombenti come una montagna troppo ripida e devono essere deviati in modo da non danneggiare il Qi delle persone che vivono vicino. Uno spec-

Disperdere l'eccesso di Terra

Il modo più rapido per controllare un eccesso dell'elemento Terra è liberarsi delle cianfrusaglie. Non necessariamente i rifiuti, che appartengono all'elemento Metallo, ma le cianfrusaglie e la sovrabbondanza di oggetti che si accumulano attorno a noi nei momenti di stress e di incuria.

Ripulite tavoli e scrivanie, ripulite cassetti e ripostigli, riorganizzate gli armadi e gli scantinati, gettando via quante più cose possibile e organizzando quel che resta in mucchi ordinati. Questo inizierà il processo di drenaggio e semplificazione di un elemento Terra sovraccarico.

Secondariamente, seguite le istruzioni del capitolo sul Legno per tonificare il Legno, che controllerà poi la Terra.

chio appeso di fronte all'edificio aggressivo rifletterà indietro il suo Qi, in modo che non opprima il vicinato. In alternativa uno specchio più piccolo o uno specchio d'acqua sul tetto dell'edificio più piccolo avrà lo stesso effetto.

La forma che corrisponde più specificamente all'elemento Terra è una distesa elevata ma appiattita. Montagne con altipiani e edifici che si espandono più in senso orizzontale che verticale sono particolarmente associati con la Terra. Anche i ponti, che formano una piattaforma su brecce e acque, rappresentano la Terra.

Negli ambienti interni le forme di Terra sono piatte in cima come gli altipiani: tavoli, scrivanie, scaffali, letti, sofà e sedie rappresentano tutti l'elemento Terra in una casa o in un ufficio. In più, qualunque cosa tenga o contenga qualcos'altro ha una forte componente di Terra: vasi, ciotole, bottiglie, così come cassettoni e cassetti. Le travi incrociate sono anche considerate Terra, dato che creano una forma di Terra unendo due travi diritte.

I colori della Terra sono giallo, marrone e beige, e anche i toni mattone. Questi colori sono particolarmente appropriati nei soggiorni e nei bugigattoli: il centro della vita della famiglia. I materiali della Terra sono quelli fatti di argilla o mattone: vasellame, piatti, terrecotte.

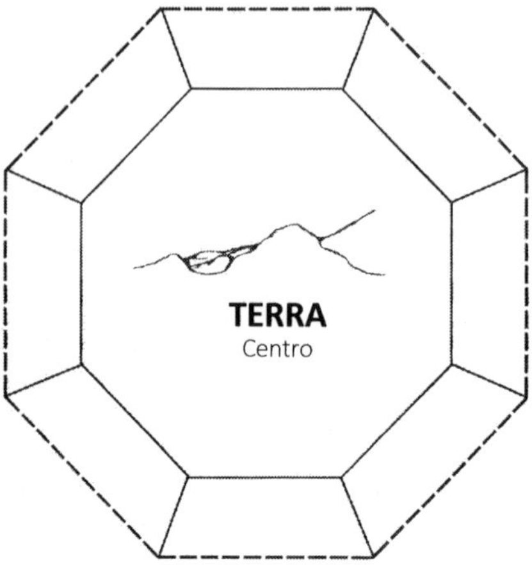

L'area del Ba Gua che corrisponde alla Terra è il centro; si può usare per tonificare la carenza o disperdere l'eccesso. Disponete un piccolo tappeto rotondo o esagonale nel centro di una stanza per rafforzare lì l'elemento Terra, o mettete un tavolo o un tavolino da caffè nell'area centrale. In alternativa, potete appendere una composizione mobile o un'eolia al centro del soffitto. Se c'è un portalampade nel centro del soffitto fate in modo che sia pulito e provvisto di lampadine nuove, chiare e in buone condizioni. Cercate di dipingere o sostituire il portalampade con uno giallo o rosso.

Un elemento Terra sano forma delle stabili fondamenta per l'energia e l'attività nella nostra vita. I cibi che mangiamo, le case in cui viviamo, il denaro che spendiamo, e la gente con cui ci relazioniamo fanno tutti affidamento sulle forze potentemente nutrienti dell'elemento Terra. Dato che governa il vero nocciolo della sopravvivenza, come mangiare e spendere, la Terra porta un livello di praticità ai nostri sforzi che altrimenti sarebbero carenti. Ci insegna che una certa quantità del vivere è lavoro ripetitivo: "Dobbiamo tutti fare quel che dobbiamo fare", e non c'è scappatoia che tenga. Ma una volta compresa la verità di fondo, se possiamo impegnarci nel lavoro di routine con dedizione e gioia, emerge una dimensione dell'essere completamente nuova. Impariamo lentamente che i momenti più speciali della vita vengono realizzati grazie a quel lavoro, non suo malgrado. La felicità che cerchiamo proviene dal canalizzare ogni cosa - il nostro sudore, le nostre lacrime, le nostre gioie e le nostre ispirazioni – verso il percorso di crescita. Queste realizzazioni portano la Terra nutriente verso la saggezza del Metallo, dove scopriamo il senso del percorso.

Metallo

Oro, gioielli e cristalli evocano la simbologia del Metallo nei miti e nei racconti di fate in tutto il mondo. Un premio di incommensurabile valore, un tesoro è la ragione per ogni ricerca e l'obbiettivo di ogni eroe. Il Santo Graal, il tesoro del drago e la pietra filosofale sono tutte versioni della stessa favola: la ricerca di qualcosa di incorrotto. Spesso il tesoro assume la forma di una speciale principessa o principe, la cui bellezza o innocenza li identifica con la purezza incorrotta.

Il tesoro in queste storie è, di solito, protetto da condizioni che rendono pericolosa la ricerca e difficile il conseguimento: viaggi pericolosi, creature diaboliche, magici incantesimi e maghi cattivi a salvaguardia del tesoro contro chiunque. Solo i ricercatori più valorosi e onorevoli riescono a vincere il tesoro, e anch'essi sono duramente messi alla prova durante il viaggio, dovendosi ripetutamente dimostrare degni. Quando l'eroe e l'eroina trionfano e vivono felici per sempre, essi sono arricchiti per l'eternità dall'oro che hanno ottenuto.

In accordo con l'opera pionieristica di Carl Jung sul mito e il sogno, i tesori in questi miti possono essere interpretati come simboli della conoscenza di sé e i viaggi di ricerca come la ricerca dell'umanità verso lo stesso obbiettivo. I gioielli sono così perle di saggezza, guadagnati come una tacca durante un duro lavoro, onestà e pura intenzione. La favoleggiata ricerca alchimistica per trasformare il piombo in oro è allo stesso modo il perseguimento dell'illuminazione interiore. Il Metallo in queste storie rappresenta così saggezza e conoscenza di sé: le vere ricchezze della vita.

L'armamento è un altro aspetto del Metallo che appare nei miti e nei racconti di fate. Spade, lance e coltelli rappresentano una falciatura simbolica:

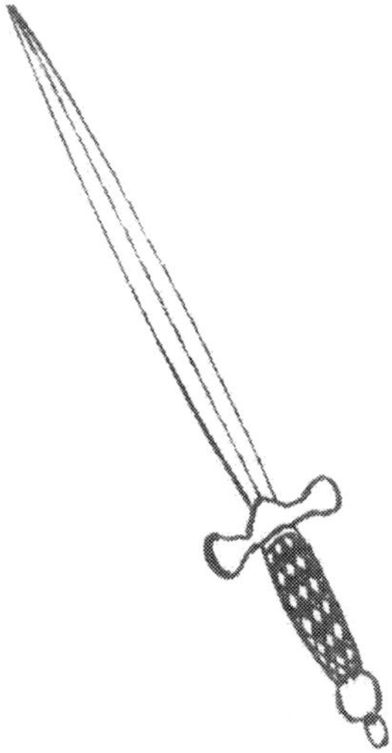

Spade e altre armi rappresentano gli attributi del Metallo di separazione ed eliminazione.

una separazione di forze, come il puro dall'impuro o il bene dal male. Quando vengono usate le armi, è un segno di eliminazione: qualche parte viene scartata per la salute dell'intero. Che sia stato ucciso un gigante cattivo o ferito un valoroso eroe, l'arma funziona come agente del cambiamento, rimuovendo qualcosa che non è più necessario al regno o all'uomo.
Il Metallo nel ciclo dei Cinque Elementi segnala sia il processo di raffinamento che la pura essenza che è il suo prodotto: il Santo Graal così come la sua ricerca. Significa perdita e riduzione, ma anche un'indistruttibile purezza che rimane quando tutto il resto è andato. L'imparare e il discernere del Metallo, la sua ricerca e l'eroismo sono archetipicamente attributi maschili, proprio come il sostentamento della Terra è la quintessenza del femminile. L'elemento Metallo così rappresenta l'energia archetipica del padre, che spinge la parte maschile di ognuno di noi a mettersi in viaggio per cercare il tesoro, uccidere draghi, e insegnare la saggezza duramente conquistata a coloro che ci seguono sulla nostra strada.
Nel ciclo di Creazione il Metallo è figlio della Terra. Mentre la crescita è nutrita incondizionatamente nella fase Terra, nel Metallo viene diretta in modo più attivo; vengono esonerate le risorse improduttive o usate mentre i prodotti validi vengono trattenuti e raffinati. Nel ciclo di Controllo il Metallo è controllato dal Fuoco, che lo fonde. Le qualità del Metallo di discernimento e separazione possono essere annullate dalla fusione e dall'amalgamare le distinzioni proprio del Fuoco.
Nel mondo naturale il metallo si forma nelle profondità della terra, dove alte temperature e pressioni fanno sì che le molecole nel magma fuso si

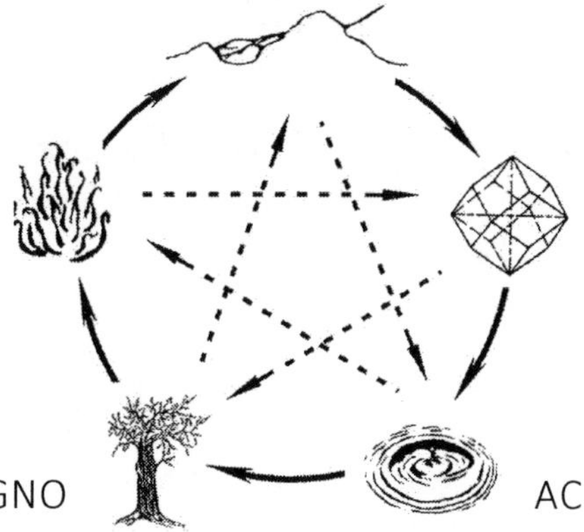

separino in strati omogenei. Alcuni strati si raffreddano rapidamente in basalti vulcanici, mentre altri si condensano gradualmente in minerali e metalli. Altri ancora si accumulano in strutture precise a traliccio per formare i cristalli. Questo processo di separazione spinge via le impurità e le molecole di composizione dissimile, formando metalli che sono puri e distinti. Nel ciclo dei Cinque Elementi il Metallo caratterizza un processo simile di separazione. Formato nelle energie nutrienti della fase Terra, il Metallo separa quel che è usato, impuro o non necessario da ciò che è puro. Mentre i rifiuti impuri sono eliminati, le essenze pure sono raffinate ulteriormente, valutate come tesori o, a volte, conservate per l'uso successivo. Questo processo di eliminazione può essere difficile, ma il Metallo è un elemento eccezionalmente forte precisamente per questo: l'eliminazione rimuove le impurità per concentrare l'essenza. L'elemento Metallo è naturalmente allineato con il regno minerale e ne condivide la durezza come la lucentezza. Nel ciclo YinYang il Metallo significa l'ascesa dello Yin. Seguendo l'espansione Yang di Legno e Fuoco e la transizione mediata dalla Terra, la fase Metallo comincia a manifestare il movimento dello Yin verso l'interno: gli oggetti mostrano i segni dell'introversione, della contrazione e dell'acquietamento. A livello fisico il Metallo raffina le energie che erano nutrite nella fase Terra e le trasforma in potenziale che viene conservato per un utilizzo successivo. La funzione di conservazione del Metallo è successiva a quella di contenimento della Terra: mentre la Terra opera il contenimento, il Metallo rappresenta il contenuto.

Il Metallo corrisponde all'autunno nel ciclo delle stagioni. In autunno la linfa che è la forza vitale di ogni pianta si ritira dalle foglie e dai rami per raccogliersi nelle radici. I nutrimenti conservati nel sottosuolo in questo modo trattengono la loro potenza durante il lungo, freddo inverno. Allo stesso tempo i vasi dell'albero canalizzano le impurità verso l'alto alle foglie, dove saranno eliminate con la caduta. Per quanto siano belle al loro tempo, le foglie cessano di essere funzionali nella relativa oscurità dell'inverno, perciò l'albero smette di nutrirle ed esse cadono.

Le temperature fredde dell'autunno e le diminuite ore diurne segnalano la crescente dominanza dello Yin. Animali e piante diventano anch'essi più Yin, volgendosi verso l'interno per costruire le riserve di cui avranno bisogno per attraversare il lungo inverno. Mentre gli alberi conservano i nutrimenti come linfa, gli animali li conservano come grasso, trasformando tutto quello che mangiano (che è molto, in autunno!) in grasso, che è la forma più densa di conservazione di energia. Il grasso protegge gli animali dal freddo e può essere trasformato in energia quando le riserve di cibo sono scarse.

L'autunno è anche un tempo di raccolto, quando i mercati sono pieni di cumuli di mele rosse e bianche, granoturco tardivo, frumento e avena, broccoli, patate e così via. I raccolti che mietiamo hanno condensato la loro bontà in frutti nutrienti e organi vegetali; il nostro raccoglierli è un processo che consiste nel trattenere la loro essenza scartando bucce e gambi che non sono più necessari. Tradizional-

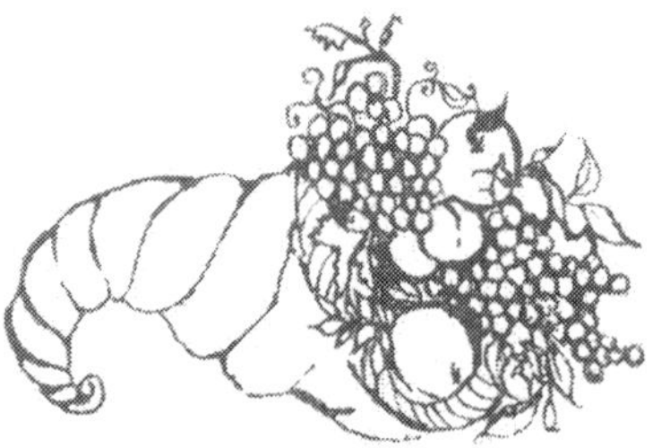

Al tempo della mietitura raccogliamo i frutti di ciò che abbiamo seminato, impiegando le energie del Metallo nella distillazione e conservazione.

mente l'autunno è stato anche un tempo in cui si inscatola e si fa seccare, macellando e salando, man mano che conserviamo le risorse vitali per la nostra sopravvivenza nei magri mesi invernali.

Nel ciclo di un giorno il Metallo governa il tardo pomeriggio e la sera: quando il giorno si avvia alla chiusura. La luce Yang del giorno dà luogo all'oscurità Yin mentre la gente ritorna a casa, si rilassa e si impegna in attività relativamente passive come mangiare e chiacchierare. La sera è spesso un momento per la famiglia, quando estranei, amici e parenti sono messi in disparte e si raccoglie la famiglia più ristretta, come l'essenza raffinata, per trascorrere del tempo insieme. In generale le ore del Metallo coinvolgono raccoglimento, lasciar andare le preoccupazioni della giornata e prepararsi per il riposo notturno.

La stagione secca
L'erba è alta e colorata
Sfumature paglierine di secco,
e la contraddittoria tortuosità delle strade polverose
si cosparge di pozze di colorate foglie,
con i fantasmi dell'anno sognante.
Kwesi Brew

Nella costruzione di un edificio il Metallo è il periodo di completamento, quando i lavoratori danno gli ultimi ritocchi per completare, fanno le correzioni finali e trasportano via la spazzatura e i materiali che non servono più. Man mano che l'edificio viene completato, non richiede più le attenzioni e l'attività che serviva precedentemente: funziona da solo e forse sta già ospitando i suoi occupanti e/o le sue attività, benché il lavoro finale sia ancora da completare. La rimozione della spazzatura è una parte importante di questo processo, dato che la vera essenza dell'edificio può essere rivelata soltanto quando i rifiuti vengono eliminati.

In ogni sforzo creativo il Metallo governa similmente la fase finale, quando ci adoperiamo per affinare il nostro progetto perfezionando i dettagli che esprimono la sua essenza. In questo stadio si tratta con il mordente il legno per evidenziare la bellezza della sua grana, si placca e si decora un piatto, o si ricompone una frase finché risulta perfetta. Allo stesso tempo si rimuove quel che è superfluo e i rifiuti finché quel che rimane è una cosa completa, perfetta.

Anche i processi di pulizia devono la loro forza alle energie del Metallo. Nel pulire si consolida l'essenza di qualcosa rimuovendone le impurità. Che siano capelli, un banco o un cortile, la pulizia fa "brillare" le cose liberandole dagli elementi che non appartengono ad esse e rivelando così la loro essenza. La pulizia del Metallo è la rimozione fisica dell'ingombro, all'opposto dell'assestamento della Terra, che stabilisce l'ordine dal caos.
Il corrispettivo mentale del pulire è la separazione e il giudizio del Metallo. Il processo di discernimento tra urgente e non urgente, tra presente e passato, o tra essenza e eccedenza richiama l'attributo del Metallo di separare il puro dall'impuro. Come le armi nelle avventure delle fiabe, il discernimento uccide quel che non serve più per i nostri propositi immediati.
Benché l'Intestino tenue dell'elemento Fuoco governi il discernimento, le sue funzioni di separazione sono diverse da quelle dell'elemento Metallo. L'Intestino tenue separa la verità soggettiva dalla menzogna: discerne la natura dei nostri sentimenti più intimi. Il Metallo, d'altra parte, distingue a un livello più esterno, separando in categorie quello che è qui o non è qui, è decisivo o non lo è, e così via. Il Metallo divide e organizza le nostre esperienze quotidiane.
Il giudizio usa la spada del Metallo per eliminare la confusione e il caos; può essere un processo nobile o distruttivo, a seconda della forza con cui è impiegato. In senso salomonico, il giudizio richiama i nostri poteri superiori di discernere l'azione migliore in una data circostanza. Può aiutarci a giudicare il valore di un divano che vogliamo vendere, o il modo giusto di comportarci nella festa aziendale; il retto giudizio guida il nostro comportamento e ci da' il senso di ciò che è giusto. Nella sua forma più pura il giudizio è un riconoscimento della verità "superiore", sia spirituale che sociale, che trascende la meschinità individuale e viene elargito senza intenti negativi. I sistemi legali istituzionalizzano questo ideale, sperando di preservare la "giustizia" con i loro codici e pratiche.
Quando il Metallo è in squilibrio, tuttavia, il giudizio può essere crudele, trasformandosi spesso in uno strumento di punizione. Chi ha uno squilibrio in questo aspetto del Metallo può essere ipocrita ed eccessivamente giudicante verso gli altri, o potrà rivolgere la rabbiosa spada del giudizio

verso se stesso. Un giudizio dispotico porta a comportamenti sadici e punitivi, il che induce la gente a concentrarsi su penalità e retribuzioni invece che sulla necessità di attenersi alla correttezza.
Dal punto di vista cosmologico il Metallo corrisponderebbe al contrarsi e condensarsi dell'universo, che è stato ipotizzato come un evento del futuro ma non si è mai verificato. Alcuni fisici si aspettano che l'universo non continui ad espandersi, ma ad un certo punto cominci a contrarsi tornando a uno stato più denso, in un processo speculare a quello del Big Bang. Questo sarebbe in accordo con la teoria dei Cinque Elementi, che riconosce nella condensazione e concentrazione una fase ineluttabile del processo di crescita.
La fase Metallo del ciclo mestruale avviene tra il ventunesimo e il ventottesimo giorno. In quel momento le cellule nell'ovaio cominciano a degenerare (nel caso non ci sia stata fecondazione) e cessano di produrre gli ormoni che aiutano i vasi sanguigni a fornire il rivestimento dell'utero. Senza la giusta fornitura di sangue le cellule dell'utero muoiono, per essere eliminate quando inizia la mestruazione. Come il morire e il cadere delle foglie d'autunno, la degenerazione e la morte delle cellule è emblematica della fase Metallo, nella quale i sistemi viventi sono in declino.
Il Metallo si manifesta come clima nella secchezza. Come il Metallo, la secchezza rappresenta un processo di riduzione e contrazione. È un concetto un po' contraddittorio che implica sia il processo di prosciugamento che le materie solide lasciate quando un campo o un contenitore è stato prosciugato.
Prosciugare, in natura, è la logica successione rispetto all'umidità. Dopo un'estate umida, l'autunno prosciuga l'umido, racchiudendo nelle radici i suoi importanti elementi nutritivi presi dalle foglie e dai rami. Le foglie diventano secche e cadono, ma le radici conservano nel freddo inverno le essenze umide che saranno necessarie per la nuova crescita in primavera. L'inaridimento e la morte delle foglie sono parti integranti di questo ciclo di ricrescita: è solo lasciando le loro foglie che gli alberi possono raccogliere la linfa di cui hanno bisogno nelle radici.
Similmente le piogge, dopo aver lavato via le impurità dalle piante e dal

suolo, lasciano dietro di sé un suolo che è più ricco di minerali ed elementi nutritivi. Allagamenti e consolidamento ripetuti contribuiscono alla formazione di una terra fertile, come la valle del Nilo, resa più ricca ogni anno dai depositi di limo lasciati sulle rive ogni volta che le acque alluvionali del fiume recedono.

Secchezza indica che qualcosa si è perso o è stato rimosso. Il clima secco astringe l'aria e il suolo umidi e impedisce o mitiga la decomposizione, mentre la secchezza nel corpo, nella forma dell'elemento Metallo, filtra il respiro attraverso i polmoni e la massa del cibo attraverso l'intestino per isolare la loro essenza ed eliminare le impurità.

Ma troppa secchezza provoca prosciugamento e scarsità. Una rimozione eccessiva può lasciare troppo poco dietro di sé, come la terra prosciugata che si riempie di spaccature e non riesce a nutrire un seme. L'estrazione mineraria lascia la terra nuda e non arabile perché rimuove tutte le essenze nella sua ricerca ossessiva dei minerali. I tagli netti, i pascoli eccessivi e le coltivazioni intensive, similmente, lasciano dietro di sé la terra brulla.

Nel corpo il seccare troppo ci rende screpolati e vulnerabili come una pianura nella siccità. È molto evidente come la pelle diventa rigida e sfaldata, screpolata e incrinata, specialmente sul viso e sulle mani. Sono comuni anche la tosse secca e i capelli secchi, così come la stitichezza che risulta dalla mancanza di fluidi nell'intestino. Secchezza indica l'assenza di fluidi vitali: l'essenza è stata rimossa insieme alle impurità.

Dal punto di vista ambientale la secchezza è scarsità, pochezza, rigidità. Sia che venga percepita come purezza o come povertà, l'assenza di qualunque eccedenza caratterizza la fase Metallo. Le terre aride, i monaci ascetici, le diete con digiuno e gli ambienti interni desolati manifestano tutti il bordo affilato del Metallo; il minimalismo è una virtù del Metallo.

Dal punto di vista delle emozioni il Metallo è classicamente associato con il dispiacere: l'atto di lasciar andare e l'afflizione per le perdite subite. Dato che è così doloroso, molti cercano di evitare il dispiacere, non volendone sperimentare la sofferenza. Altri associano il dispiacere con la debolezza e non vogliono cedere ad essa. È perciò una pratica comune ignorare il dispiacere, negando la sua stessa esistenza tranne che nelle circostanze più estreme. Ogni nuova penosa situazione minaccia il nostro baluardo di negazione, tuttavia, e diventiamo sempre più rigidi nel tentativo di controllare le nostre sensazioni. Ci neghiamo il diritto di sentire anche le minime cose per paura di innescare qualcosa che non saremo in grado di controllare. Sfortunatamente l'abitudine continua di respingere il dolore non lo abolisce veramente; crea soltanto un mostro dentro di noi che prosciuga la nostra energia e scoraggia tutte le emozioni. Perché quando ci anestetizziamo contro il dolore perdiamo anche la capacità di sentire completamente altre cose, come creatività, amore e gioia. Ci intorpidiamo e ci dissociamo dalla nostra stessa esperienza.

Le forze dell'Autunno creano la secchezza nel Cielo e il metallo sulla Terra; esse creano l'organo del polmone e la pelle sul corpo... e il naso, e il colore bianco, e il sapore piccante... l'emozione dispiacere, e l'abilità di emettere un suono piangente.

Classico di Medicina interna dell'Imperatore Giallo

Il dispiacere ha, tuttavia, il suo posto come tutte le emozioni, e deve essere onorato se vogliamo rimanere in contatto con noi stessi. Infatti, quando troviamo il coraggio di ammettere il dispiacere nella nostra vita, troviamo che crea forza, invece che debolezza. Il dispiacere ci consente di affrontare le nostre perdite e attraversarle, lasciando andare idee, comportamenti e relazioni che non sono più disponibili.

Benché il processo di compiangere le nostre perdite sia acutamente doloroso, tuttavia porta, in definitiva, molti doni, cristallizzando quel che è più importante per noi. In tutta la sua enormità, il dispiacere ci ricorda quanto amore possiamo sentire, e non c'è forza più grande di questa esperienza profondamente umanizzante. Il dispiacere ci insegna anche cosa valutiamo importante nella nostra vita e nella vita degli altri, dandoci l'opportunità di dirigere nuovamente la nostra energia per diventare quel che più desideriamo essere.

Onorare veramente il dispiacere significa dolersi di ogni perdita che sentiamo, anche di quelle che non crediamo "dovremmo" sentire, come quelle piccole, o quelle dovute a transizioni che abbiamo cominciato noi stessi. Così proviamo dispiacere dentro di noi per oggetti cari che abbiamo perduto, ma anche per la nostra vecchia casa anche se stiamo traslocando in una più grande e più bella. Possiamo provare dispiacere per un impiego che abbiamo lasciato o per la nostra condizione da single quando stiamo per sposarci con la persona amata. Il dispiacere non è un rimpianto, ma un distacco.

La risolutezza è il dono che arriva dopo il dispiacere: è il riconoscimento di quello che ancora abbiamo e la decisione di andare avanti con questo. Non è esattamente speranza, e neanche determinazione, solo una sorprendente presa di coscienza che ci rimane qualcosa di grande valore malgrado, o persino grazie, alla nostra perdita. "Quello che non mi uccide mi rende più forte" è un modo per descriverlo, anche se questa espressione esclude il senso di stupore e meraviglia che sono il dono della cruda sofferenza.

La risolutezza emerge dal dispiacere come l'oro puro emerge dalle ceneri; è l'essenza distillata di quel che avevamo, una persona, un amore, una casa, un'esperienza, e diventa una parte di noi che non potremo mai perdere. Scolpite nel nostro cuore, nelle ossa, e nella nostra memoria, queste esperienze si intrecciano con il materiale di cui siamo fatti e ci costruiscono più grandi di come eravamo. La risolutezza si indurisce in noi e ci spinge in fuori verso la vita, dove scopriamo miracolosamente la capacità di sentirci di nuovo bene. Amiamo la nuova casa, entriamo nel nuovo matrimonio con entusiasmo e sentiamo di nuovo gioia dopo aver perso una persona amata

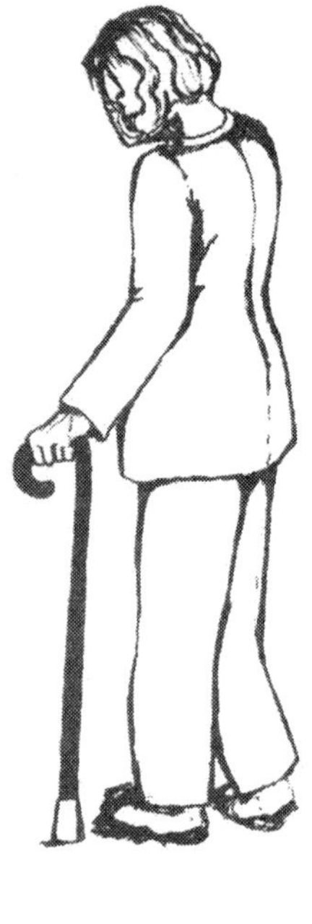

Nella fase Metallo della nostra vita cominciamo a rivolgerci all'interno: fisicamente, mentalmente ed emotivamente.

non come un balsamo per il nostro sé diminuito, ma come esseri resi più profondi, più completi e più ricchi, perché temprati dalle nostre perdite. Questi sono attributi preziosi del Metallo, che ci rendono più ricchi per la nostra esperienza.

Il Metallo nel ciclo della vita umana

Nel ciclo della vita umana il Metallo si estende dalla fine della mezza età alla vecchiaia. In questo stadio si diventa più Yin che Yang: ci si rivolge verso l'interno più che spingere all'esterno come si è fatto in gioventù. Si diventa più rigidi e più lenti, meno flessibili di quanto si fosse nei tempi andati, e si diventa più rigidi anche emotivamente: più fermi nei propri atteggiamenti e meno pronti a farsi persuadere. Questa fissità è caratteristica dell'elemento Metallo, in aperto contrasto con i comportamenti flessibili e adattabili del Legno.

Inoltre in questo tempo le funzioni del corpo cominciano ad alterarsi, riflettendo le qualità di abbandono del Metallo. Con l'indebolimento dell'udito, della vista, della memoria o di altri sensi, gli anziani tendono a rivolgersi all'interno anche mentalmente, diventano più assorbiti nelle esperienze interne che proiettati verso il mondo esterno. Diventano più riflessivi e passano più tempo nelle reminiscenze, ricordando le esperienze dell'infanzia e facendo il bilancio dei loro successi e fallimenti. Questi comportamenti distillano le esperienze della vita in saggezza, che si raccoglie come linfa nel loro cuore e nella loro mente di adulti che invecchiano. L'immagine del vecchio saggio, benché non sia molto visibile nella cultura occidentale, caratterizza perfettamente la condensazione durante la fase Metallo di quel che è veramente valido in un organismo.

In questo stadio molti adulti anziani si ritrovano a ridurre i loro ambienti: si trasferiscono in case più piccole, vendono o danno via le loro proprietà, riducono la cerchia di amici e attività. Questi comportamenti tipici del Metallo segnano un affinamento e una riduzione della capacità di accumulo della Terra.

Tara R., che si trova all'inizio dei suoi sessant'anni, parla spesso con gli amici dell'urgenza che condividono a dar via molte delle cose che hanno acquisito negli anni della maturità. I pezzi di antiquariato che usavano collezionare, la gioielleria e l'argento trasmesso per generazioni vengono tutti trasferiti lentamente alla case dei loro figli, alle vendite nelle chiese e ad altri disposti a ricevere. Per quanto i loro figli si sentano, a volte, a disagio per questo comportamento (perché sembra una preparazione alla morte), Tara e i suoi amici sentono che è solo naturale disfarsi del fardello di oggetti supplementari in questo momento.

A livello spirituale il Metallo esemplifica l'innocenza. Non in senso legale, ma il tipo di purezza che preclude il giudizio, consentendo a tutte le creature viventi il diritto di esistere e di perseguire i loro sogni senza timore della punizione. Quando siamo veramente innocenti, c'è sempre il tempo di dare il meglio di sé, sempre un'altra possibilità, sempre altre opportunità per compiere il proprio destino. Per quanto si possa essere vecchi, stanchi o delusi, l'innocenza che redime è disponibile per ricordarci che non siamo mai al di là della guarigione o oltre la speranza. Il puro spirito del Metallo sa che siamo sempre idonei alla grazia.

Molti sono feriti in questo aspetto dello spirito, sentendosi indegni o contaminati a causa di un trauma infantile, un senso di colpa religioso, o un condizionamento sociale. Possono chiedere un consiglio psicologico, o religioso o un percorso spirituale personale nello sforzo di recuperare il loro senso di purezza. Queste istituzioni forniscono molti modi per ridiventare innocenti, sostenendo rituali che aiutano la gente a tirare via gli strati del loro disagio (sia esso peccato, infedeltà o ignoranza) e a trovare la redenzione.

Alcuni raggiungono questa purezza attraverso rituali di pena come la confessione, mentre altri si purificano tramite la disciplina di uno stile di vita austero, o una dieta, o una pratica meditativa. Altri ancora raggiungono la purezza attraverso il fuoco dell'incenso e il lume delle candele, tramite bagni e battesimi rituali, o semplicemente con la preghiera. Sia che si rinasca o ci si impegni nel processo di "guarire il bambino interiore", si ripulisce se stessi di qualche impurità percepita, in modo tale che la propria essenza rimanente diventi nuovamente pura.

L'anima del Metallo è la saggezza, il tesoro nascosto alla base di ogni difficoltà. La saggezza volge l'esperienza in comprensione, consentendoci di conoscere di più sul presente a causa di quel che abbiamo imparato dal passato. Quando siamo saggi vediamo più sfumature in ogni situazione. Comprendiamo le dinamiche e possiamo prendere decisioni migliori, più informate sulle nostre azioni. Come una spada ben fatta, la saggezza è uno strumento che ci consente di tagliare via le sciocchezze e vedere una situazione come realmente è. L'anima è un maestro rigoroso, tuttavia, che ci insegna le lezioni della vita tramite gli agenti del dispiacere e della perdita. Essa richiede che si tragga la propria crescita dal dolore, trasformando la delusione, le ferite e la rabbia in specchi della scoperta di sé. Questo è un sentiero difficile che alcuni non riescono a seguire; quelli che non riescono ad allontanarsi dalle loro ferite non le vedranno mai trasformarsi in doni. Coloro che insistono a imparare dalle loro difficoltà, tuttavia, diventano più forti e più saggi ogni giorno che passa. Ogni esperienza aggiunge altra distinzione alla loro compostezza.

Il mio spirito è intonato
alla stagione della primavera:
Alla caduta dell'anno
c'è l'autunno nel mio cuore.
Così imitando i mutamenti cosmici
La mia villetta diventa un universo.
Lu Yun

L'anima del Metallo crea anche gli insegnanti; coloro che trasmettono la loro saggezza ad altri. Il dono dell'insegnamento è un aspetto positivo della perdita: non diventiamo più poveri per aver dato via la nostra saggezza, purché questa sia correttamente valutata da coloro che la ricevono. Benché noi siamo bruciati e martellati nelle battaglie della vita, la diligenza del Metallo trasforma la nostra informità in un attrezzo forte e bilanciato, che gli altri possono usare per navigare nella vita più facilmente.

Il Metallo in una relazione presiede a tutte le separazioni, siano esse causate da tradimento, morte o dalla naturale separazione delle strade. Mentre il Fuoco e la Terra descrivono l'attrazione verso e la connessione con gli altri, abbiamo anche un forte desiderio di separarci dagli altri (Thomas Moore esamina queste attrazioni opposte nel suo libro *Soul Mates*). Non ci può essere nessun conseguimento all'esterno senza un corrispondente conseguimento interiore, proprio come non ci può essere uno Yang senza lo Yin: gli individui in una relazione devono avere abbastanza tempo, spazio e capacità per sviluppare quegli aspetti di sé che sono unici e non dipendono da alcuna relazione esterna.

Le qualità dell'elemento Metallo di purificazione e distacco giocano un ruolo importante nell'aspetto separativo di una sana relazione. Nella fase Metallo noi spezziamo i legami energetici creati nella Terra. Benché sia uno stadio necessario di sviluppo, è innegabilmente doloroso strappare via i fili che ci collegano a coloro che abbiamo amato.

La fase Metallo avviene nelle relazioni quando le amicizie o gli idilli si spezzano, o quando qualcuno muore. Sia che ci sia stato uno scisma attivo o un lento attrito, la rottura e la riorganizzazione della fase Metallo comincia quando la separazione diventa un fatto. Essa richiede che ridisegniamo i nostri confini per escludere coloro da cui ci stiamo separando: proviamo perdita, dispiacere e vero disorientamento mentre lottiamo per ridefinire la nostra cerchia di intimi.

La fase Metallo avviene anche nel crescere di un bambino. Benché un giovane adulto esista all'interno della fase Fuoco del suo ciclo vitale, la sua relazione con i genitori attraversa una fase Metallo mentre il bambino separa la sua vita dalla loro e impara a far conto sulle proprie forze per le sue necessità vitali fondamentali. Tradizionalmente questa fase è stata segnata da qualche sorta di cerimonia di crescita, che inizia gli adolescenti all'età adulta per virtù di prove fisiche, mentali, emotive e/o spirituali. Queste iniziazioni rafforzano l'elemento Metallo dando riconoscimento alla transizione; esse drammatizzano la perdita della fanciullezza e il dolore e la paura coinvolti nella separazione dalle sue comodità.

Nella vita moderna, tuttavia, il dramma della transizione dall'infanzia all'età adulta si è perso completamente. Non abbiamo un vocabolario che riconosca il dolore della separazione dai nostri genitori, il dispiacere di perdere la loro sicurezza e il conforto, o la paura di dover sopravvivere in un mondo adulto. Noi la chiamiamo "adolescenza" ma non riconosciamo il dispiacere che l'accompagna naturalmente, quando sia i figli che i genitori sperimentano la rottura dei legami di interdipendenza. In parte a causa del dispiacere non riconosciuto dell'adolescenza, molti adulti moderni vanno incontro a sconvolgimenti psicologici in anni successivi, sperimentando per la prima volta il dolore del tradimento e della separazione dai genitori in sedute di psicoterapia ai venti e trent'anni, o anche più tardi. Dato che abbiamo perso la comprensione delle sfumature psicologiche dell'adolescenza, ora si richiedono altri anni e altre strategie per portare alla maturità.

In ogni relazione la fase Metallo si manifesta come disaccordo. Non gli atteggiamenti e le manovre delle lotte di potere, ma l'onesto disaccordo che avviene, spingendo entrambe le parti a rendersi conto che, in realtà, sono due persone separate. Se una persona in una coppia vuole vivere in città, per esempio, mentre l'altra desidera ardentemente la quiete della campagna o se uno ama una persona che all'altro dispiace, questo può provocare un dolore terribile. Si fanno compromessi e risoluzioni, naturalmente, ma il dolore della differenza persiste.

Questi dolori potranno farci ritirare nel dispiacere, nell'umore nero, nella tranquillità o nella depressione, emozioni che ci fanno ritrarre dall'emissione costante di attenzione e affetto. In questi stati d'animo oscuri del Metallo siamo invitati a unirci con il nostro intimo e i nostri dei, cominciando così la transizione da Metallo ad Acqua.

Il Metallo nel corpo

Nel corpo, il Metallo si manifesta come organi e meridiani del Polmone (Yin) e dell'Intestino crasso (Yang). Questi organi governano le funzioni del Metallo di rilascio, risolutezza, purificazione e dispiacere, in aggiunta agli attributi fisiologici che seguono.

I Polmoni raffinano e regolano il Qi. I Polmoni usano i poteri di raffinazione del Metallo per purificare il Qi celeste che attirano nel corpo durante l'inspirazione. Estraendo le essenze più pure dall'aria che attirano dentro il corpo, i Polmoni distribuiscono queste pure essenze al corpo mentre eliminano le impurità con l'espirazione. Lo squilibrio funzionale di questo aspetto dei Polmoni può manifestarsi con stanchezza o altri segni di Qi carente, o con difficoltà respiratorie come l'asma.

I Polmoni difendono il corpo dall'invasione di freddo e influenza. Gli strumenti del Metallo nel corpo formano la prima linea di difesa contro la

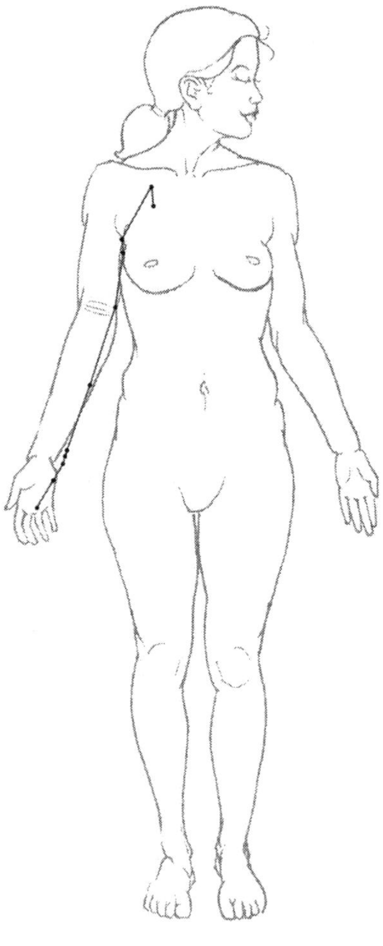

Meridiano del Polmone

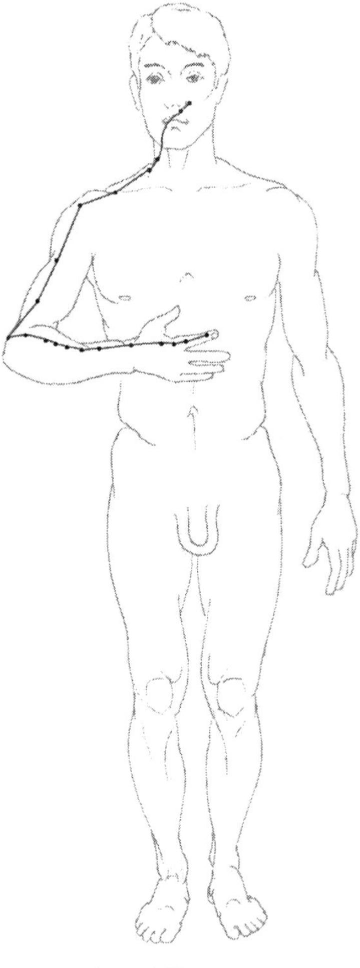

Meridiano dell'Intestino crasso

malattia: i Polmoni distribuiscono un particolare tipo di Qi protettivo sulla superficie del corpo, dove impedisce l'invasione dei germi. Come parte di questo sistema difensivo, i Polmoni controllano l'apertura e la chiusura dei pori. Essi regolano anche il sudore, che può forzare la malattia ad uscire dal corpo. Le disfunzioni in questo aspetto dei Polmoni si manifestano con raffreddori e influenza, o con disturbi della traspirazione.

I Polmoni asciugano il corpo disperdendo i fluidi. I Polmoni attivano la funzione essiccante del Metallo, inviando i fluidi del corpo verso punti di eliminazione, come il sudore alla pelle e l'urina alla Vescica. Quando i Polmoni deboli non riescono a disperdere i fluidi del corpo si può accumulare umidità, causando muco e catarro.

I Polmoni si manifestano nella pelle e nei peli. Come funzione del loro controllo sulle difese del corpo i Polmoni regolano la superficie del corpo e i tessuti di questa parte. L'energia dei Polmoni può così essere valutata nella qualità della pelle e dei peli, a seconda se sono umidi o asciutti, deboli o elastici, brillanti o opachi, ruvidi o morbidi.

I Polmoni si aprono nel naso. I Polmoni governano il senso dell'odorato e la pulizia dei passaggi nasali. Il senso dell'odorato è un'espressione fisica della capacità del Metallo di formare giudizi: il nostro naso ci dice cosa è fresco o marcio, attraente o repellente, e così ci aiuta ad operare distinzioni e scelte. Quando seguiamo "il nostro naso" impariamo a seguire i nostri giudizi istintivi.

L'Intestino crasso governa l'eliminazione. Come controparte fisica della perdita del Metallo l'Intestino crasso governa l'eliminazione dei rifiuti e delle essenze impure dal corpo in forma di feci. Una disfunzione nell'energia dell'Intestino crasso può manifestarsi con stitichezza o diarrea, o con l'incapacità di "distaccarsi" da situazioni o atteggiamenti.

Una porzione dell'energia del Metallo si manifesta anche nei meridiani del

Polmone e dell'Intestino crasso. Il meridiano del Polmone comincia al bordo del petto e percorre l'aspetto interno del braccio e del palmo per finire sul pollice.

Il meridiano dell'Intestino crasso comincia alla punta del dito indice e corre lungo il margine dell'avambraccio fino alla parte superiore del braccio. Passa lungo la spalla e il lato del collo, attraversando la guancia e la zona sotto il naso per finire di fianco alla narice opposta.

Il Metallo in squilibrio

Come per tutti gli elementi, uno squilibrio nel Metallo può cominciare nel corpo, nella mente, nelle emozioni o nell'ambiente esterno.

Dovunque cominci, tuttavia, col tempo uno squilibrio causerà probabilmente sintomi fisici, e il corpo manifesterà i segni della carenza o dell'eccesso del Metallo.

Metallo in carenza

Quando il Metallo è carente, non riesce ad eseguire con efficacia le funzioni di raffinare e lasciar andare. Alcuni tra i più comuni segni di carenza del Metallo sono:

- fiato corto dopo il movimento;
- pelle generalmente secca;
- stanchezza;
- raffreddore o influenza;
- sudore troppo abbondante o troppo scarso;
- tosse debole o asma;
- carnagione troppo luminosa o splendente;
- voce debole;
- stitichezza;
- esaurimento;
- incapacità di provare dispiacere;
- ripetere gli stessi schemi distruttivi di comportamento più e più volte.

Un esempio di Metallo in carenza

Patrick R. soffriva di asma accompagnata da tosse insieme ad abbondante muco nelle vie respiratorie che era schiumoso e bianco. Patrick riferiva anche frequenti vertigini, stanchezza persistente e congestione cronica dei seni nasali. Sudava facilmente e copiosamente e diceva che era sempre stato così, fin dall'infanzia. Patrick aveva inoltre una carnagione pallida ma chiara e una voce leggermente tremula quando era stanco. La prima volta che venne per l'agopuntura, Patrick parlò anche di un libro che da anni cercava di scrivere, ma che non riusciva a finire.

Patrick ha una varietà di asma conosciuta nella medicina cinese come "asma di stomaco". In termini di Cinque Elementi questa è una carenza di Metallo aggravata da un elemento Terra debole che non riesce a nutrirla. La carenza di Metallo di Patrick appare immediatamente nell'asma, nella tosse e nella traspirazione frequente, così come nella tipica carnagione pallida e chiara e la voce debole che sono caratteristiche delle disfunzioni del Polmone. La carenza di Terra peggiora il problema non riuscendo a trasformare correttamente i fluidi, creando muco nei Polmoni e nei seni nasali che li danneggia ulteriormente. La stanchezza di Patrick è il risultato di una carenza combinata di Terra e Metallo, che non riescono a produrre Qi sufficiente a dargli energia.

Dal punto di vista della creatività le persone con carenza nel Metallo hanno difficoltà a completare i loro progetti. Queste persone spesso si etichettano come perfezioniste, perché di solito trovano che il loro progetto ha bisogno di qualche altra cosa qui, una briciola là, ecc., ma la verità è che non riescono a lasciar andare. Il perfezionismo maschera la paura della perdita e della separazione che accompagna il compimento, e indica anche paura di essere giudicati severamente: tutti questi sono chiari segni di squilibrio del Metallo.

Quando il Metallo è carente, anche gli altri elementi possono essere attirati in squilibrio. Gli schemi più probabili di squilibrio sono i seguenti.

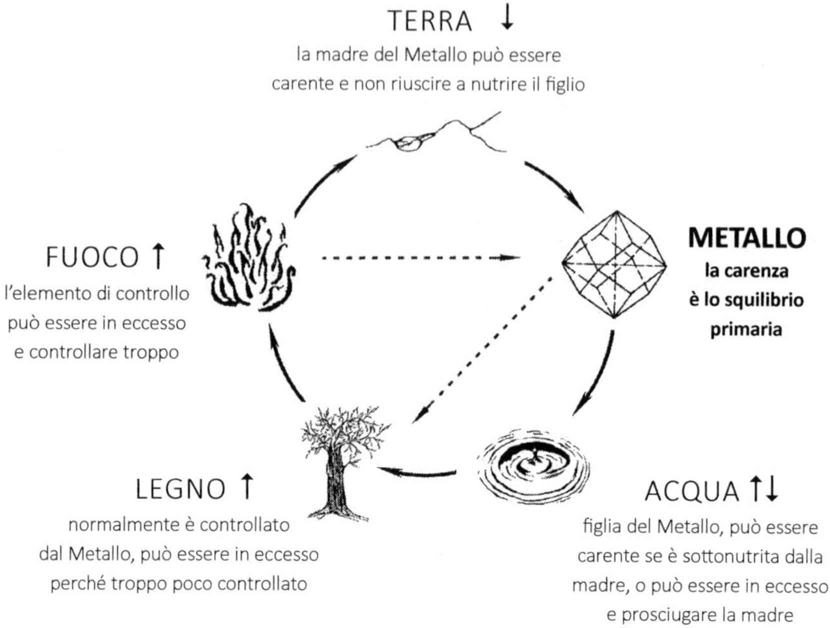

Metallo in eccesso

Quando il Metallo è in eccesso, esegue le sue funzioni di eliminazione e purificazione troppo drasticamente o con più energia di quella disponibile, il che produce un aumento del calore. Alcuni segni comuni di Metallo in eccesso comprendono:

- pelle o membrane mucose secche;
- profusione di muco nasale o delle vie respiratorie che può essere giallo o verde;
- tonsille gonfie;
- tosse profonda e con catarro;
- stitichezza secca o diarrea con crampi;
- senso di pesantezza al petto o al capo;
- screpolature nella pelle, come arrossamenti, orticaria, acne, eczema o psoriasi;

- dolore o infiammazione lungo i canali del Polmone o dell'Intestino crasso;
- comportamento nevrotico;
- essere troppo critici verso gli altri;
- dispiacere persistente, inconsolabile.

Dal punto di vista della creatività, le persone con un eccesso nel Metallo tendono ad essere rigide ed estremamente pulite, preferendo impegnarsi in attività di precisione come l'architettura o l'illustrazione medica. Sono anche perfezionisti, ma di un tipo più esigente di quanto non siano le persone con carenza nel Metallo: la gente con l'eccesso nel Metallo richiede che tutto appaia lindo. A volte il loro bisogno di pulizia impedisce loro di impegnarsi in attività creative: hanno paura del disordine e non vogliono intraprendere qualcosa che potrebbe non essere perfetto.
Quando l'eccesso di Metallo è lo squilibrio primario, gli altri elementi possono comportarsi come segue.

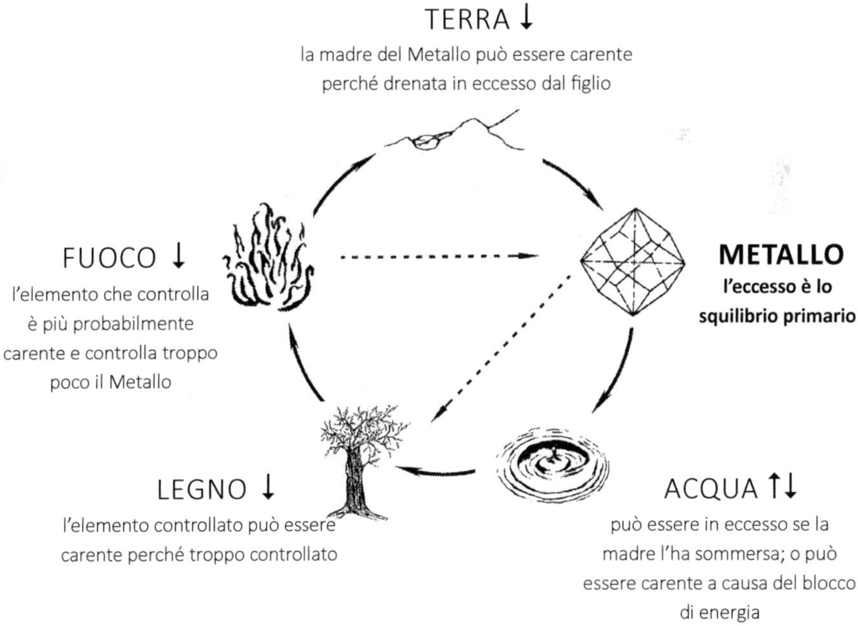

Un esempio di Metallo in eccesso

Luisa W. venne a fare agopuntura per curare l'artrite reumatoide. Aveva dolore e rigidità a diverse articolazioni, ma era particolarmente infastidita dal dolore al pollice e all'indice di entrambe le mani. Luisa lamentava anche un disturbo della pelle che le procurava chiazze di pelle rossa e secca e con prurito. Il viso di Luisa era pallido e la sua pelle mancava di lucentezza in generale.
I disturbi di Luisa corrispondono allo schema dell'eccesso di Metallo, che controlla troppo il Legno e prosciuga la Terra. L'eccesso di Metallo si può distinguere nella posizione del dolore principale di Luisa: il pollice e l'indice sono attraversati dai meridiani del Polmone e dell'Intestino crasso. Anche il disturbo alla pelle indica il coinvolgimento del Metallo. (Alla richiesta se avesse mai sofferto di asma o di qualche problema ai polmoni, Luisa riferì che da bambina le era successo di smettere di respirare, e che suo padre doveva spesso farle la respirazione bocca a bocca per farla riprendere. Benché questo coinvolgimento del polmone non sia necessario per diagnosticare uno squilibrio di Metallo, non è tuttavia sorprendente).
L'artrite è una malattia a cui contribuiscono molti fattori, ma la contrattura e la tendenza a cambiare da un'articolazione all'altra indicano aspetti del Legno. Nel caso di Luisa il gonfiore e alcune deformazioni delle articolazioni indicano anche la presenza di muco: uno squilibrio della Terra. Così sembra che il Metallo controlli eccessivamente il Legno e prosciughi la Terra, provocando sintomi in entrambi gli elementi. Infine la pelle secca che prude e la carnagione pallida e opaca indicano una carenza di sangue. Questo sarebbe il risultato di una combinazione di carenze nella Terra e nel Legno, che hanno la responsabilità di formare e nutrire il sangue.

Un caso speciale di eccesso di Metallo avviene quando prendiamo il raffreddore o l'influenza. In questo caso il Qi difensivo del nostro Metallo è debole e carente e lascia spazio perché il vento patogeno invada il corpo dall'esterno. Il fattore patogeno che invade crea segni di eccesso nel corpo, anche se il nostro Qi in realtà è carente. L'invasione prodotta da un vento patogeno può produrre:

- naso che cola
- dolori muscolari, specialmente attorno alle spalle e dietro le testa
- gonfiore o prurito alla gola
- brividi o avversione al vento
- febbre

Metallo e agopuntura

Quando l'agopuntura usa gli aghi di Metallo o la corrente elettrica per stimolare i punti e i meridiani, essa richiama l'energia del Metallo. In più i praticanti usano i punti dei Cinque Elementi illustrati di seguito per influenzare il ruolo del Metallo nel ciclo dei Cinque Elementi.

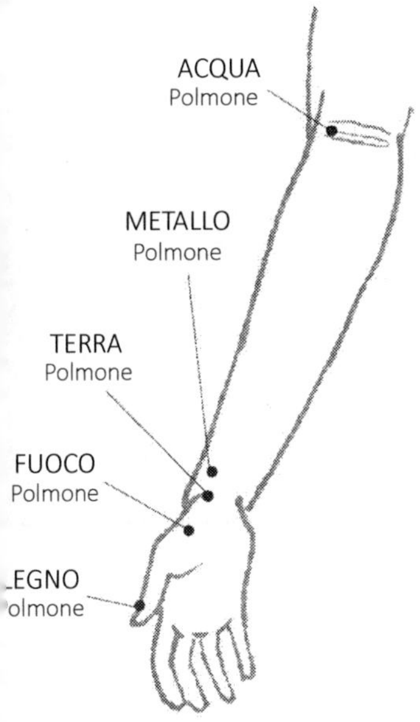

I punti dei Cinque Elementi
sul meridiano del Polmone

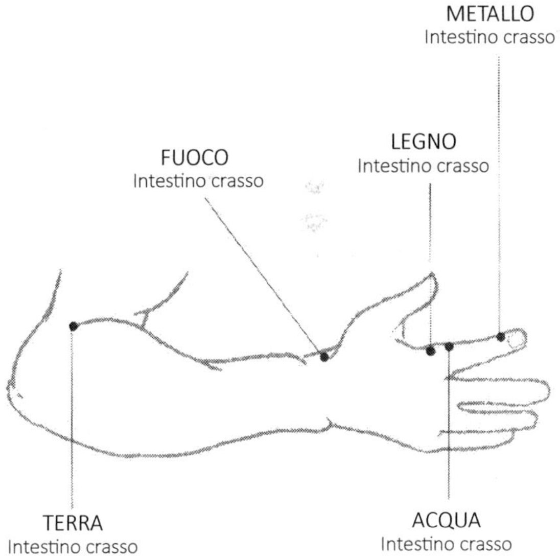

I punti dei Cinque Elementi
sul meridiano dell'Intestino crasso

I punti del **Legno** sui meridiani del Metallo vengono usati principalmente per influenzare la relazione tra Metallo e Legno, l'elemento che controlla. I punti del Metallo vengono tonificati quando l'elemento Legno è in eccesso e si riversa nel Metallo, per esempio, provocando sintomi come un senso di pienezza nel petto e fiato corto.

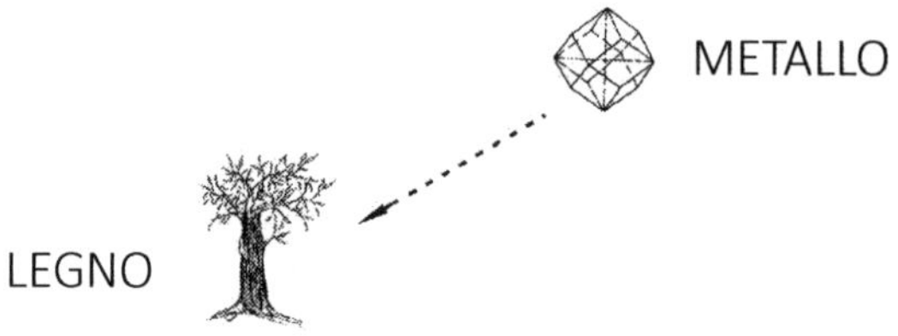

I punti del **Fuoco** sui meridiani del Metallo vengono usati per correggere il livello di controllo del Fuoco sull'elemento Metallo. Quando il Metallo è in eccesso, vengono tonificati i punti del Fuoco per aiutarlo a controllare il Metallo. Questi punti vengono dispersi, tuttavia, per rilassare il controllo del Fuoco se il Metallo è carente.

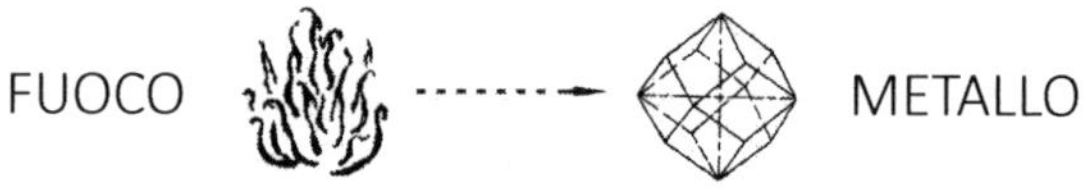

I punti della **Terra** sui meridiani del Metallo vengono solitamente tonificati per rafforzare il Metallo attraverso la madre nel ciclo di creazione.

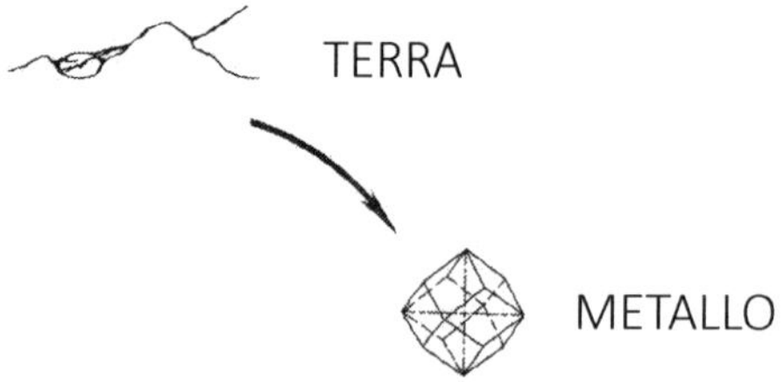

I punti del **Metallo** sui meridiani del Metallo hanno una capacità aggiuntiva di influenzare l'elemento Metallo: rafforzarlo in carenza e disperderlo quando è in eccesso. Essi vengono anche usati comunemente ogni volta che sono richiesti i poteri del Metallo: per aiutare a tonificare il figlio, l'Acqua, per esempio, o per controllare un Legno iperattivo.

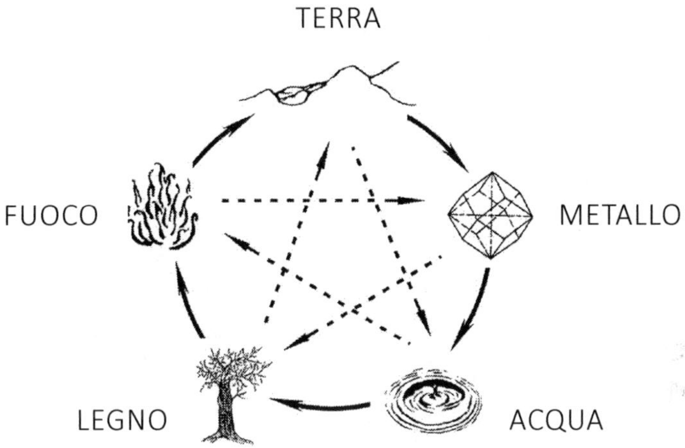

I punti dell'**Acqua** sui meridiani del Metallo influenzano la relazione del Metallo con l'Acqua e si possono disperdere per drenare l'eccesso di Metallo attraverso il figlio, o tonificare per rafforzare il figlio in modo che non prosciughi la madre in carenza.

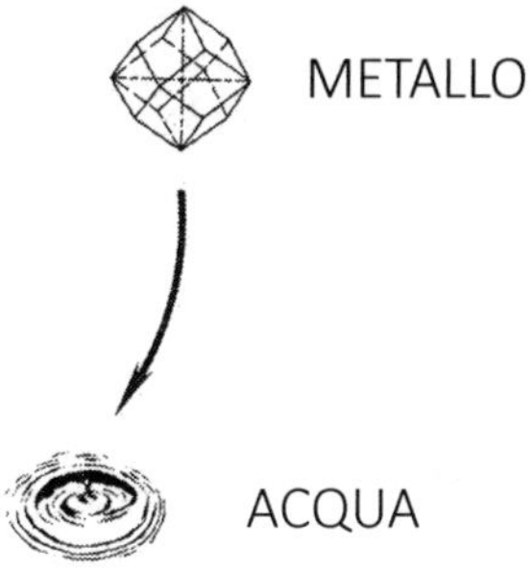

Metallo e cibo

L'elemento Metallo si manifesta nel cibo come sapore piccante, verdure in radice, frutti con bucce spesse e nel colore bianco. Inoltre anche i tipi di cibi che si mangiano durante la stagione del Metallo, l'autunno, influenzano in

Cure per l'eccesso e la carenza nel Metallo

Un trattamento comune per la carenza nel Metallo potrà comprendere i punti della Terra per tonificare il Metallo attraverso la madre, insieme con i punti del Fuoco per impedirgli di controllare troppo.

Per Patrick R., descritto prima, il trattamento con una combinazione di punti del Metallo e della Terra migliorò notevolmente la sua asma, tanto che fu in grado di diminuire della metà l'assunzione di medicine entro pochi mesi. In più l'appetito di Patrick migliorò e riuscì a ingrassare, cosa di cui si era preoccupato in passato. Nel corso del trattamento, Patrick raccolse anche le parti disperse del suo romanzo e alla fine lo terminò.

La cura per l'eccesso nel Metallo potrà comprendere i punti dell'Acqua per drenare l'eccesso di Metallo attraverso il figlio e i punti del Fuoco per aiutare a controllare l'eccesso di Metallo.

Il trattamento di Luisa cominciò portando l'attenzione all'eccesso di Metallo. Dopo tre trattamenti la sua pelle si spezzò in enormi screpolature, di cui il suo medico diceva indicassero un'allergia alle medicine che aveva preso per diversi mesi. Dal punto di vista cinese esse indicavano eccesso e calore nel corpo, che si forzava a uscire dalla pelle in risposta al trattamento. Una volta che il suo corpo fu liberato da questo calore l'artrite di Luisa cominciò a migliorare decisamente. Dopo pochi mesi aveva raramente dolore e cominciammo a concentrarsi sui segni di carenza nella Terra.

generale la salute. I cibi del Metallo si possono usare in diversi modi per aiutare a influire sulla dinamica del Metallo nel ciclo dei Cinque Elementi.

Il sapore del Metallo: piccante

Il piccante è un sapore Yang che disperde l'energia e stimola il corpo, muovendo l'energia verso l'alto e verso l'esterno. Queste azioni imitano il Fuoco, l'elemento che controlla il Metallo, e possono perciò controllare un elemento Metallo iperattivo.

Dato che è stimolante, il piccante bilancia la tendenza Yin del Metallo a ristagnare. I cibi piccanti penetrano il Polmone e l'Intestino crasso, e si possono assumere in combinazione con altri cibi per influenzare diversi disordini in quegli organi. I cibi piccanti sono generalmente divisi in due categorie: quelli che riscaldano e quelli che raffreddano. I piccanti riscaldanti comprendono aglio e cipolla, peperoncino, barbaforte, finocchio, anice, aneto, piante di senape, cannella, noce moscata, basilico, rosmarino, cipolline, chiodi di garofano, zenzero, pepe nero e pepe rosso. I piccanti raffreddanti comprendono ravanelli, cavoli, maggiorana, pepe bianco, radice di colocasia e rapa. Le erbe piccanti comprendono bucce di agrume, zenzero e bupleuro.

L'Autunno spazzolò le erbe
e il loro colore cambiò;
ella incontrò gli alberi,
e i loro rami erano spogli.
E poiché l'essenza dell'Autunno
è compostezza o severità,
era perciò che avvizzivano
e morivano, cadevano
e decadevano.
Ou-yang Hsiu

Le verdure del Metallo: radici e tuberi

Le radici crescono verso il basso nel suolo e così rappresentano le proprietà del Metallo di portare all'interno e in profondità. Alcuni esempi di verdure in radice sono le patate, le patate dolci, le rape, le carote, i ravanelli, lo zenzero, l'aglio e le cipolle. Molte delle verdure in radice sono anche piccanti, ma la loro natura di radice è un'altra qualità del Metallo.
Si mangiano soprattutto per rafforzare le carenze nel Metallo, o per sostenere il Metallo durante l'autunno.

I frutti del Metallo: quelli che devono essere sbucciati

I frutti con una buccia spessa, come gli agrumi, le banane e i manghi, sono come le essenze raffinate che il Metallo crea. Il frutto è la pura essenza che rimane dopo che la pelle in eccesso viene scartata. Molti di questi frutti sono anche diuretici potenti, il che illustra ulteriormente le loro proprietà di Metallo che drena. I frutti del Metallo aiutano molto ad eliminare e si mangia-

RICETTA PER L'INVASIONE DI VENTO

Un caso particolare di eccesso nel Metallo

Le invasioni di vento sono una categoria particolare di eccesso nel Metallo di cui abbiamo parlato precedentemente, che si possono disperdere facilmente con cibi piccanti se si prendono all'inizio. Al primo segno di raffreddore o influenza, prurito o infiammazione alla gola o alla parte superiore della schiena o al collo, o cefalea, fate un bagno o una doccia calda e godetevi il brodo che segue.

Fate bollire 2 chiodi di garofano, zenzero fresco, un ravanello e cipolline per 15 minuti in acqua o brodo leggero, poi bere 3 o 4 volte al giorno a stomaco vuoto. Spesso questo brodo farà sudare, il che è un segno che l'agente patogeno viene spinto fuori dal corpo.

Altri modi per liberarsi di un raffreddore o influenza ai primi segnali sono i bagni e le docce bollenti, i massaggi al capo e al collo e il te di menta piperita o la camomilla con un pizzico di peperoncino rosso. Non mangiate troppo, dato che il concentrarsi sulla digestione impedisce al corpo la capacità di respingere i venti patogeni.

no per rafforzare le carenze di Metallo e per controllare l'eccesso di Legno. Non si devono mangiare troppo liberamente in autunno, tuttavia, perché sono crudi e raffreddanti in un momento in cui il cibo dovrebbe riscaldare.

Il colore del Metallo: bianco

I cibi bianchi del Metallo comprendono cipolle, aglio, cavolfiore, rape e pastinaca. Sono buoni per rafforzare le carenze di Metallo e per le diete autunnali.

Disperdere l'eccesso nel Metallo

I cibi piccanti sono usati prevalentemente per controllare l'eccesso nel Metallo perché imitano il Fuoco. Se tuttavia un eccesso del Metallo presen-

RICETTA PER LA CARENZA NEL METALLO

Cipolle e cavolfiori al curry

Questo gustoso piatto incoraggia l'azione prosciugante del Metallo e aggiunge un tocco caldo al freddo dell'autunno. Le sue spezie piccanti, le verdure bianche e la consistenza secca sostengono tutte le funzioni del Metallo.

- 1 testa di cavolfiore, tagliata in piccoli fiorellini
- 1 gambo di sedano, mondato e tagliato in pezzi da 1 cm
- 6 cucchiaini di olio di vinacciolo o di oliva
- 2 cipolle medie tagliate a dadini
- 5 spicchi d'aglio spezzettati
- 2 cucchiai di zenzero fresco grattugiato
- ½ peperoncino rosso piccante tagliato a dadini

Misto di spezie

- 2 cucchiai di semi di cumino macinati
- 1 cucchiaio di semi di senape nera macinati
- 1 cucchiaio di semi di coriandolo macinati
- 1 cucchiaio di curcuma
- ½ cucchiai di semi di finocchio macinati
- ½ cucchiai di sale marino
- 4 pomodori freschi tagliati a dadini
- ½ tazza d'acqua

- Cuocete al vapore il cavolfiore e il sedano per 8/10 minuti, o finché sono morbidi.
- Mentre cuociono le verdure scaldate l'olio in una padella grande e fate saltare la cipolla finché è trasparente
- Aggiungete l'aglio, lo zenzero e il peperoncino e cuocete per un minuto.
- Aggiungete le spezie e girate friggendo per un altro minuto.
- Aggiungete i pomodori e l'acqua, cuocendo per 1, 2 minuti finché i pomodori sono morbidi. Aggiungete il sedano e il cavolfiore, girandoli attentamente nel misto speziato. Se necessario aggiungere altra acqua per impedire di bruciare e cuocete per 2 minuti. Servite subito.

ta segni di Fuoco, come febbre, infiammazione o muco giallo o verde, è importante fare attenzione con i cibi piccanti che sono anche riscaldanti (aglio, cipolle, peperoncino, zenzero e chiodi di garofano). In quantità limitate questi cibi possono spingere il calore alla superficie e liberarlo con il sudore, ma in quantità più grandi faranno aggravare le condizioni di calore. Altri cibi da mangiare durante momenti di eccesso del Metallo sono i cibi dell'Acqua, che aiutano a drenare l'eccesso della madre. Si possono alleviare le condizioni di secchezza mangiando cibi che inumidiscono, come i prodotti della soia, gli spinaci, l'orzo, le pere, le mele, le alghe, i latticini, i crostacei e il miele.

Tonificare la carenza nel Metallo: il cibo e l'autunno

Una dieta per l'autunno, o per qualunque altro momento in cui il Metallo ha bisogno di essere sostenuto, deve essere robusta e ricca. Le verdure in radice del Metallo sono cibi perfetti per il freddo autunno e per i mesi d'inverno, aiutando a consolidare e abbassare l'energia del corpo (come la linfa) in modo che non diventi troppo dispersa. Cibi dai gusti più forti e vigorosi e metodi di cottura più lunghi aiutano a favorire questo processo. Più carni, noci, pesce e oli sono adatti, così come i metodi di cottura lunghi, come la cottura al forno, o arrosto, che attirano energia abbondante nel cibo per mantenerci più caldi durante i mesi più freddi.
Anche i cibi amari e salati attirano l'energia verso l'interno e il basso e devono essere usati con frequenza crescente man mano che il tempo si fa più freddo.

Metallo e Qi Gong

L'elemento Metallo è una parte importante della pratica del Qi Gong, che usa molti esercizi di respirazione per influenzare il movimento e la qualità generale del Qi, e anche per riaffermare il nostro collegamento con il Cielo. Tramite il respiro, il Metallo ci collega al Qi dell'universo e aiuta a produrre il Qi nel corpo. Mentre l'elemento Terra assorbe il Qi dell'universo tramite l'ingestione di sostanze molto materiali della Terra, il Metallo richiama gli aspetti più eterei del Qi. I nostri Polmoni inspirano il Qi del Cielo e lo trasformano, con i fuochi della nostra essenza, in un Qi corporeo raffinato e nutriente. Questo Qi è pompato in ogni cellula nel nostro corpo, dove attiva e vitalizza i nostri processi vitali fondamentali. Con l'espirazione eliminiamo i sottoprodotti e i rifiuti, che si riuniscono al Qi celestiale nei cieli e continuano a nutrire il regno vegetale. Questo scambio semplice descrive l'essenza stessa della relazione; la sua profonda poesia ci ricorda che siamo mescolati con tutta la vita.

Infatti il ritmo del respiro riecheggia il ritmo primitivo dell'universo, dimostrando che non siamo altro che un microcosmo del suo grande disegno. In realtà il sorgere e il calare del sole e della luna, il salire e scendere delle maree, la contrazione ed espansione di un battito cardiaco e l'arretrare e spingere dell'unione sessuale attingono tutti al battito primitivo della vita, amplificando un ritmo che essi contengono ma non creano. YinYang è un modo per descrivere questo ritmo fondamentale; le pratiche respiratorie del Qi Gong sono un modo per portare la nostra mente e il corpo in armonia con questo.

Ci sono molti diversi tipi di pratiche respiratorie nel Qi Gong e hanno diverse funzioni intese a regolare, favorire e dirigere l'energia e l'essenza del corpo in modi specifici.

Alcune d queste pratiche vengono presentate di seguito, ma incoraggio il lettore a consultare i libri di riferimento elencati nella sezione sulle Fonti per avere maggiori informazioni e a sperimentare qualche lezione di Qi Gong o di yoga.

Respirazione normale

La pratica di respirazione fondamentale del Qi Gong viene chiamata "respirazione normale". Essa ci sfida a diventare consapevoli degli schemi fondamentali del nostro respiro. Nella respirazione normale si presta semplicemente attenzione al processo di respirazione senza sforzarsi di controllarlo o di cambiarlo in alcun modo. Quello di cui diventiamo consapevoli quando prendiamo coscienza del respiro è l'azione dei nostri polmoni, del diaframma, e dei muscoli dell'addome, del naso e della bocca, delle labbra

ESERCIZI DI RESPIRAZIONE

Respirazione normale

Per fare la respirazione normale, sedete tranquillamente con calma e con la schiena diritta, su una sedia o su un cuscino stabile sul pavimento. Chiudete gli occhi e prestate attenzione. Spesso è difficile per i principianti concentrare la mente sul respiro, e molti trovano che devono continuare a trattenere i pensieri. Potrebbe essere di aiuto contare durante il respiro: da uno a dieci e poi indietro da dieci a uno, ripetendo il ciclo per 5/10 minuti o per tutta la durata dell'esercizio di respirazione. Non contate i respiri stessi, contate semplicemente: lentamente o velocemente quanto vi sembra comodo e abbastanza da impedire ai pensieri di vagare.

Respirazione addominale

Facendo la respirazione addominale si deve sedere quieti e comodi, con la schiena diritta. Prima fate la respirazione normale per raccogliervi e concentrare la mente, e per intonarvi ai vari organi coinvolti nella respirazione. Lentamente spostate il centro del respiro in basso, dal petto all'addome. Potreste appoggiare una mano sull'addome in modo da sentirlo espandere e contrarre. L'addome deve espandersi mentre inspirate; questo attira aria nei polmoni con la suzione. Allo stesso tempo il diaframma si abbassa consentendo ai polmoni di espandersi più pienamente. Con l'espirazione le spalle si abbassano, il petto sprofonda in dentro, il diaframma si alza e l'addome si deve con- ⇨

e dei denti. I polmoni in sé non sono in grado di espandersi o di contrarsi; è l'azione del diaframma che sprofonda e dei muscoli dell'addome che si espandono, che attira il respiro nei polmoni, e il loro conseguente rigonfiamento e contrazione che forzano l'aria ad uscire di nuovo fuori. Diventando coscienti di questo processo ci ricordiamo della natura fisica dell'essere. In più diventiamo consapevoli della qualità del nostro respiro: se scorre

⇨ trarre delicatamente e facilmente. Questo spinge fuori l'aria esaurita attraverso i polmoni. Fate questa respirazione per due o tre minuti, mantenendo la concentrazione sull'addome e sul diaframma, cercando di rilassarli ed espanderli sempre di più.
Allo stesso tempo cercate di osservare la qualità del respiro: Deve essere silenzioso e dolce, senza interruzioni improvvise. Inspirazione ed espirazione devono fluire continuamente l'una nell'altra senza pause, e devono essere della stessa lunghezza o più lunghe le espirazioni. Quando notate un'irregolarità nella qualità del vostro respiro, cercate semplicemente di continuare a rilassarvi. Non forzate la scorrevolezza, ma lasciate che venga naturalmente mentre il vostro respiro si fa sempre più profondo.

Respirazione YinYang

Chiudete in un pugno lento l'indice e il medio della mano destra, lasciando distesi il pollice e le ultime due dita. Usando l'anulare e il mignolo chiudete delicatamente la narice sinistra e respirate profondamente nella destra. Quando raggiungete il massimo dell'inspirazione rilasciate la narice sinistra e chiudete la destra con il pollice. Espirate lentamente e uniformemente. Alla fine dell'espirazione, inspirate profondamente attraverso la narice sinistra libera. Quando questa inspirazione è completa, aprite la narice destra e chiudete di nuovo la sinistra con le ultime dita, espirando profondamente e lentamente dalla narice destra prima di ricominciare il ciclo da capo. Continuate l'esercizio per due/quattro minuti.

dentro e fuori dolcemente o violentemente, uniformemente o a tratti interrotti, sonoramente o in silenzio, pienamente o parzialmente, profondamente o superficialmente ecc.
Questo ci informa sullo stato delle nostre emozioni e del nostro benessere; se siamo calmi o agitati, distratti o concentrati, sonnolenti o coscienti e così via.

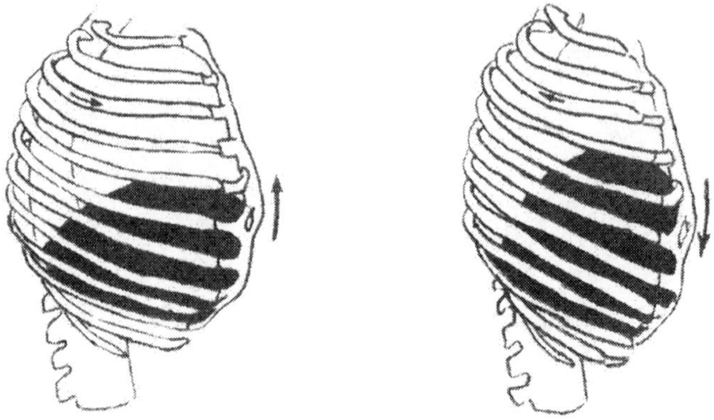

Durante l'inspirazione, il diaframma si contrae e crea suzione, il che attira l'aria attraverso i polmoni (sin). Durante l'inspirazione, il diaframma si espande per spingere fuori l'aria (dx).

Lo scopo della respirazione normale è concentrare la consapevolezza sul respiro per intonarci allo stato attuale del corpo e al mormorio primitivo dell'universo.

Respirazione addominale

La respirazione addominale è il passo successivo nella pratica respiratoria; ci insegna ad espandere i polmoni più completamente per attirare più energia fresca dal cosmo, e ad espirare più completamente per far uscire l'energia esaurita. La respirazione addominale usa i muscoli dell'addome per abbassare il diaframma, che quindi attira l'aria nei polmoni. La maggior parte degli adulti tende a respirare esclusivamente con il petto, il che non rende completo il respiro.

Nel praticare la respirazione addominale si raggiungono molti effetti. Nel corpo arriva più ossigeno a nutrire tessuti e organi. Il cuore rallenta e si calma, il che calma la mente e lo spirito. Più Qi limpido viene raffinato e distribuito, quindi aumenta la quantità disponibile per il corpo e conservata come essenza.

Respirazione YinYang

La respirazione YinYang è un respiro che bilancia il lato destro e sinistro del corpo, le funzioni Yin e Yang e il sistema nervoso. In Yoga è conosciuta come respirazione a narici alterne. Come altri esercizi di respirazione, questo comincia con una posizione comodamente seduta, la schiena diritta e pochi minuti di respirazione normale per calmare e concentrare la mente. Idealmente questo respiro può essere combinato con la respirazione addominale per assicurare la massima espansione dei Polmoni. Deve essere uniforme, quieto e regolare, con l'espirazione che dura fino a due volte l'inspirazione. Questo è un respiro buono da praticare come prima cosa al mattino, per bilanciare il corpo e la mente in preparazione per la giornata. Se la narice sinistra rimane congestionata o ostruita per tutto l'esercizio può essere un segno iniziale di invasione da vento. Sarebbe una buona idea bere il brodo per l'eccesso nel Metallo descritto a pag. 192.
Molti altri esercizi respiratori aiutano a dirigere il Qi a organi specifici, per innalzare la consapevolezza mentale e per attivare o sedare l'energia Qi. Con il tempo, queste pratiche respiratorie calmano la mente e guariscono il corpo rinnovando la nostra relazione con i ritmi dell'universo.

Metallo e Feng Shui

Le qualità del Metallo di separazione e raffinamento si manifestano nell'ambiente come oggetti di metallo, meccanismi, elettronica e superfici arrotondate. Il Metallo governa anche la vasta rete dei calcoli che misurano e definiscono il nostro mondo naturale: la matematica che informa fisica, geometria, astrologia, astronomia e altre scienze. Questi calcoli quantificano le interazioni di Cielo e Terra, usando le facoltà del Metallo di discernimento e separazione. In Cina questi calcoli sono stati effettuati classicamente con la bussola del Feng Shui, che fornisce informazioni sulle forze cosmologiche e terrestri che appartengono a un determinato luogo. La bussola, un complicato insieme che ammonta a trentotto anelli o ordini, è da molto tempo uno strumento per i praticanti più abili e preparati. Come categoria può essere assegnata all'elemento Metallo per due ragioni: perché

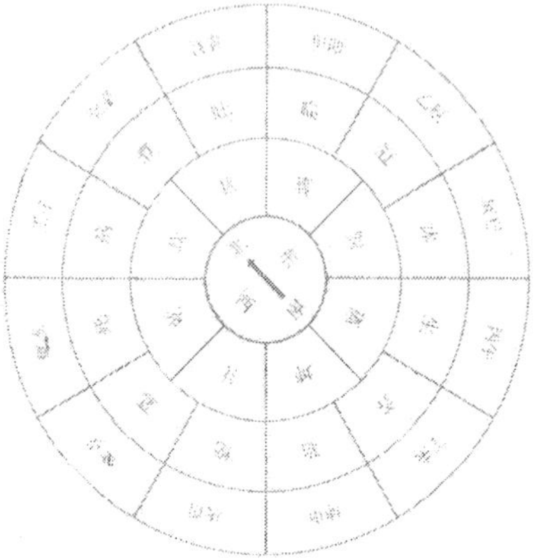

Bussola del Feng Shui.

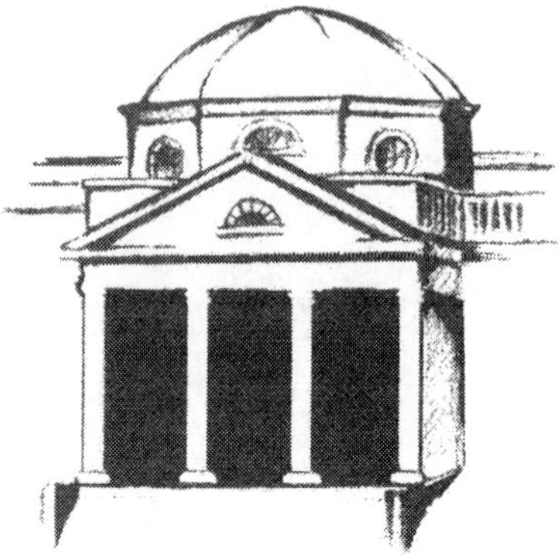

I tetti a cupola attirano l'energia verso il basso e l'interno, evocando le funzioni di consolidamento del Metallo.

è magnetica e perciò fa conto su energie del Metallo per funzionare e perché la complessa classificazione e divisione che i vari ordini impiegano è un aspetto della funzione di separazione del Metallo.

Gli anelli più interni di solito descrivono gli otto trigrammi del Ba Gua e quindi i punti cardinali e intercardinali. Altri ordini aiutano a localizzare i punti più potenti di un luogo particolare, per determinare il posto migliore per una sepoltura, il tempo migliore per cominciare la costruzione di un edificio o la qualità dei corsi d'acqua. Alcuni ordini sono collegati agli angoli del sole nel cielo, altri alle posizioni delle stelle, altri alle correnti magnetiche nel suolo o a vari sistemi divinatori. Alcuni ordini sono direttamente collegati con il ciclo dei Cinque Elementi, mentre altri corrispondono al complesso calendario cinese.

All'esterno l'elemento Metallo corrisponde alle montagne che sono arrotondate e oblunghe, e agli edifici che hanno tetti rotondi o a cupola. Anche gli archi, con le loro cime arrotondate, evocano il Metallo.

All'interno, le forme del Metallo sono arrotondate e sprofondano, come cuscini, poggiapiedi, globi e pomelli. Possono anche sembrare forme troncate del Fuoco, come i paralumi a forma di cono.

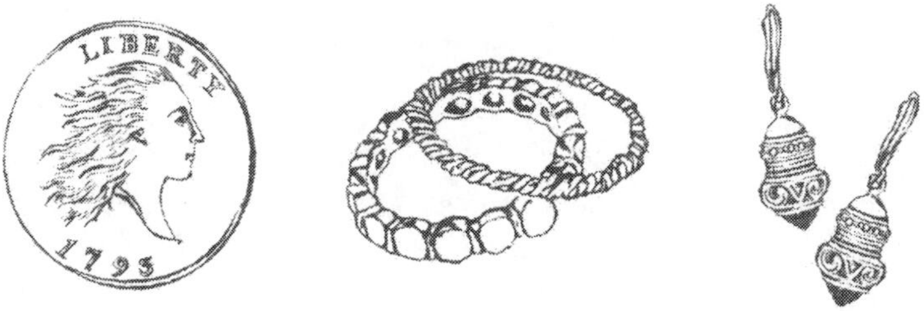

I metalli come argento, ottone, rame e oro, come pure le superfici che rispecchiano, sono i materiali del Metallo.

I colori del Metallo sono bianco e metallico. Il colore migliore per una cucina, il bianco, è compatibile con il Fuoco che vi governa. Il Metallo e il bianco in cucina incoraggiano il Fuoco ad aumentare e a controllarli, mentre le cucine rosse creano troppo Fuoco.
I materiali del Metallo sono metalli come argento, ottone, rame e oro, e anche le superfici che rispecchiano. Anche i gioielli, gli orologi e i cristalli sono associati con l'elemento Metallo.
Gli specchi sono uno strumento popolare del Feng Shui e possono essere usati per bilanciare l'energia dovunque sia distorta. Si possono appendere gli specchi verso l'esterno per deviare l'energia prepotente di un vicino,

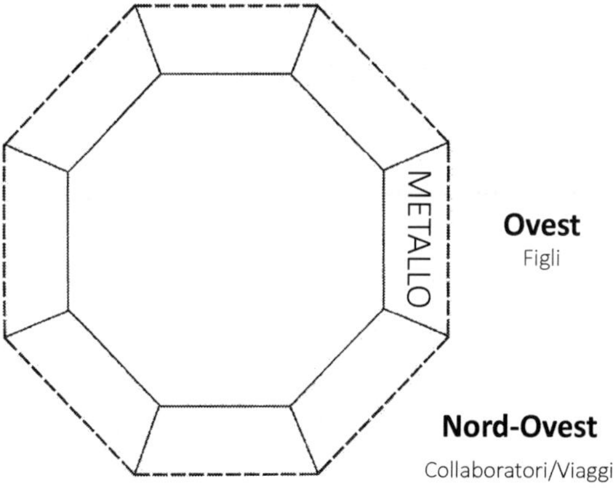

Tonificare la carenza nel Metallo

Si può aumentare il Metallo per tonificare una carenza facendo pulizia. Scopare, passare l'aspirapolvere, lavare e strofinare sono sicure garanzie per eliminare gli ingombri inutili e portare alla luce l'essenza raffinata. Le persone che puliscono in modo compulsivo usano in eccesso questo meccanismo nello sforzo di uscire "purificati" da qualche macchia immaginata o imposta, ma quando viene intrapreso in modo appropriato, il compito di fare pulizia può aiutare il Metallo a riguadagnare le sue funzioni di purificazione e separazione.

In più si possono aggiungere cuscini decorativi a un divano o a una sedia (preferibilmente bianchi), appendere un nuovo specchio in un luogo importante, o ridipingere le pareti con bianco fresco e pulito. Indossare bianco, o metallo o cristalli per deviare e cacciare via pensieri fastidiosi, preoccupazioni o ossessioni. Dato che il bianco è il colore della pulizia e purificazione, indossarlo aiuta a lasciar andare le idee fastidiose o i dispiaceri opprimenti.

Altri modi per rafforzare il Metallo carente comprendono l'aggiunta di elementi della Terra come descritto nel capitolo sulla Terra e la limitazione del Fuoco.

di montagne o di edifici. (Gli specchi convessi sono particolarmente divertenti per questo proposito, dato che riflettono la montagna o l'edificio capovolti!). Si possono anche appendere in modo da riportare nella casa l'immagine dell'acqua vicina (lago o fiume) per favorire la prosperità.

Gli specchi sono utili appesi sulle pareti o in angoli che intrappolano o fermano l'energia Qi: come un muro che interrompe la linea della vista quando entrate in una stanza, o un angolo rientrato. Possono aiutare a rettificare una stanza dalla forma strana o curare una stufa o un letto mal disposti. Gli specchi sono una delle cure fondamentali impiegate dai praticanti di Feng Shui e possono correggere un'ampia varietà di disarmonie Feng Shui.

Anche i congegni elettrici e in particolare elettronici manifestano energie del Metallo, dato che sono prodotti da parti di Metallo: fili, morsetti e chips.

Disperdere l'eccesso nel Metallo

Per controllare un Metallo in eccesso è importante arricchire l'ambiente che vi circonda. Se il Metallo ha purificato eccessivamente, la prima regola è aggiungere: aggiungere colore, forma, suono, tessuto e soprattutto profumo. Dato che il Metallo governa il senso dell'odorato, le fragranze sono un modo gioioso per stimolarlo, con incenso, profumi, fiori e cucina casalinga.

Tutti i sensi beneficeranno, tuttavia, dell'arricchimento, perciò concedetevi un lussuoso bagno con oli fragranti, appendete qualche nuova, colorata opera d'arte, suonate musica, guardate dei film, indossate i vostri pigiami di seta più morbidi o di cotone.

In più, aggiungete Fuoco per controllare l'eccesso nel Metallo, e Acqua per drenarlo.

Notate, tuttavia, che il caso speciale di eccesso di Metallo segnalato da raffreddore o influenza non si deve curare con queste strategie per l'eccesso di Metallo nel Feng Shui, ma piuttosto con i suggerimenti del Feng Shui per la carenza di Metallo, che aiuteranno a eliminare l'elemento patogeno.

Essi si possono utilizzare come gli specchi per portare energia e movimento a un'area di ristagno.

L'area del Metallo nel Ba Gua è l'Ovest, che corrisponde anche ai figli. Per correggere uno squilibrio nell'elemento Metallo mettete uno specchio su una parete occidentale, appendete un prisma o un cristallo, o mettete un portacandele di Metallo o un candeliere da muro. Oppure è opportuno collocare un computer o uno stereo o un congegno elettronico vicino a una parete occidentale.

Il Nord-Ovest corrisponde ai collaboratori e ai viaggi: le pareti e gli angoli a Nord-Ovest sono perciò luoghi ottimi per conservare mappamondi, carte geografiche e guide del telefono. Appendete specchi o cristalli in questa zona del soggiorno o dello studio per favorire l'interazione con gli aiutanti e i luoghi nuovi.

Un elemento Metallo bilanciato ci consente di andare oltre le situazioni che ci deludono, eludendo il dolore e il dispiacere per isolare la saggezza che ogni esperienza contiene. Riconosciamo che la perdita è parte della vita e non ci attacchiamo a quello che non è più alla nostra portata. Il Metallo sano ci mantiene presenti nel momento, concentrando la nostra saggezza accumulata per aiutarci a emettere i giudizi che determineranno la traiettoria della nostra vita.
Mentre il processo di separazione del Metallo si avvicina al compimento, il puro diventa distinto in modo riconoscibile dall'impuro, e la nostra saggezza appena acquisita diventa distinta dalle circostanze che l'hanno catalizzata. Una volta che questa separazione è completa, è il momento di fare un passo indietro e integrare la nostra nuova saggezza nel più ampio contesto del nostro essere. Questo contesto più grande è l'elemento Acqua, che sussume essenza distillata così come quella che ne è stata scartata, mantenendo un ambiente al quale entrambe appartengono. L'Acqua rimane intera indipendentemente da quel che è purificato o separato nel suo territorio infinito. È il posto dove ci ricolleghiamo con il nostro più intimo sé e consentiamo alle nostre esperienze di muoverci un passo in avanti lungo i percorsi a noi destinati.

È possibile che io stia spingendo attraverso la solida roccia
in strati duri come la selce, come il minerale giace, solo;
sono talmente dentro e non vedo come uscirne,
niente spazio: tutto è vicino al mio viso,
e tutto quel che è vicino al mio viso è pietra.

Non ho ancora una grande conoscenza del dispiacere –
così questa imponente oscurità mi fa piccolo.
Sii tu il maestro: fatti spietato, irrompi:
allora la tua trasformazione accadrà a me,
e il mio grande pianto di dolore accadrà a te.
Rainer Maria Rilke

Acqua

L'Acqua simboleggia sia la vita che la morte: è il grembo da cui tutta la vita emerge e l'abisso al quale ritorna. Come l'universale unità che esiste oltre e dentro ogni individuo, l'acqua è simile allo stesso Tao. Benché le vite separate si fondano a partire dalla sua unità, esse sono come gocce d'acqua temporaneamente distinte dal mare; è solo un fatto di tempo e poi si riuniranno nel loro eterno insieme.

Molte mitologie (greca, cinese, mesopotamica) descrivono la nascita dell'umanità come un evento acquatico iniziato dal seme di un dio che cadde nell'oceano, dall'accoppiamento del sole e della luna, le cui gocce caddero negli oceani, o dal prodotto di due isole nell'oceano, tra le altre leggende. In queste storie l'acqua è il grembo che genera noi tutti.

Come il grembo, l'acqua genera nascita ed è usata come agente di rinnovamento in bagni rituali, battesimi e libagioni. La sospensione acquosa del grembo rappresenta anche, tuttavia, una specie di non esistenza, come un interludio senza tempo, senza spazio in cui non manteniamo la coscienza di noi stessi né del mondo. Questo oceano di pace è lo stesso vuoto al

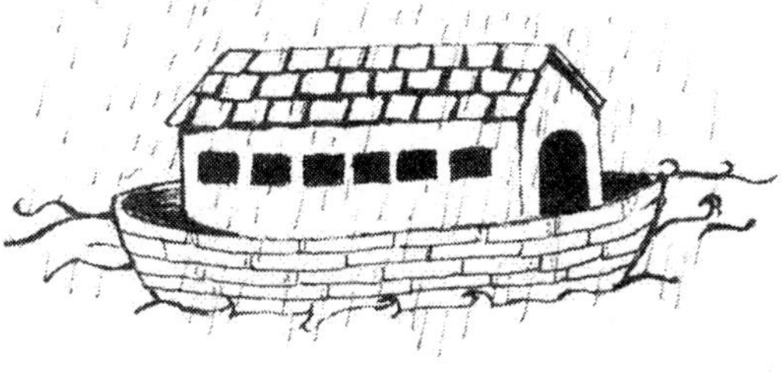

I poteri dell'Acqua di annullamento totale sono evidenti nelle molte leggende del mondo che raccontano di tempestose inondazioni.

quale torniamo morendo, ed è così che l'acqua giunge a rappresentare la morte così come la nascita.

Nella morte, l'acqua segna la cessazione della forma e della coscienza individuale. Mentre le acque del Lete ci fanno dimenticare, i fiumi spesso formano un confine tra la vita e la morte. Coloro che "attraversano" il fiume Stige, per esempio, stanno viaggiando verso la Terra dei morti, spesso affidati a un barcaiolo che è un messaggero tra i mondi. Corsi d'acqua servono spesso come ingressi tra il mondo ordinario degli esseri umani e gli Altri Mondi dei morti o delle fate. Le creature magiche dell'acqua – signore del lago, ninfe, sirene, fate, ecc. – hanno tutte il potenziale per una straordinaria magia, che può dare o togliere la vita.

L'acqua stessa funge da agente di morte: i suoi torrenti, inondazioni e tempeste hanno distrutto molte civiltà, da Atlantide alla casa biblica di Noè. Mentre il Fuoco distrugge disperdendo, l'Acqua sussume completamente, annullando qualsiasi forma nel suo ventre profondo. In questo aspetto vendicativo l'Acqua da' libero sfogo a una distruzione più totale che qualunque altra forza, ricordandoci che il vuoto è il potere più terribile tra tutti.

Anche i nostri incontri più mondani con l'acqua ci ricordano altri stati dell'essere. Quando è calma come uno stagno tranquillo, l'acqua rappresenta l'assoluta tranquillità: uno stato sconfinato come il vuoto di cui evoca l'immagine. Quando è canalizzata in un movimento costante, l'acqua simboleggia la pazienza dell'eternità, così come una singola goccia scava canali in una pietra, o l'oceano continua a rotolare in maree perpetue. La tranquilla perseveranza dell'acqua non conosce limiti temporali.

L'Acqua nel ciclo dei Cinque Elementi comprende questi aspetti della vita, della morte e dell'eternità. Essa significa il culmine del processo: compimento e morte, e preannunzia il rinnovamento. Sia distruttivo che creativo, l'elemento Acqua serve da ponte tra la vita e la morte e tra la morte e la rinascita. Essa governa uno stato di limbo tra mondi, e come tale significa una pausa, un abisso, o un vuoto. L'azione dell'Acqua è non azione e la sua forma è non forma, come il grande Tao, di cui riecheggia l'essenza. In fisica, l'Acqua corrisponde a un oggetto a riposo, che contiene tutto il potenziale e nessuna energia cinetica.

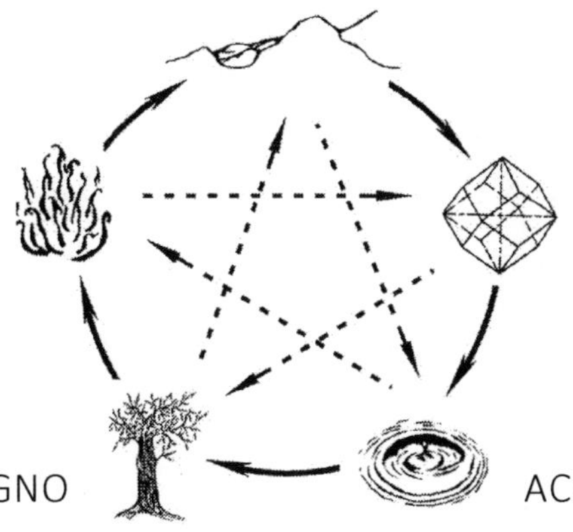

L'Acqua è figlia del Metallo nel ciclo di Creazione. Come prodotto creato dalla distillazione del Metallo, l'Acqua significa completezza, perché è un mezzo che integra persino i rifiuti scartati dagli altri. Rimane completa quando qualcosa vi è stato aggiunto esattamente come quando qualcosa ne è stato rimosso completamente. Come spiega uno degli antichi maestri del Buddismo Zen, "L'Acqua è la sola verità dell'acqua. L'Acqua è la completa virtù dell'acqua".

L'Acqua è controllata dalla Terra, che la argina, la contiene e perciò contiene la sua informità. Nel ciclo YinYang l'Acqua rappresenta lo Yin assoluto: assoluto riposo, passività e ricettività.

Senza una sua propria forma, l'acqua si raccoglie in qualsiasi cavità in cui cade, riunendosi istantaneamente come una goccia in una pozzanghera o fondendosi completamente nel suolo. Nella fase Acqua gli oggetti e i processi individuali similmente rinunciano alle loro identità uniche per fondersi con il grande lago del Tao, ritornando al brodo universale dal quale sono sorti. Sia che questo ritorno venga realizzato in modo quieto o con una distruzione caotica non fa differenza; l'Acqua utilizza qualsiasi mezzo necessario.

L'Acqua come stagione corrisponde all'inverno, un periodo di riposo e recupero. Le ore scure e le temperature fredde dell'inverno manifestano lo Yin assoluto di questa stagione, così come l'acuta quiete propria delle notti

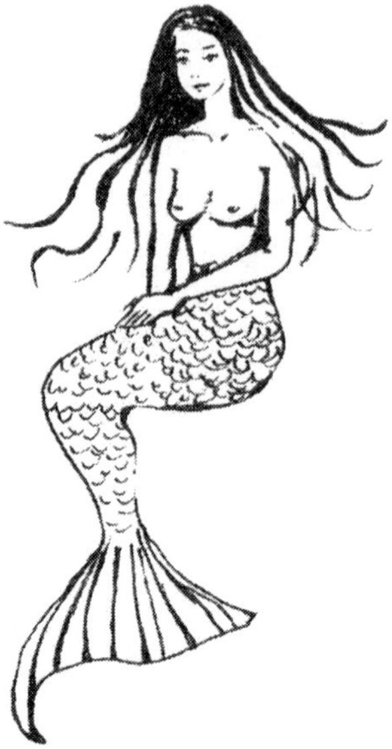

Le sirene e altri esseri mitici dell'Acqua sono simboli di libertà e immaginazione; molte delle loro storie descrivono come rimangono intrappolate nella realtà mondana della terra e perdono i loro poteri creativi.

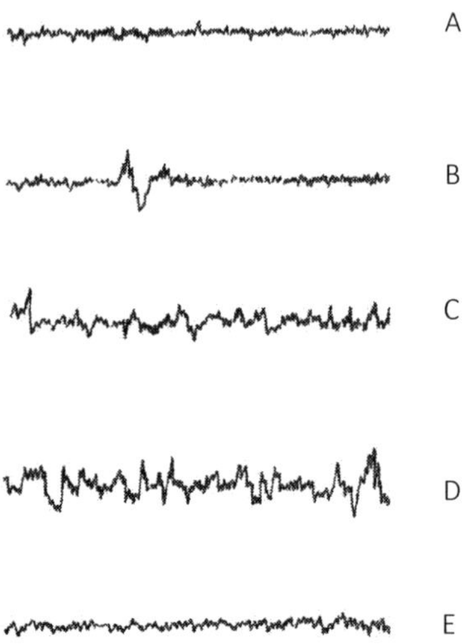

Durante gli stati dell'Acqua di sonno e sogno, le onde cerebrali mostrano schemi diversi: lo stato di sogno (sonno REM) nella figura E mostra le onde cerebrali calme che sono caratteristiche dell'attiva immaginazione del sogno.

d'inverno. La calma di una silenziosa nevicata rende la tranquillità dell'Acqua quasi palpabile, mentre le voci si abbassano in sussurri e i passi si smorzano in sordina.

Gli alberi stanno a dormire nell'inverno, con le radici e i rami addormentati finché il sole di primavera li porta nuovamente alla vita, mentre gli animali in letargo cadono in sonni lunghi e profondi appena interrotti dai loro rari respiri. Il freddo dell'inverno riduce al minimo l'attività e blocca la crescita, mentre le piante e gli animali conservano le loro risorse in preparazione dei tempi più duri della stagione. La testimonianza della vita non manca completamente, solo si nasconde mentre gli esseri viventi conservano il loro potenziale in magazzino piuttosto che in aperta manifestazione.

Questo periodo di conservazione è vitale, dato che consente all'organismo di riposare e rimettersi in sesto dopo le lunghe stagioni di attività. Come gli esseri umani consultano i loro sogni durante il sonno per cercare visioni della loro fonte e potenziale, così le piante e gli animali si uniscono in spirito con il loro potenziale più profondo durante il letargo dell'inverno. Senza questo "cuore dell'inverno" non ci sarebbe vita in primavera.

Nel ciclo di un giorno, l'Acqua governa la notte e il sonno. Di notte la maggior parte della gente e delle attività giacciono inattivi, recuperando le loro energie per il nuovo giorno. In questo tempo i nostri tessuti, cellule e organi riposano in uno stato di attività ridotta che genera riparazione. Benché i moderni scienziati del sonno non capiscano perché dormiamo, questo è un evento inevitabile dal punto di vista del sistema dei Cinque Elementi: il letargo del sonno simboleggia la fase Acqua, perciò è essenziale per la continuazione dei giorni. Noi cadiamo addormentati quanto è sicuro che il Metallo genera l'Acqua: per abitudine, regolarità e necessità, ed emergiamo dal sonno con la stessa regolarità per passare a periodi di attività che manifestano la fase Legno. Noi dormiamo, perciò, per la stessa ragione per cui c'è l'oscurità tra il tramonto e l'alba: perché l'abisso dell'Acqua reclama tutto tra il compimento e il nuovo inizio.

Sognare è un fenomeno dell'Acqua, legato al sonno, che invoca la fusione dell'Acqua di tutti i confini così come la sua infinita immaginazione. I sogni ci portano fuori dal mondo che conosciamo e ci collocano in un universo strano e informe, in cui tempo e spazio non comandano e in cui la conoscenza è istantanea e onnipotente. Nei sogni ci colleghiamo alla mente universale, il grande Tao, la cui saggezza e profezia spesso viene a noi nel sonno. I nostri sogni ci fanno dare un'occhiata sull'insieme universale e servono come potenti guide e insegnanti in tutta la nostra vita.

Come il sogno, la fantasticheria è un'attività dell'Acqua che ci porta fuori dal mondo regolare e dentro un regno più profondo. Meno concreta della memoria, la fantasticheria è un sogno da svegli, un mare interno senza confini di tempo o spazio, in cui galleggiamo, collegandoci con le esperienze che ci danno un senso. Questo sognare ad occhi aperti ci ricorda che siamo più grandi della realtà alla quale siamo legati, e così evoca il mondo oltre i confini dove risiede l'Acqua.

Nella costruzione di un edificio il tempo dell'Acqua comincia quando l'edificio è completo. Gli operai sono andati a casa e l'edificio sta in silenzio e vuoto, forse con un brusio di elettricità e riscaldamento, mentre si prepara per i suoi abitanti, ma non è ancora abitato. Da addormentato, l'edificio sta in preparazione per ricominciare ancora il ciclo. Benché il progetto di costruzione sia morto, l'edificio sta arrivando ora nella vita, dove comincerà un'esistenza completamente nuova..
L'Acqua è la fonte della creatività e governa l'informità dalla quale le nuove idee restano unite. È uno spazio senza confini, quindi è il cielo in cui fiorisce l'immaginazione. Gli artisti di ogni tipo traggono il loro sostegno dalla libertà dell'Acqua e possono sentirsi più a loro agio lì che nella realtà consueta. Queste persone sono spesso considerate eccentriche perché passano tanto tempo nel loro mondo, e nel mondo dell'Acqua. La creatività dimora nei regni acquatici perché è lì che può accadere qualunque cosa: i soli limiti sono quelli imposti dalla nostra miopia.
Nel corso di qualunque progetto specifico, l'Acqua è la fonte da cui sorgono le idee; è la sorgente delle possibilità creative, che circonda i progetti individuali e serve da contesto nel quale essi sono creati. Essa segna, tuttavia, anche la fine di ogni progetto, quel momento di separazione in cui l'attività è completata e non c'è più da parlare di "progetto". Nell'abisso del compi-

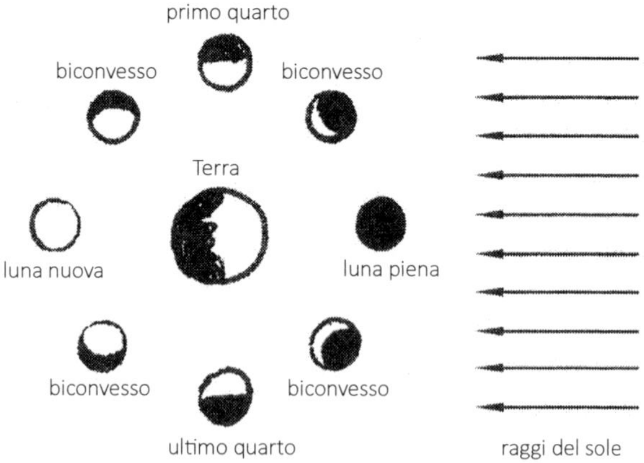

Le fasi della Luna.

mento si può fare un passo indietro e ammirare il lavoro che è stato fatto, visionarne l'uso e l'esposizione, o allontanarsi e fare un sonnellino. Una qualunque di queste attività è appropriata nella fase Acqua; l'unica cosa che non si può fare è lavorare ancora.

Marcia O., una sceneggiatrice e regista, rimase svogliata per mesi dopo aver terminato il suo primo film, dormendo a lungo, andando a vedere le vetrine, leggendo romanzi, ma diventando sempre più arrabbiata con se stessa perché non dava inizio al progetto successivo. Le sembrava di essere pigra e si chiedeva che cosa causasse questo periodo morto che percepiva come blocco creativo. Non capiva che quel periodo morto era, tuttavia, necessario e che l'Acqua richiedeva riposo nella esatta proporzione rispetto alla quantità di sforzo che aveva speso nel suo lavoro. È sempre così con l'Acqua e nessun desiderio o tentativo può affrettare il suo processo di recupero.

Le forze dell'inverno creano freddo nel Cielo e acqua sulla Terra. Esse creano l'organo dei reni e le ossa nel corpo... l'emozione della paura e la capacità di emettere il suono del lamento.

Classico di medicina interna dell'Imperatore Giallo

Ciò di cui Marcia non era consapevole in quel momento è che durante tutto questo "niente", lei era profondamente impegnata nel suo più profondo intimo con le energie creative dell'Acqua. Quando finalmente le venne un'idea per un nuovo progetto, si trattò di una cosa che la eccitava enormemente. Nella sua nuova fase Legno, mentre lavorava duramente alla sua nuova sceneggiatura, Marcia comprese meglio la natura della tranquillità che aveva provato precedentemente.

Nel mondo naturale, la creatività fondamentale dell'Acqua è vitale alla sopravvivenza di ogni essere vivente. Essa forma gli oceani dai quali è emersa tutta la vita e colma il grembo che ci accompagna nutrendoci verso la vita. Il novantotto per cento della nostra sostanza corporea è composto da acqua , che è anche sospesa nell'aria che respiriamo e infonde vita ai cibi che mangiamo. L'acqua è talmente parte della vita che la vita senza di essa non

può esistere a lungo: è inerente ai regni animale, vegetale e minerale, riecheggiando la presenza enorme del Tao come fonte di tutto.
In cosmologia l'Acqua corrisponde alla condizione dell'unità che esisteva prima del Big Bang, e anche all'ipotetico ritorno a quell'unità quando l'universo morirà. Sia che i fisici descrivano questa condizione come una "singolarità" o un punto di "infinita densità"10, è poco differente dall'insieme cosmico che ha ispirato i mistici di tutti i tempi. Come Grande Mistero, tempo di sogno, vuoto informe, caos primordiale, o Tao, l'unità è lo stato dell'universo primordiale, e una profonda immagine dell'elemento Acqua.
Nel ciclo mestruale, il tempo dell'Acqua è la mestruazione: l'emissione dell'"acqua celeste" che elimina dal grembo le cellule morte e lo lascia pronto per ricominciare il ciclo della fertilità. Tutte le culture associano le mestruazioni alla luna, la cui rivoluzione di ventotto giorni attorno alla terra coincide con la durata media del ciclo mestruale. Così la luna controlla le maree delle mestruazioni come fa con le maree dell'oceano, stimolando alti e bassi (ovulazione e mestruazione) con il suo crescere e calare. Infatti le parole "mese", "luna", e "mestruazioni" derivano tutte dalla stessa antica radice, e molte tradizioni descrivono il ciclo della fertilità come "ciclo lunare". Alcune tradizioni cinesi chiamano il sangue mestruale "neve rossa", un appellativo che lo collega evidentemente all'elemento Acqua e alla sua stagione. In molte culture le donne mestruate assecondano la fase Acqua del loro ciclo astenendosi dalle attività quotidiane per trascorrere del tempo con altre donne in meditazione, o con un lavoro artistico e il racconto di storie. Esse celebrano la coscienza alterata dello stato Acqua comunicando con il Grande Mistero del loro sé interiore, della loro creatività e dei loro dei.
Nella cultura occidentale moderna pochi tipi di vita consentono una così completa astensione su base regolare. Tuttavia la maggior parte delle donne ne riconoscono la necessità, desiderando il riposo, i cibi caldi, e le esperienze calmanti, senza capire fino in fondo che queste sono proprio le cose richieste dal corpo e dall'anima. Il tempo dell'Acqua richiede riposo, introversione e riconoscimento della sacralità dell'esistenza: quando lo

10. Stephen Hawking, *The Edge of Spacetime*.

affrontiamo con le solite vecchie sgobbate quotidiane potremmo trovarci piagnucolose, irritabili e frustrate da tensioni mestruali di ogni tipo. Molte donne trovano che hanno meno difficoltà con le mestruazioni quando imparano a "seguire il flusso" dei loro cicli mensili, abbandonando la routine quotidiana per consentire al corpo e alla mente un'occhiata all'esistenza più universale.

Il freddo è il clima che corrisponde all'Acqua. Il freddo è una forza Yin che contrae, rallenta e riduce sia la massa che il movimento. L'acqua fredda, l'aria invernale, i gelati, i condizionatori, le correnti dell'oceano e le foreste oscure sono alcuni dei luoghi che troviamo freddi nella nostra vita quotidiana.

Il freddo porta quiete, silenzio, e riposo agli organismi che diversamente si esaurirebbero. Esso modera il calore calmando la sua incessante attività. In estate la fredda terra e le fredde acque proteggono le piante e gli animali dal sole che prosciuga e brucia. Le fresche notti portano tregua alle giornate cocenti, così come fanno le brezze fresche nel caldo soffocante.

Il freddo eccessivo, tuttavia, spegne completamente la vitalità. Esso provoca danni impedendo il movimento per cui la crescita viene arrestata e le estremità muoiono per mancanza di nutrimento. Quando l'acqua della vita è ghiacciata, la vita stessa viene a cessare.

Nel corpo, come in natura, il freddo consente il recupero: rallenta il movimento, dando alle cellule un'opportunità di recuperare quello che hanno perduto in modo che possano continuare i loro processi normali. Senza l'influenza moderatrice del freddo, moriremmo tutti molto prima, bruciando i nostri organi per eccesso di attività. Troppo freddo, tuttavia, provoca i suoi problemi nel corpo: impedisce la digestione e può dare adito a feci sciolte, eruttazioni, dolore addominale, mentre nelle articolazioni inibisce il movimento, causando dolore e rigidità.

Dal punto di vista ambientale il freddo descrive influenze che sono mancanti o carenti in qualche modo, in contrapposizione alla condizione "troppo di" che è rappresentata dal calore. La luce interna è carente perché manca delle energie a spettro pieno, mentre i cibi trattati sono carenti perché mancano del Qi vitale e delle vitamine di cui abbiamo bisogno.

A livello emotivo l'Acqua governa la forza interiore. È fonte di tale forza come è fonte di creatività: esiste al di sotto della nostra coscienza come una sorgente a cui attingere. Il potere dell'Acqua non riguarda l'azione, e neanche i preparativi per l'azione, ma riguarda il potenziale di azione che conserviamo dentro di noi. A livello quotidiano l'energia dell'Acqua governa la coscienza che abbiamo delle nostre risorse interne. Ci da' la certezza che saremo in grado di gestire qualunque cosa ci porti la vita. L'Acqua ci garantisce la serenità e la fiducia che provengono dal sapere che abbiamo ciò di cui abbiamo bisogno.

Molti non conoscono pienamente la misura della loro forza, finché non vengono, in qualche modo, messi alla prova: finché qualche crisi non richiede il coraggio che non sapevano di possedere. È l'elemento Acqua a conservare queste forze nascoste e a portarle in campo quando se ne presenta la necessità.

L'idea di una forza spirituale o ancestrale è implicita nella concezione cinese delle risorse interne: tutti noi conteniamo le forze dei nostri antenati in aggiunta ai nostri poteri individuali. Per di più noi possiamo attingere alla loro forza quando la nostra viene meno. Molte culture in tutto il mondo allevano i bambini insegnando loro che fanno parte di un insieme continuo che si estende da loro fin dall'inizio del tempo, fino ai figli dei loro figli e oltre. Questa nozione dell'unità oltre i confini dell'individuale è energia Acqua nel suo senso più ampio. Essa descrive la forza tramite la conoscenza della profonda continuità della vita nell'universo.

Ma mentre conoscere le proprie forze è la manifestazione positiva

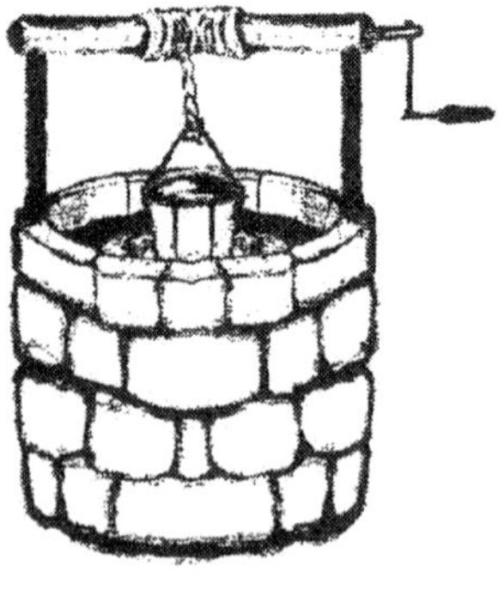

Le fonti di acqua fresca come pozzi e correnti spesso segnano luoghi santi o mistici. Questi pozzi fungono da ingresso a mondi ed esseri alternativi.

dell'energia interna dell'Acqua, il suo lato negativo è la paura: l'emozione associata all'Acqua nella medicina cinese classica. La paura arriva quando dubitiamo delle nostre forze, quando ci sentiamo soli o scollegati dalle forze che ci sostengono e perciò vulnerabili al caos o al malanimo. Sia che abbiamo paura di farci male, o di essere giudicati, o della morte, o della confusione, la paura ci paralizza completamente come il freddo congela. Ci blocca come morti nel nostro percorso, rendendoci incapaci di affrontare qualunque audizione, proposta, viaggio, o relazione ci stesse attirando alla vita e alla crescita.

Come se fosse il momento prima del vero
e proprio istante della creazione,
l'ultimo secondo prima
del terribile comando:
Sia la luce!

Non mi sono mai sentito così solo
al mondo, completamente sradicato
e allo stesso tempo
completamente placato, così proteso
nel desiderio e
allo stesso tempo, beatamente
certo del definitivo
appagamento come in quest'ora
prima dell'alba e del giorno.
Felix Salten, Good Comrades

La maggior parte di noi si spaventa quando sentiamo che ci estendiamo oltre i soliti confini: in altre parole, quando entriamo in un territorio senza limiti. Questo di solito succede quando stiamo per fare qualcosa che non abbiamo mai fatto prima: andare a sciare, esibirsi in pubblico, esplorare un luogo sconosciuto, ecc. Possiamo sentire questa paura osservando azioni piccole come provare un nuovo cibo, o grandi come compiere una parte del nostro destino, sia che l'attività possa probabilmente provocarci effettivamente del male o portarci piacere e progresso culturale. La paura semplicemente accompagna l'ignoto proprio dell'Acqua.

Alcuni hanno paura in qualunque situazione che non possono controllare: voli in aereo, grandi gruppi di persone, case disordinate, visite mediche, ecc. Questa ansia segnala difficoltà ad arrendersi al vuoto incontrollabile

dell'Acqua; coloro che ne soffrono spesso si aggrappano invece alle acute nevrosi del Metallo.
La medicina cinese a volte distingue tra paura e spavento, descrivendo la paura come una paura interna di qualcosa, e lo spavento come un panico improvviso: un evento traumatico come un incidente d'auto o una forma sinistra che salta fuori da un angolo buio. Entrambi sono governati dall'energia Acqua, e entrambi influenzano la capacità di avanzare in situazioni nuove nella vita; lo spavento è semplicemente considerato una condizione più acuta dell'abitudine di lunga data alla paura.
Possiamo imparare a controllare la paura dell'Acqua sviluppando risorse interiori di cui poterci fidare. Calcolare onestamente le nostre forze e debolezze ci insegna quali aspetti della nostra personalità sono affidabili: su questi si può fare conto in tempi di paura. Per attributi che non abbiamo, impariamo che è appropriato rivolgersi ad altri chiedendo aiuto. Benché molti evitino di chiedere aiuto per imbarazzo, questo non è vergognoso se abbiamo un senso preciso della nostra forza. Piuttosto ci insegna ad apprezzare i doni che altri hanno da darci.

L'Acqua nel ciclo della vita umana

Nel ciclo della vita umana, l'Acqua regola la morte e il morire, il periodo in cui lasciamo il nostro corpo per tornare all'unità da cui siamo venuti. Qui perdiamo il nostro sé individuale e, come gocce nell'oceano, ridiventiamo uno con la nostra grande origine.
Nelle culture moderne, la morte viene generalmente percepita con terrore: la stessa paura dell'Acqua ci perseguita continuamente, paralizzando la vita di molti. Questa paura prolifera nella cultura ossessionata dalla giovinezza che ci circonda, che nega l'età, la saggezza e la morte, facendo un feticcio della giovinezza e dell'inesperienza. Anche dietro la maggior parte degli aspetti delle controversie legali sta la paura della morte: il diritto all'aborto, la pena di morte, il suicidio assistito e il diritto di morire, e si discute nei tribunali per definire chi ha il diritto di vita e di morte sul corpo di qualcun altro.
Tuttavia questo terrore corrosivo non è universale. Tra i popoli e le culture

in cui si ammette la reincarnazione o qualche sorta di vita dopo la morte, la morte stessa è piuttosto considerata uno stadio in un ciclo che si rinnova continuamente. Coloro che si sono reincarnati continuano a seguire la ruota della vita. In queste condizioni, la morte evoca meno paura perché rappresenta di meno l'ignoto; la gente di solito sa dove sta andando e cosa verrà loro richiesto quando ci arriveranno.

I sistemi di convinzione che non consentono il rinnovamento del ciclo, tuttavia, creano un abisso alla fine della vita. È terrificante perché è sconosciuto e la gente passa perciò la vita ad averne paura. In termini di teoria dei Cinque Elementi questa fine permanente non ha senso; l'Acqua per sua stessa natura genera il Legno, e la morte in questo contesto conduce inevitabilmente a nuova vita. Abbondano in tutto il mondo le storie di persone che prevedono la loro morte molto tempo prima e si preparano tranquillamente e pacificamente per quell'evento di transizione. I religiosi e i mistici di ogni tipo sono noti per questo comportamento. In realtà *The Tibetan Book of Living and Dying* è un manuale completo dedicato al metodo della buona morte; ci insegna a vivere e a morire in presenza delle nostre paure.

Non c'erano ancora atomi, non parliamo poi di stelle o galassie: Tutto era vuoto. Noi tendiamo a pensarlo come un sereno, silenzioso niente, un insostanziale, vuoto privo di avvenimenti, ma in realtà ribolliva di tutta l'energia rinchiusa dell'esplosione primordiale.

Trinh Xuan Thuan, *The Birth of the Universe: The Big Bang and After*

L'aspetto spirituale dell'Acqua è la collettività: il nostro senso di essere parte di un insieme. La collettività ci invita a sentirci collegati non solo gli uni agli altri o a Dio, ma a un paese, a una comunità e all'insieme del creato: stelle, sole, particelle di polvere, insetti e l'intero fluttuante universo. Ci dona un più ampio senso del sé, ricordandoci il tempo prima della creazione quando eravamo tutti uno.

Coloro che agiscono con la consapevolezza del bene superiore si rifanno allo spirito collettivo dell'Acqua, comprendendo che le azioni di uno riguardano tutti. I martiri simboleggiano questa collettività: essi sacrificano la propria vita nello sforzo di migliorare la vita degli altri. Di questa funzione dello spirito spesso si abusa da parte di coloro che occupano posizioni direttive, quando convincono i loro seguaci che devono compiere un sacrificio a beneficio dell'insieme più grande. Il culto del suicidio, i piloti kamikaze e l'imperativo di sacrificare i lussi durante uno "sforzo bellico" fanno tutti ricorso in questo modo allo spirito collettivo dell'Acqua.

A livello dell'anima, l'Acqua evoca il destino. Benché tendiamo a pensare al destino come al nostro futuro, in realtà ha molto a che fare con il passato; è il filo che collega chi siamo stati con chi diventeremo. Come il Tao è l'insieme da cui gli individui si separano, il destino è l'insieme del viaggio di un'anima, dal quale ogni momento e ogni tempo di vita si individua temporaneamente. È il contesto nel quale viviamo la nostra vita individuale.

Il destino governa quegli attributi con cui veniamo al mondo: la nostra dote generale di geni, famiglia e karma. Queste caratteristiche definiscono chi siamo e quando cominciamo la nostra vita nella fase Legno: le scelte che facciamo ogni giorno determinano quel che diventeremo mentre la dotazione originale viene trasformata dagli avvenimenti della nostra vita.

Il destino che affrontiamo durante ogni tempo di vita crea per noi le lezioni, le esperienze, la saggezza e il potere che un giorno ci renderà completi. Obbiettivo primo della vita, l'integrità, è la ragione per cui ci individualizziamo: per imparare a rispecchiare il Tao che ci rispecchia tutti.

L'elemento Acqua esiste principalmente all'esterno delle relazioni umane, invocando più chiaramente la relazione che ogni individuo ha con il proprio sé interiore. Nella fase Acqua noi esaminiamo la nostra conoscenza interiore, i nostri sogni, le nostre emozioni e tutti gli aspetti della nostra esperienza che non possono essere percepiti veramente da un altro. Non è tanto l'impronta dell'esperienza del sé, quanto piuttosto il sé che ha l'esperienza, che rimane un'entità costante per tutta l'infanzia, l'età adulta, l'amicizia, le storie d'amore e le relazioni di lavoro.

L'Acqua governa chi siete quando il capo, il partner, il figlio, ecc. lascia la stanza: ciò su cui riflettete, su cui vi tormentate e sognate. Anche se non riguarda essa stessa la relazione, la fase Acqua è essenziale a ogni connessione. Senza di essa non c'è nessuno con cui collegarsi. In effetti il nostro sé "acqueo" è ciò per cui siamo in relazione: ci spinge a comunicare chi siamo agli altri nella nostra vita.

Per contro, l'Acqua conferisce anche una prospettiva alle nostre relazioni e ai nostri affari personali. Dato che porta con sé il senso dell'insieme, l'Acqua ci consente di andare oltre noi stessi per rivisitare i nostri piani e le nostre circostanze da un diverso punto di vista. L'Acqua vede il contesto delle cose: la storia, le dinamiche e le politiche di parte di ogni data situazione, consentendoci così una comprensione più olistica.

La vasta prospettiva dell'Acqua dà luogo alla compassione: l'amore e il rispetto per gli altri che sorge dal senso dell'esperienza condivisa. La compassione non è l'amore personale associato agli elementi Fuoco e Terra; è più generale, estendendo onore a tutto il creato semplicemente per il fatto che esiste. La compassione da' valore a ogni essere vivente. Non arriva al giudizio né scade in pietà, ma ama profondamente da una posizione di assoluto rispetto. Più coltiviamo la compassione, più diventiamo coscienti del nostro ruolo nel più grande insieme.

L'Acqua nel corpo

L'elemento Acqua si manifesta nel corpo come organi e meridiani dei Reni (Yin) e della Vescica (Yang). Insieme, Reni e Vescica governano la lunga prospettiva, l'isolamento interiore e la pace dell'elemento Acqua. In più, gli organi dei Reni e della Vescica hanno le funzioni fisiologiche seguenti.

I Reni sono la fonte di tutto lo Yin e lo Yang del corpo. I Reni sono considerati la "fiammella pilota" che innesca gli impulsi primari del corpo: lo Yin e lo Yang, e tutta l'energia che deriva dalla loro interazione. In questa capacità, i Reni incarnano la funzione di fonte di tutto che è propria dell'elemento Acqua. Tutti gli organi del corpo derivano le loro provviste di Yin e Yang, quindi Acqua e Fuoco, dallo Yin e dallo Yang dei Reni.

Le disfunzioni in questo aspetto dell'energia del Reni produrranno carenze di Yin, o di Yang, o di entrambi.

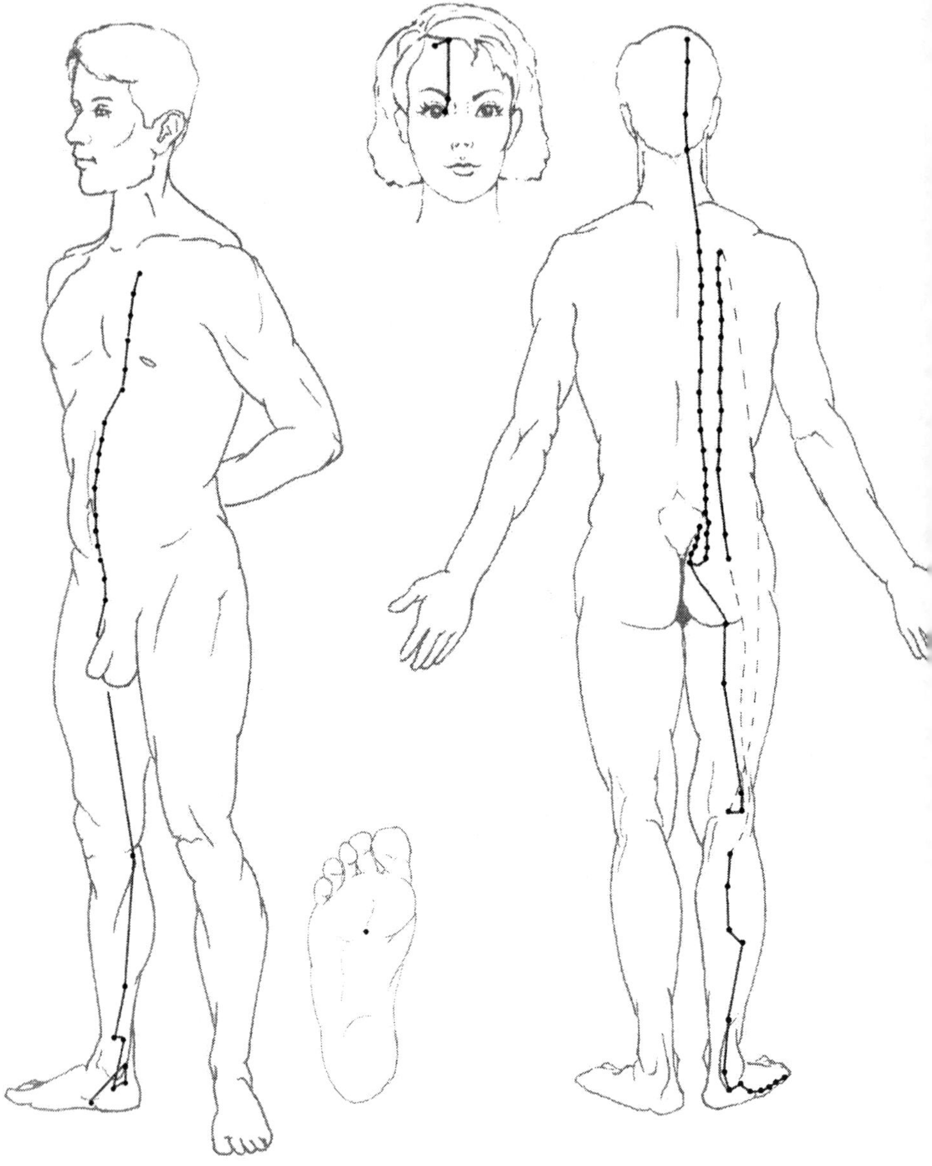

Il meridiano dei Reni

Il meridiano della Vescica

I Reni conservano l'Essenza. L'Essenza, o jing, è una forma densa di energia che da' la sostanza e la scintilla a un organismo. È prodotta nei Reni dalla combinazione di materia ereditaria (come il DNA) e delle essenze raffinate del cibo e dell'aria. L'Essenza, uno dei Tre Tesori del Qi Gong, si può intendere come la forma fisica della voglia di vivere. L'Essenza è la fonte dell'infinita creatività dell'Acqua, e cerca continuamente di creare (e procreare).
L'Essenza governa la vitalità generale e la sua forza determina la lunghezza del tempo di vita di ogni individuo. Essa trasmette le caratteristiche ereditarie del corpo, compresi i geni e il karma, e governa anche lo sviluppo fisico e sessuale, creando l'attrazione, la funzione e le secrezioni sessuali. Quando i Reni sono incapaci di conservare correttamente l'Essenza, un bambino potrà avere difetti congeniti, ritardo mentale, o sviluppo ritardato. Se avviene uno squilibrio nei Reni più avanti nella vita, questo potrà danneggiare l'attrazione e le funzioni sessuali, oltre a un'ampia varietà di altre funzioni del corpo (vedi, più avanti in questo capitolo, il paragrafo "Acqua e Qi Gong" per altre informazioni a proposito dell'Essenza).

I Reni governano le ossa e i denti. Le ossa e i denti sono la più densa forma di materia del corpo e richiedono una grande quantità di Essenza dei Reni per il loro sviluppo.
La forza, l'integrità e la crescita delle ossa e dei denti riflettono così la qualità dell'energia dei Reni disponibile per il corpo. Ossa e denti malformati, deboli o deteriorati indicano uno squilibrio nei Reni.

I Reni si manifestano nei capelli e si aprono nelle orecchie. Si può misurare la vitalità dei Reni dalla qualità dei capelli. Che siano spessi o sottili, splendenti o opachi, grassi o secchi, fortemente colorati o canuti, lo splendore dei capelli riflette lo splendore dei Reni e della loro Essenza.
Anche le orecchie e il senso dell'udito riflettono i Reni. I problemi come sordità, capogiro, ronzio alle orecchie possono indicare una disfunzione dei Reni.

I Reni sono chiamati anche ghiandole surrenali. I Reni comprendono la nozione occidentale moderna di ghiandole surrenali e dell'intero sistema endocrino. Le ghiandole endocrine producono gli ormoni, le cui proprietà sessuali e di catalizzatore della crescita sono comprese nelle descrizioni della funzione dei Reni.

I Reni ricevono il Qi dai Polmoni. I Reni ricevono l'aria che i Polmoni inspirano e raffinano. Quest'aria raffinata viene poi usata nella produzione dello Yin, dello Yang e dell'Essenza dei Reni.

I Reni governano l'acqua. Come organi dell'elemento Acqua, i Reni controllano la qualità e la quantità dell'urina. Essi forniscono anche il Qi alla Vescica, che conserva ed elimina l'urina. In più, l'energia Yang dei Reni aiuta l'Intestino tenue e crasso a separare i fluidi puri da quelli impuri e fornisce alla Milza l'energia di cui ha bisogno per trasformare e trasportare i fluidi. Gli squilibri nella funzione dei Reni possono perciò riflettersi nelle malattie del tratto urinario, incontinenza, urina scarsa o eccessiva, stitichezza, diarrea e malattie da muco.

La Vescica conserva ed elimina i rifiuti liquidi. La Vescica riceve il Qi dei Reni e lo usa per trasformare ed eliminare i fluidi.

I meridiani dei Reni e della Vescica manifestano l'elemento Acqua lungo la superficie del corpo. Il meridiano dei Reni comincia sulla pianta del piede e risale lungo l'aspetto mediale della gamba e sull'inguine, percorrendo il tronco di fianco alla linea centrale per finire appena sotto la testa della clavicola.

Il meridiano della Vescica comincia all'angolo interno dell'occhio, passa sopra e intorno alla testa e giù lungo la schiena di fianco alla linea centrale, fino alla parte dietro il ginocchio. Percorre una seconda linea lungo la precedente porzione della schiena, che continua giù per le natiche. Queste due linee si riuniscono sotto il ginocchio e il meridiano scende lungo la parte posteriore della gamba e al bordo laterale del piede per terminare al quinto dito.

L'Acqua in squilibrio

Dato che i Reni sono la fonte dell'Essenza del corpo e dell'energia Yin e Yang, raramente vi si formano eccessi: non si considera mai di avere "troppa" Essenza. Perciò la maggior parte delle scuole di agopuntura non riconoscono eccessi nei Reni o nell'Acqua, ma solo vari tipi di carenze, che a volte creano apparentemente un eccesso.
Dato che l'elemento Acqua è la fonte dello Yin e dello Yang nel corpo, quando diventa carente si può manifestare come carenza di Yin o di Yang. Ognuno di questi squilibri crea sintomi distinti, come segue.

La carenza di Yin dei Reni

I Reni carenti di Yin possono essere contraddistinti da:

- dolore all'area lombare e alle ginocchia;
- urine scarse, scure;
- lingua rossa;

Un esempio di carenza di Yin dei Reni

Ellen Z. venne a fare agopuntura per curare i sintomi associati alla menopausa. Lamentava vampate, insonnia, sudori notturni, ansia, terribili sbalzi d'umore che la rendevano alternativamente piagnucolosa, arrabbiata e stranamente euforica.
La menopausa provoca spesso i classici segni della carenza di Yin, dato che è il periodo in cui lo Yin decresce e le qualità femminili si riducono rapidamente. Le vampate, calore nella parte superiore del corpo, sono segni del Fuoco che si innalza, che non ha Acqua per controllarlo. L'insonnia e i sudori notturni vengono quando lo Yin è incapace di contenere lo Yang durante la notte, quando dovrebbe opportunamente farlo. L'ansia e gli sbalzi d'umore sono segni di disturbi dello Shen, o Spirito. Sono causati dalla carenza di Yin che porta carenza di Sangue nel Cuore e questo non riesce ad albergare propriamente lo spirito.
Il trattamento di Ellen si concentrò sul rafforzamento dello Yin del Rene e del Fegato, rafforzando il Sangue e calmando lo spirito.

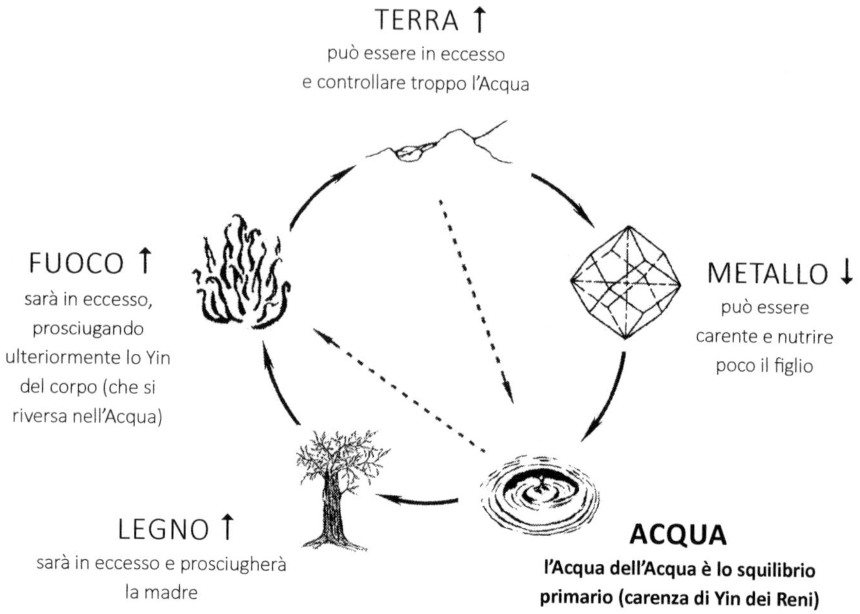

- febbri pomeridiane;
- arrossamento agli zigomi (non a tutto il viso);
- insonnia;
- sudorazione notturna
- senso di calore ai palmi e alle piante dei piedi.

Altri segni possono comprendere sterilità, eiaculazione precoce, ansia, isteria, palpitazioni, incanutimento precoce, senso di stanchezza e usura. A livello della creatività la carenza dello Yin dei Reni si manifesta di solito come incapacità di raggiungere la tranquillità richiesta per l'ingresso al regno creativo dell'Acqua. Le persone con carenza di Yin dei Reni sono sempre prese al laccio: nervose e irrequiete, e non riescono a rilassarsi abbastanza completamente da far spuntare idee creative.
La carenza di Yin dei Reni è essenzialmente la stessa cosa del falso calore descritto nel capitolo del Fuoco. Si può pensarla anche come carenza di

Acqua dei Reni, che è incapace di controllare il Fuoco dei Reni. La carenza di Yin causa un eccesso relativo di Yang: questo significa che ci sono segni di calore, ma non sono pieni o eccessivi (arrossamento parziale, febbre solo nel pomeriggio, ecc.).
Quando l'Acqua dei Reni è carente, gli altri elementi si possono presentare come illustrato a lato.

La carenza di Yang dei Reni

La carenza di Yang dei Reni causa un'apparente sovrabbondanza di Yin, che porta a condizioni di freddo, ritenzione idrica e una mancanza generale di spinta. L'"eccesso di Acqua" citato in una sezione successiva di questo capitolo non si riferisce a un vero eccesso, ma alla carenza di Yang dei Reni, i cui segni comprendono:

- stanchezza;
- debolezza;

Un esempio di carenza di Yang dei Reni

James G. venne a fare agopuntura in febbraio lamentando un dolore lombare che si prolungava fino alle ginocchia. Lo infastidiva specialmente al mattino presto, e quando stava in piedi a lungo su un pavimento freddo, di cemento, cosa che doveva fare spesso a causa del suo lavoro. James lamentava anche stanchezza e gli sembrava di non poter mai dormire abbastanza. Il suo sonno, inoltre, era frustrante, perché doveva svegliarsi diverse volte di notte per urinare.
Il dolore alla schiena e alle ginocchia di James è un chiaro segno di disfunzione dei Reni. Il fatto che lo disturbasse specialmente al mattino, quando lo Yang dovrebbe essere correttamente abbondante, indica una carenza di Yang. Quando cominciò a venire a febbraio – nel mezzo dell'inverno – era sufficientemente chiaro che l'eccesso del freddo dell'elemento Acqua era un problema centrale. Anche la sonnolenza cronica indica una carenza di Fuoco dei Reni, così come la frequente minzione, specialmente di notte.
Il trattamento di James doveva riscaldare il Fuoco dei Reni.

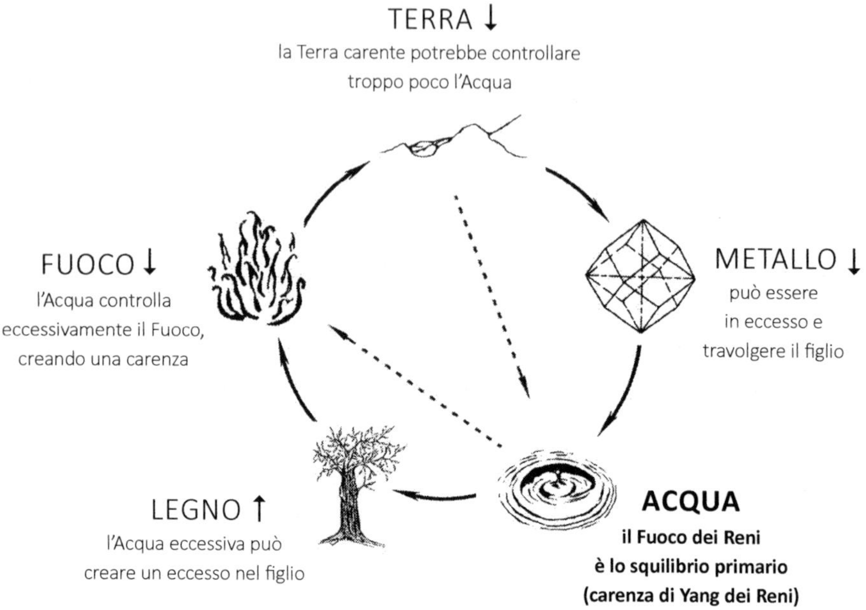

- arti freddi;
- minzione frequente;
- edema/ritenzione idrica;
- dolore alla zona lombare;
- ginocchia doloranti;
- disturbi che si accentuano al mattino;
- diarrea;
- urgenza di defecare al mattino;
- scarso appetito.

Dal punto di vista della creatività, la carenza di Yang dei Reni è simile alla carenza dell'elemento Fuoco: produce l'incapacità di attuare le proprie idee. Si possono avere buone idee ma non si avrà abbastanza energia per cominciare un processo creativo.

Quando la carenza di Yang diventa sistemica, spesso si manifesta anche nella Milza e nel Cuore, causando carenze di Terra e di Fuoco.

Carenza combinata di Yin e Yang dei Reni

Dato che lo Yin e lo Yang si creano l'un l'altro, una carenza prolungata di Yin o di Yang porterà carenza anche all'altro. Lo Yin dei Reni e lo Yang dei Reni possono perciò essere carenti allo stesso tempo con segni combinati di carenza di Yin e di Yang, come esaurimento e incapacità di dormire, o arti freddi, schiena e ginocchia doloranti e canizie precoce. Perciò la maggior parte dei rimedi per la carenza dell'Acqua comprende la tonificazione sia dello Yin che dello Yang.

Notte d'inverno

Il mio letto è così vuoto che continuo a svegliarmi: mentre il freddo aumenta, il vento della notte comincia a soffiare. Fruscia contro le tende, facendo rumore come il mare. Oh se quelle fossero onde che potessero portarmi ancora a te!

Yang-ti

Depressione maniacale: un caso di vero eccesso nell'Acqua

Mentre la maggior parte delle scuole tradizionali di agopuntura non riconosce una condizione di eccesso nell'Acqua, la malattia emotiva della depressione maniacale sembra coinvolgere eccessi sia nello Yin che nello Yang dei Reni, in cicli alternantisi. La metà depressiva del ciclo corrisponde all'eccesso nello Yin dei Reni, dove si scava profondamente nell'abisso eterno dell'Acqua, manifestando depressione e una profonda interiorità che può sfiorare la catatonia. Quando è eccessivo lo Yang dei Reni si vola euforicamente nelle fiamme trascendenti del Fuoco, mostrando attività abbondante, mania, creatività, movimento e Fuoco.

Dato che lo Yin e lo Yang si creano l'un l'altro, gli eccessi in uno tenderanno ad alternarsi ciclicamente con eccessi nell'altro, producendo il ciclo maniaco-depressivo conosciuto come disordine bipolare. La ormai ben documentata connessione tra depressione maniacale e creatività supernormale conferma questo concetto di eccesso di Acqua, in cui si soffre di abbondanza della creatività dell'Acqua.

Acqua e agopuntura

Come con gli altri meridiani, si usano i punti dei Cinque Elementi dei meridiani del Rene e della Vescica, collocati sulle gambe, per manipolare le dinamiche del ciclo dei Cinque Elementi.

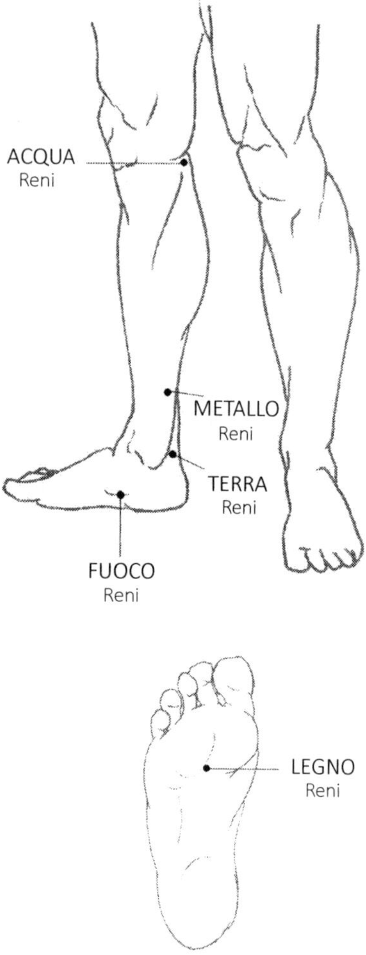

I punti dei Cinque Elementi sul meridiano dei Reni

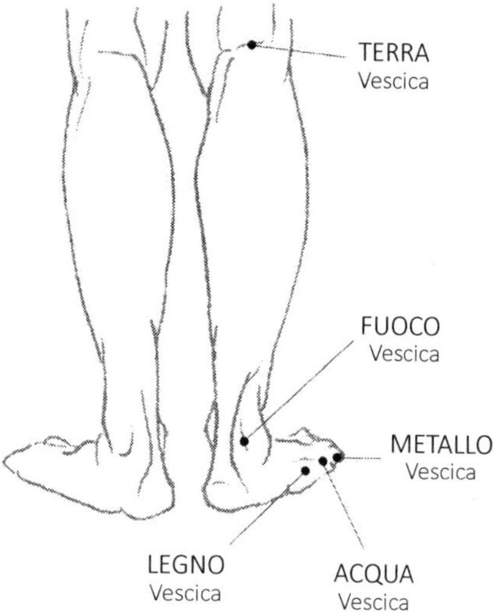

I punti dei Cinque Elementi sul meridiano della Vescica

I punti del **Legno** sui meridiani dell'Acqua influenzano la relazione tra l'Acqua e il figlio nel ciclo di Creazione. Se un eccesso nell'elemento Legno prosciuga la madre, per esempio, si possono disperdere i punti del Legno. Essi possono anche essere tonificati per sollecitare l'eccesso di energia nell'Acqua a spostarsi verso il figlio.

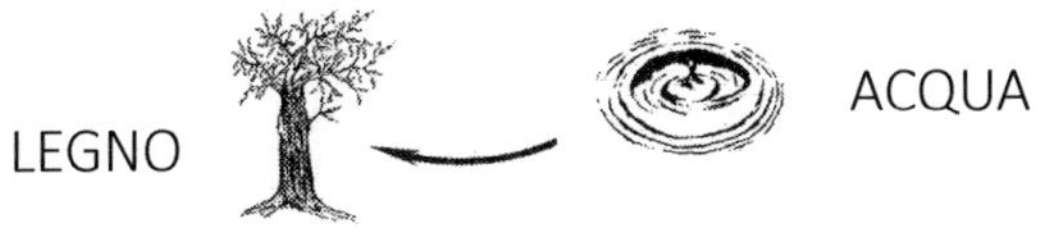

I punti del **Fuoco** sui meridiani dell'Acqua vengono spesso dispersi quando l'Acqua non controlla il Fuoco.

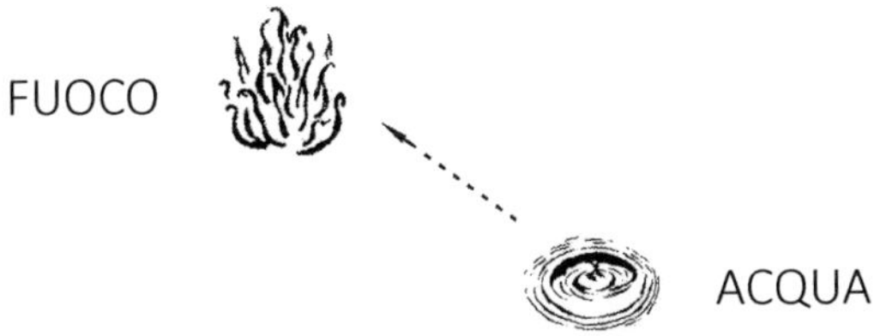

I punti della **Terra** sui meridiani dell'Acqua vengono facilmente usati quando l'Acqua è carente a causa dell'eccessivo controllo della Terra.

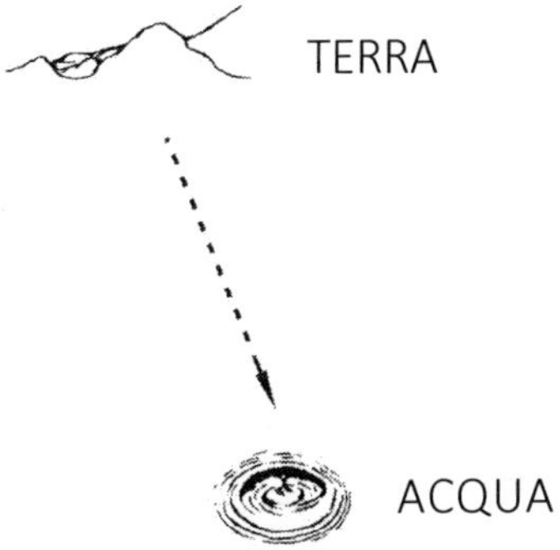

I punti del **Metallo** sui meridiani dell'Acqua si possono tonificare per rafforzare l'Acqua in carenza attraverso la madre, o in qualunque altro momento in cui la relazione tra Metallo e Acqua deve essere corretta.

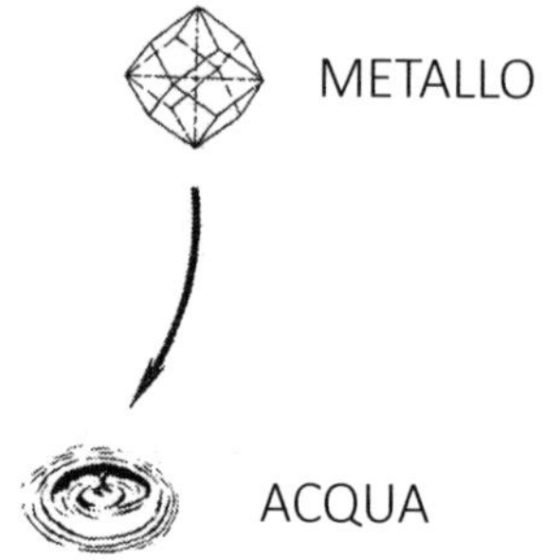

I punti dell'**Acqua** sui meridiani dell'Acqua vanno usati ogni volta che l'energia dell'Acqua è richiesta: per aiutare a controllare il Fuoco iperattivo, per esempio, o per nutrire il Legno.

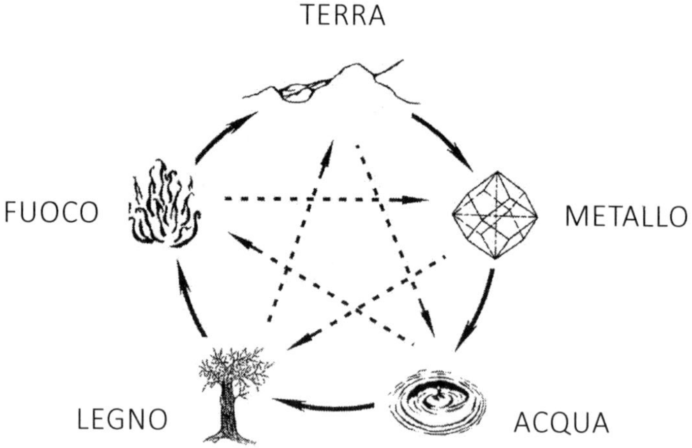

Acqua e cibo

La preparazione, consumazione e digestione del cibo sono alcune tra le attività più basilari, ma non sono direttamente compatibili con la fase Acqua, che richiede tranquillità. I processi della Terra, come mangiare e digerire,

Cura per la carenza di Yin dei Reni e la carenza di Yang dei Reni

Un trattamento comune per la carenza di Acqua (chiamata anche carenza dello Yin del Rene o Acqua che non controlla il Fuoco) usa i punti del Metallo per tonificare l'Acqua tramite la madre, in combinazione con i punti della Terra per impedire alla Terra di controllare eccessivamente l'Acqua.

Alcuni di questi punti furono usati per curare i sintomi della menopausa di Ellen Z., concentrandosi sulla ricostruzione della sua provvista di Yin dei Reni. Furono poi usati altri punti per calmare il suo spirito e formare il Sangue. Dopo pochi trattamenti i sintomi di Ellen regredirono e il suo stato d'animo tornò normale. Si sentiva in pace con se stessa e fu in grado di contemplare il suo processo di invecchiamento con serenità.

Un trattamento comune per la carenza di Yang dei Reni coinvolge i punti della Terra per controllare l'Acqua, in combinazione con i punti del Fuoco per favorire la focosa energia Yang.

James G. fu curato con punti del Fuoco e dell'Acqua per armonizzare la relazione tra quei due elementi. Egli rispose velocemente alla cura e riferì di non avere più dolore dopo due trattamenti. La sua energia ritornò ed egli riferì che non desiderava più disperatamente la primavera, anche se l'attendeva ancora con ansia.

non possono aver luogo in una fase Acqua, né può, il riposo dell'Acqua, aver luogo mentre si mangia. Tuttavia il cibo è ancora integrante rispetto alla fase Acqua in diversi modi. Come per gli altri elementi, alcuni cibi sostengono l'Acqua e aiutano a crearla una volta che sono stati digeriti. In secondo luogo, l'elemento Acqua crea l'Essenza (vedi, più avanti in questo capitolo, il paragrafo "Acqua e Qi Gong") in parte dai cibi che mangiamo. In un certo senso l'elemento Acqua è la ragione prima per cui mangiamo: essa rappresenta l'insieme del nostro essere, la cui continuità richiede nutrimento adeguato.

Il sapore dell'Acqua: salato

Il salato è un sapore Yin. Muove l'energia verso il basso e verso l'interno, umidifica il secco, ammorbidisce le masse dure, stimola l'appetito e migliora la digestione. Queste sono qualità da "centro" e da Terra; l'Acqua, come gli altri elementi, corrisponde a un sapore che riecheggia il suo elemento di controllo. I cibi salati penetrano i Reni e la Vescica, dove aiutano a regolare il metabolismo dell'acqua. Piccole quantità di cibi salati si possono così aggiungere ogni volta che l'elemento Acqua è in squilibrio, benché quantità maggiori lo indeboliscano.

I cibi salati comprendono il sale, le alghe marine e la salsa di soia. In più l'orzo e il miglio sono cereali considerati sia salati che dolci. Benché ci siano cibi salati in minore quantità di ogni altro tipo di cibo, il sale da cucina è così tanto usato nella maggior parte delle diete che a stento ne abbiamo bisogno in altre forme[11]. Le erbe salate comprendono le conchiglie di ostrica, le alghe, e la pietra pomice.

Dato che i cibi salati esercitano un'energia che controlla l'Acqua, è meglio mangiarli quando l'Acqua è iperattiva: in tempi di paura o panico, per esempio, o durante l'inverno, quando il freddo dell'Acqua deve essere controllato. Essi aiutano anche ad umidificare alcune condizioni di secchezza, come la stitichezza, e aiutano ad espellere le tossine dal corpo. Le alghe marine come kelp e hijiki sono le migliori per questo scopo.

Il sale, tuttavia, indebolisce facilmente i Reni e la Vescica, scombussolando il metabolismo dell'Acqua e portando a edema, difficoltà urinarie e condizioni di umidità, oltre che ad altre debolezze dell'elemento Acqua.

In più, un elemento Acqua indebolito sarà incapace di controllare il Fuoco, portando a ipertensione e malattie cardiache, condizioni che anche la medicina occidentale riconosce come aggravate dall'eccessivo consumo di sale.

11. Il sale da cucina comunemente usato è un prodotto raffinato non correttamente equilibrato che sarebbe meglio evitare. Il sale marino, la salsa di soia e il miso sono modi più sani di integrare il sale nella dieta.

La natura termica dell'Acqua: fresco/freddo

Come il Fuoco simboleggia la natura riscaldante dei cibi, l'Acqua rappresenta quei cibi che sono freddi o rinfrescanti. I cibi rinfrescanti creano condizioni più tranquille, lente e riposanti nel corpo. È meglio mangiarli quando l'Acqua è carente e deve essere rafforzata: in particolare durante le condizioni di calore o di Fuoco che richiedono Acqua per essere controllate.

Alcuni esempi di cibi rinfrescanti comprendono mele, banane, pere, angurie, meloni, pomodori, agrumi, lattuga, ravanelli, cetrioli, sedano, cardo, spinaci, broccoli, cavolfiori, granoturco, zucchini, latte di soia, tofu, germogli di alfalfa, miglio, orzo, frumento e derivati, amaranto, kelp e tutte le alghe marine, yogurt, granchi e molluschi.

I cibi raffreddanti non si dovrebbero mangiare durante condizioni di freddo o umido (eccessi di Acqua o Terra), dato che aggraveranno quelle condizioni.

Le verdure dell'Acqua: alghe, funghi e zucche

Le verdure e i frutti dell'Acqua crescono sospesi e tendono a propagarsi orizzontalmente, diffondendosi verso l'esterno come onde o increspature. Le alghe crescono in questo modo e sono anche salate, il che rafforza ulteriormente la loro affinità con l'elemento Acqua. I funghi di ogni tipo crescono in luoghi bagnati, scuri e freddi e si propagano con la diffusione di spore. Anche questi richiamano fortemente l'elemento Acqua. Le zucche crescono appese alle loro piante rampicanti, e condividono anch'esse un'affinità con l'Acqua. Si possono mangiare tutti questi cibi per tonificare un elemento Acqua carente e per raffreddare il Fuoco. Devono invece essere evitati in condizioni di umidità e freddo.

I frutti dell'Acqua: meloni e uva

I frutti dell'Acqua crescono, come le verdure, sospesi ai loro gambi. Così meloni e uva condividono le caratteristiche dell'Acqua e si possono mangiare per raffreddare il corpo, rimuovere le tossine e controllare il Fuoco. Si devono evitare in condizioni di freddo, umidità e carenza estrema di Fuoco.

CIBO PER LA CARENZA DI ACQUA

Succo d'uva organica puro

Il succo di uva nera è uno dei migliori tonificanti dello Yin disponibili. È meraviglioso per ricostituire i fluidi Yin dopo la febbre, e per rinfrescare dal calore estivo. Per un'occasione di festa preparate dei cubetti di ghiaccio di uva, versando il succo d'uva nella vaschetta del ghiaccio. Aggiungetene uno o due cubetti a una limonata estiva o all'acqua gasata per ottenere un sapore di fresco Yin. Non eccedete, tuttavia, o vi ritroverete con calore eccessivo nel vostro stomaco.

I colori dell'Acqua: blu, nero e viola

I cibi con una colorazione blu, nera e viola rafforzano i Reni e la Vescica, raffreddano il corpo, tonificano lo Yin e controllano il Fuoco. Alcuni esempi di questi cibi comprendono i fagioli neri, i semi di sesamo neri, i mirtilli, le more, l'uva nera, il granoturco blu, le melanzane, le patate viola e il riso selvatico.

Come gli altri cibi che tonificano l'Acqua, questi non si devono mangiare in condizioni di freddo o umidità.

Tonificare la carenza di Acqua

Una dieta per la carenza di Acqua è utile per raffreddare il calore dell'estate e per guarire da malattie calde e/o febbrili. Uno dei modi migliori per tonificare la carenza di Acqua è bere molta acqua, meglio se filtrata o di sorgente. Si può anche tonificare la carenza di Acqua con frutti e verdura dell'Acqua, con i colori dell'Acqua e piccolissime quantità di cibi salati nella dieta.

In più, anche i cibi rinfrescanti e quelli che tonificano il Metallo possono aiutare a tonificare l'Acqua attraverso la madre nel ciclo di Creazione. Sono di aiuto anche i metodi di cottura che utilizzano molta acqua: al vapore, bollire, scottare.

RICETTA PER L'ECCESSO DI ACQUA

Tranci di salmone con semi di sesamo

- 5 tranci di salmone
- 3 cucchiai di succo di limone fresco
- 1 cucchiaio di olio d'oliva
- 2 cucchiai di salsa di soia
- 2 cucchiai di olio di sesamo
- ½ cucchiai di zenzero fresco grattugiato
- 5 cucchiaini di semi di sesamo neri
- 1 cucchiaino di semi di sedano
- burro

- Marinate i tranci nel succo di limone, olio d'oliva, salsa di soia, olio di sesamo e zenzero. Lasciateli leggermente coperti per circa un'ora.
- Riscaldate il forno a 180 °C.
- Spargete i semi di sesamo e di sedano in un padellino. Tostateli nel forno da 3 a 5 minuti finché risultano bruni. Non bruciateli. Scuoteteli o mescolateli a metà cottura.
- Quando il salmone è pronto da cuocere riscaldate la griglia.
- Cuocete alla griglia il salmone finché è pronto, circa 5 minuti per lato.
- Cospargete il salmone cotto con i semi di sesamo e sedano mescolati. Servite con uno o due fiocchi di burro gelato.

Controllare l'eccesso di Acqua: cibo e inverno

I cibi invernali, o comunque quelli che si mangiano per controllare l'eccesso di Acqua, devono essere riscaldanti e stabilizzanti per incrementare lo Yang e il Fuoco dei Reni. I sapori salato e dolce unificano e fanno scendere l'energia, aiutando il corpo ad accordarsi con la stagione invernale e le condizioni di freddo interno. Le minestre e gli stufati, oltre alla carne e alle verdure arrostite sono ottimi per queste condizioni, così come i cibi dell'elemento Acqua come i legumi e la zucca invernale e le verdure invernali cotte al vapore, come la scarola e l'indivia.

In generale i pasti devono essere più abbondanti, robusti e cotti con calore più elevato e per tempi più lunghi: cottura al forno, arrosto e frittura. In più, i cibi che tonificano la Terra, come descritto nel capitolo sulla Terra, aiuteranno a controllare l'eccesso di Acqua, mentre quelli che tonificano il Fuoco e i cibi riscaldanti aiuteranno a combattere il freddo invernale.

Acqua e Qi Gong

L'elemento Acqua è essenziale per lo studio del Qi Gong, dato che crea e mantiene l'Essenza, uno dei Tre Tesori del Qi Gong. L'Essenza è la sostanza materiale di cui è composto l'universo, così come la scintilla divina che lo anima. Spesso chiamata "vitalità", l'Essenza è quel qualcosa ineffabile che distingue la vita dalla non vita: l'essenza dell'esistenza. In molti modi l'Essenza corrisponde all'idea occidentale di anima; è l'aspetto materiale della divinità. Nell'universo, l'Essenza è la luce del sole, della luna e delle stelle. È l'esistenza delle galassie e il substrato onnipresente del Tao. Sulla Terra, l'Essenza è la scintilla presente in tutti gli esseri viventi così come nella forma fisica che essi assumono. Così i corpi e i rami, le molecole e la materia sono tutti composti di Essenza.

Nel corpo, l'Essenza è sia il corpo in carne ed ossa, sia la radice della vita al suo interno. Come una batteria, l'Essenza conserva il potenziale, che per la durata della nostra vita viene trasformato in energia. Forma anche la sostanza del nostro corpo ed è responsabile della crescita e dello sviluppo, delle secrezioni e delle attività sessuali. L'Essenza trasporta la nostra impronta genetica e karmica, la nostra voglia di vivere e il desiderio di procreare; è la fonte della nostra esistenza terrena.

L'Essenza è ereditata in parte dai nostri genitori e creata in parte dagli aspetti più puri del cibo e dell'aria. È conservata nei Reni e trasformata poco per volta nelle energie Yin e Yang che muovono il nostro corpo. Tuttavia quando l'Essenza è terminata, la vita finisce. La sua regolazione e conservazione è perciò la radice della longevità, che è stata storicamente un obbiettivo principale delle tradizioni del taoismo e della medicina cinese.

I modi per conservare e produrre Essenza sono la somma totale di tutte le pratiche prescritte dalla medicina cinese:

- sane abitudini alimentari: cibi buoni e la cura e protezione della Milza come descritte nel capitolo sulla Terra;

- buone abitudini respiratorie, come descritto nel capitolo sul Metallo;
- sane abitudini nello stile di vita – l'equilibrio tra lavoro e riposo, le emozioni, l'attività sessuale, ecc., come descritto nel capitolo sulla Terra;
- la meditazione, come descritto nel capitolo sul Fuoco;
- gli esercizi di movimento, come descritto nel capitolo sul Legno.

Tutte queste attività influenzano sia la produzione che la conservazione dell'Essenza. Le corrette abitudini alimentari, per esempio, utilizzano quantità minime di Essenza conservata per aiutare a digerire correttamente il cibo. Allo stesso tempo, esse aumentano la quantità di Essenza fresca che si può estrarre dal cibo durante la digestione. Così l'Essenza viene conservata in due modi, quando le abitudini alimentari sono ben regolate. D'altra parte le abitudini alimentari scorrette utilizzano eccessive quantità di Essenza conservata mentre inibiscono la capacità degli organi di estrarne di più.

Gli esercizi di movimento conservano l'Essenza rimuovendo le ostruzioni che la prosciugano e creando un corpo più sano, che può quindi estrarre meglio Essenza fresca dal cibo e dall'aria. Gli esercizi esterni descritti nel capitolo sul Legno vengono praticati a questo scopo. Gli esercizi interni, tuttavia, sono studiati precisamente per la regolazione dell'Essenza. Piuttosto che contribuire alla salute e alla longevità, come le pratiche esterne, gli esercizi interni coinvolgono l'allenamento spirituale e la ricerca dell'illuminazione. Essi richiedono disciplina fisica e mentale, comprendendo meditazione, lavoro col respiro e movimento.

Vivo la mia vita in orbite crescenti
che si muovono da e sulle cose del mondo.
Forse non riuscirò mai a conquistare l'ultima,
ma sarà il mio tentativo.
Sto circolando intorno a Dio,
intorno alla torre antica,
e ho continuato a circolare per mille anni,
e non so ancora se sono un falco, o una tempesta,
o una grande canzone.
Rainer Maria Rilke

Benché molte di queste pratiche siano considerate segrete e sacre, sono

FAVORIRE L'ESSENZA: IL SALTELLO DI GIADA

Da praticare completamente nudi

Questo esercizio è adattato da Daniel Reid, *The complete Book of Chinese Healing: Guarding the Three Treasures.*

State in piedi, divaricando le gambe quanto la larghezza delle spalle o leggermente di più. Sollevate le braccia lateralmente un po' oltre le spalle e piegate i gomiti in modo che i palmi delle mani siano rivolti verso l'alto e l'uno verso l'altro appena sopra il capo. Rilassate le spalle e raddrizzate la parte posteriore del collo ritirando leggermente in dentro il mento. Saltate su e giù, rapidamente ma delicatamente, per un minuto o due, finché avete fiato. Mentre saltate piegate e distendete le dita ogni due o tre saltelli, facendo in modo di rilassarle completamente quando le distendete.

Questo esercizio farà rimbalzare su e giù il seno delle donne e i testicoli e il pene degli uomini. L'esercizio stimola il flusso di Qi e Sangue negli organi sessuali e nelle ghiandole endocrine che secernono gli ormoni. Esso stimola inoltre l'Essenza dei Reni.

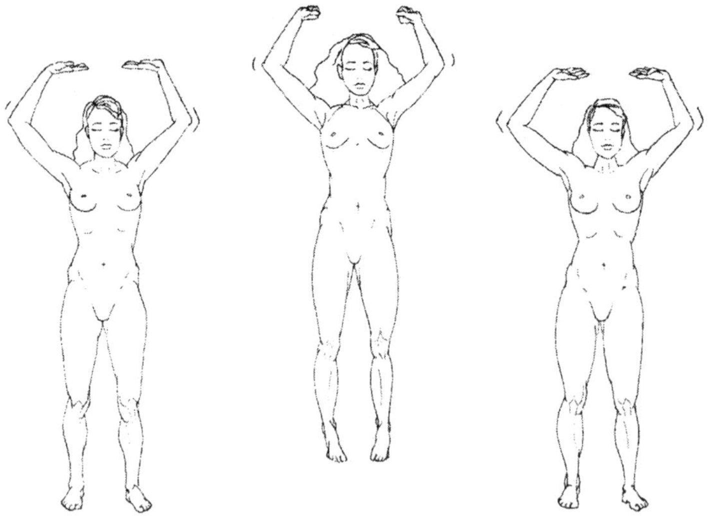

disponibili alcuni buoni testi, in particolare *The Brain/Marrow Washing Classic of Chuang Zu*, tradotto da Yang Jwin Ming, e *The complete Book of Chinese Health and Healing: Guarding the Three Treasures*, di Daniel P. Reid. Il seguente "esercizio sessuale" tratto dal libro di Reid è inteso a formare l'Essenza tramite la formazione di secrezioni sessuali. Non si intende da usare per attività sessuali ma per la pratica meditativa solitaria della formazione dell'Essenza.

Acqua e Feng Shui

L'Acqua nel Feng Shui si trova dovunque ci sia acqua, i colori blu o nero, l'oscurità, il freddo e le superfici ondulate o irregolari. Benché i punti scuri e freddi siano associati con lo Yin e perciò con l'elemento Acqua, l'acqua nel Feng Shui si riferisce generalmente ai corsi d'acqua: oceani, fiumi, laghi, stagni e fontane. Si pensa che questi portino salute e prosperità a coloro che abitano nelle vicinanze.

Nel Feng Shui classico il fluire naturale dell'acqua viene considerato serpeggiante e curvilineo; si pensa che i corsi d'acqua diritti forzino troppo il Qi lungo un percorso specifico, il che è dannoso per qualsiasi cosa si trovi lungo il percorso. L'acqua deve muoversi, non stare ferma, benché neanche l'acqua che si muove troppo velocemente vada bene. Una baia avvolgente, un fiume serpeggiante, una sorgente gorgogliante o un lago sono tutti buone fonti d'acqua che è opportuno avere vicino a casa. L'acqua pulita, sana attrae il denaro, perciò le abitazioni o i luoghi di lavoro con vista sull'acqua sono considerati più propizi di quelli senza.

L'acqua che abbraccia un'abitazione su tre lati (come una baia) è considerata estremamente fortunata, mentre l'acqua che corre via dalla casa, porta via il denaro degli abitanti.

In un paesaggio urbano le strade e i viali possono essere considerati come corsi d'acqua. Il flusso del traffico lungo questi è simile al flusso dell'acqua. Per questa ragione un viale circolare è considerato più benefico di uno diritto, che canalizza troppo direttamente il traffico verso la casa. Le strade diritte sono perciò problematiche, perché canalizzano il Qi troppo rapida-

Tonificare la carenza di Acqua

Per tonificare la carenza di Acqua, accentuate pace e tranquillità e cercate la saggezza della vostra voce interiore. Indossate colori neri e blu, attenuate le luci, passate del tempo sedendo, dormendo o meditando. L'attività più importante per la carenza di Acqua è l'inattività. Imparate a trascorrere una giornata sul divano. Leggete o guardate la TV se proprio dovete, ma cercate di trascorrere una parte del vostro tempo non facendo nient'altro che riflettere. Provate a guardare in una vasca di pesci o in una profonda ciotola piena d'acqua e lasciate semplicemente galleggiare la mente. Guardate delle fotografie o delle opere d'arte per stimolare ricordi, fantasticherie e sogni ad occhi aperti. Fate un bagno, andate a nuotare o ascoltate il mare o un ruscello che scorre. Il suono, compresa la musica, è uno strumento importante dell'elemento Acqua, e lo nutre tramite gli orecchi, che sono governati dai Reni.
Un buon modo per tornare in sintonia con un elemento Acqua ferito è prestare attenzione ai vostri sogni. Tenete un diario dei sogni e trascorrete la prima parte di ogni giorno scrivendo e ripensando le immagini dei vostri sogni.In aggiunta, seguite le istruzioni per tonificare il Metallo e per disperdere la Terra

mente ed è meglio se non sono dirette verso una casa o un luogo di lavoro. Le montagne che corrispondono all'Acqua sono colline irregolari e ondulate, valli e rilievi. Le costruzioni dell'Acqua sono quelle con i tetti irregolari: come tegole o tetti di paglia. In più, i dettagli architettonici come gli intagli o le decorazioni in pietra creano una superficie d'Acqua.
All'interno, nero e blu scuro sono i colori dell'Acqua. Le forme dell'Acqua sono irregolari o concave, come tappeti, tappezzeria (a causa della superficie ondulata), lavandini e vasche, tende e arazzi. Anche le superfici intagliate corrispondono all'elemento Acqua. I materiali dell'Acqua sono i liquidi: acqua e vetro.
L'area del Ba Gua che corrisponde all'Acqua è il Nord. Essa è associata an-

Disperdere l'eccesso di Acqua

Di solito l'eccesso di Acqua si manifesta come freddo. Mantenete caldo il corpo con abiti, bevande calde, bottiglie dell'acqua calda e ginnastica. Portate il fuoco nella vostra vita per tenere lontano il freddo. Accendete candele e incenso. Illuminate bene le stanze. Mangiate cibi caldi e speziati. Controbilanciate l'oscurità e la tranquillità dell'Acqua con colori luminosi, attività fisica e calore. Drenate l'eccesso di Acqua accentuando le attività del Legno come ginnastica e scrittura o qualche altra attività creativa. Sottolineate forma, apparenza e confini in ogni cosa che fate. Controllate l'eccesso di Acqua tonificando la Terra, come descritto nel capitolo sulla Terra. Contenete l'informità dell'Acqua concentrandovi sulla forma.

che alla carriera e agli orecchi. Per correggere uno squilibrio nell'Acqua o per stimolare la vostra carriera provate a mettere una vasca di pesci o una fontana lungo la parete Nord di una stanzetta o di un soggiorno. Sarebbe di aiuto anche un quadro che ritragga sia l'acqua che le montagne. In alternativa, si può utilizzare qualunque rimedio standard del Feng Shui – specchi, piante, luci ecc. – per rettificare quest'area del Ba Gua.

Il Nord-Est corrisponde alla conoscenza e cura di sé. Questa è la posizione ideale per una scrivania o uno scaffale di libri, e può essere ulteriormente stimolata da specchi, opere d'arte, piante o fontane.

Un elemento Acqua ben bilanciato ci consente di muoverci nel mondo con fiducia e calma. Ci da' un senso di forza e consapevolezza della nostra capacità di gestire anche le situazioni difficili. L'Acqua ci fornisce anche creatività infinita e amore per il rilassamento e la quiete. L'Acqua in buone condizioni ci conferisce una prospettiva equilibrata sulle nostre battaglie, e la capacità di vedere le battaglie degli altri con compassione.

A causa della sua profonda interiorità, l'Acqua al nostro interno è facilmente prosciugata dalla nostra vita indaffarata e dagli obblighi numerosi. Quando questo accade, perdiamo il contatto con la pace e la saggezza

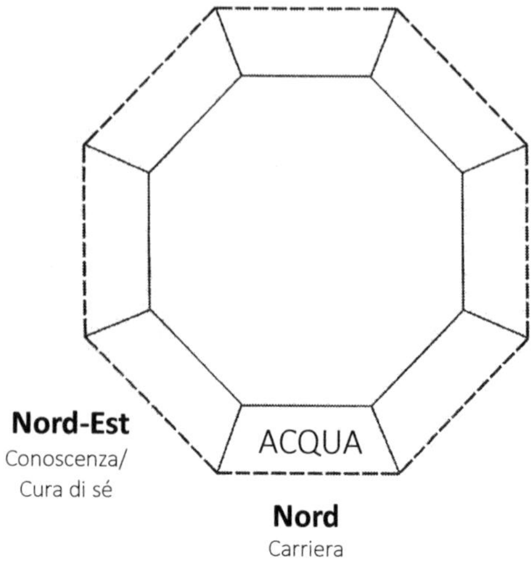

interiore e il nostro senso di sapere. Potremo sentirci esausti, depressi, fuori sintonia o semplicemente irritabili. Questo è il momento di dirigersi nel proprio mare privato, per riprendere confidenza con ciò che siamo e ciò di cui abbiamo bisogno. Solo dopo esserci presi questo tempo importante per noi stessi possiamo cominciare a interagire correttamente con il mondo esterno. Quella interazione, quando emerge dall'aver consultato la nostra saggezza interiore, conduce a una dinamica e potente fase Legno.

Inquilino temporaneo
Dalle vaste profondità del tempo passato,
L'uomo viene come il lampo di una meteora.
Nel mito, nel sogno, questa polvere vivente ricorda
Il caos, la deriva nella notte infinita,
il desiderio di restare unito,
la scossa, i venti, la vasta luce della creazione.
Fu sette miliardi di anni fa che questo pianeta
si formò dalla nube cosmica?
Quanti miliardi prima che la vita si muovesse nei mari?
Il nostro sangue è acqua di mare: ricorda le maree,
l'attrazione della luna.
Nella profondità del grembo ognuno di noi
è vita che si evolve dal mare.

Nancy Newhall, *This Is the American Earth*

Conclusione

Una volta che saprete cosa cercare, scoprirete il ciclo dei Cinque Elementi dovunque vi rivolgiate: nelle personalità, nelle opere d'arte, nei movimenti sociali, nella politica aziendale, negli oggetti di casa, e in altro. Come gli antichi dei e dee, gli elementi appaiono in molte manifestazioni. Nella vostra vita noterete che potete essere coinvolti in centinaia di cicli diversi allo stesso tempo: nella fase Metallo di un progetto, in una fase Terra della vita, e nella fase Legno di una relazione con sintomi di Terra in un periodo Metallo dell'anno. Questi cicli intrecciati definiscono la dinamica della nostra vita: multi-stratificata, interconnessa e in eterno movimento.

Con così tanti aspetti diversi, i Cinque Elementi si possono avvicinare a molti livelli. In un certo senso il ciclo porta l'introspezione nella vostra vita quotidiana. Suggerisce che potete affrontare un periodo di dispiacere del Metallo ripulendo la casa, per esempio, insegnando questa come attività appropriata in un periodo come questo. O vi aiuta a riconoscere che il vostro elemento Legno è sensibile quando scoppiano le allergie, in modo che possiate fare degli sforzi combinati perché la rabbia non si prenda il meglio di voi. Assecondando le maree del ciclo dei Cinque Elementi in questo modo vi aiutate a ridurre al minimo lo stress sapendo cosa incoraggiare e cosa minimizzare su una base quotidiana.

A un altro livello, potete usare il ciclo dei Cinque Elementi per fare dei cambiamenti consapevoli nella vostra vita e nella vostra salute. Potete prendere un elemento che sentite particolarmente affine, o scegliere un elemento che corrisponde a un problema che state attualmente affrontando: il Legno per l'irritabilità, per esempio, o l'Acqua semplicemente perché vi intriga. Determinate se quell'elemento tende in voi verso la carenza o l'eccesso, poi provate a creare un cambiamento in quello squilibrio seguendo i suggerimenti di questo libro. Modificate le vostre abitudini alimentari, spostate un po' di oggetti in giro per la casa, cambiate lo schema della vostra ginnastica, ecc., a seconda della carenza o eccesso che scoprite.

Potreste non notare che l'elemento scelto era in squilibrio in molti aspetti della vostra vita, finché le cose non cominciano a cambiare. Potreste trovare sintomi emotivi dove avevate riconosciuto solo quelli fisici, o squilibri ambientali in quello che avevate ritenuto un conflitto di personalità nel vostro ambiente di lavoro. È sorprendente come le modificazioni più semplici nelle vostre abitudini possano provocare cambiamenti che avvengono nei sentimenti, nelle relazioni, nei sintomi e nei comportamenti che non avevate neanche preso in considerazione per metterli in relazione con la vostra principale preoccupazione. Vi troverete a guarire in modi sorprendenti e ben graditi e ad imparare i collegamenti sperimentandoli direttamente.

Benché la cultura cinese non sia l'unica ad aver sviluppato un sistema di medicina che si intreccia con la natura, l'ha fatto però con stupefacente precisione. Nel definire i modi con cui il nostro corpo riflette queste forze dell'universo, il sistema dei Cinque Elementi dichiara che il pianeta e le sue creature sono fatti della stessa materia. Soffriamo delle stesse malattie e guariremo con le stesse cure: siamo *così* strettamente interconnessi. Forse il più grande dono del ciclo dei Cinque Elementi è questo senso di intimità che crea tra noi e il resto dell'universo. È veramente una meraviglia riconoscere che uccelli, fiori, vicini di casa, pianeta, sistema solare e voi ed io danziamo tutti la stessa danza primitiva: è un'eco della musica della creazione, la definizione dell'integrità e l'obbiettivo di ogni guarigione.

Nel formare i nostri percorsi personali alla guarigione in questo modo, come parti olografiche dell'insieme più grande, intravvediamo quale potrebbe essere il nostro giusto posto nell'universo, sia come individui che come specie. Ogni malattia che affrontiamo ci sfida a riconoscere quel posto: l'armonia dentro l'insieme. È quel che significa guarire, ciò per cui dovrebbe lottare la medicina.

Possano Dio e la Dea benedirvi nel vostro percorso, e possiate trovare amore e armonia in tutte le cose.

Bibliografia

Beinfield Harriet, Korngold Efrem, *Tra cielo e terra. Guida alla medicina cinese*, Il Castello, Milano, 2001

Berera Fabrizia, Crescini Gabriella, Minelli Emilio, *Le Cinque vie della Dietetica cinese*, red!, Milano, 2008

Biedermann Hans, *Dictionary of Symbolism*, Penguin Books, New York, 1992

Bogdanovich Peter (cur.), *The White Goddess Engagement Diary*, The Overlook Press, Woodstock, N.Y.,1997

Breslov Arieh Lev, *Beyond the Closed Door. Chinese Culture and the Creation of T'ai Chi Ch'uan*, The Almond Blossom Press, Gerusalemme, 1995

Caso Alfonso, *The Aztecs. People of the Sun*, Lowell Dunham, trad. Norman, Okda, University of Oklahoma Press, 1958

Chan Wing-tsit, *A Source Book in Chinese Philosophy*, Princeton Univeristy Press, Princeton, N.J., 1963

Cheng Xinnong (cur.), *Chinese Acupuncture and Moxibustion*, Foreign Language Press, Pechino, 1987

Cohen Kenneth S., *The Way of Qi Gong. The Art and Science of Chinese Energy Healing*, Ballantine Books, New York, 1997

Connelly Dianne, *Agopuntura tradizionale. La legge dei Cinque Elementi*, red!, Milano, 2014

Cowan Eliot, *Plant Spirit Medicine*, Swan Raven & Co., Newburg, Ore.,1995

Eitel Ernest J., *Feng Shui. The Science of Sacred Landscape in Old China*, Synergetic Press, Inc., Bonsall, Cal.,1993

Ellis Andrew, Wiseman Nigel, Boss Ken, *Fundamentals of Chinese Acupuncture*, Paradigm Publications, Brookline, Mass., 1991

Four Winds Development Project, *The Sacred Tree*, Lotus Light Publications, Twin Lakes, Wis., 1989

Fung Yu-Lan, *A History of Chinese Philosophy*, voll. I e II, Princeton University, Princeton, N.J., 1983

Gordon Stuart, *The Encyclopedia of Myths and Legends*, Headline Books Publishing, Londra, 1993

Guth Alan, Steinhardt Paul, "The Inflationary Universe", in *The New Physics*, Paul Davies (cur.), Cambridge University Press, New York, 1989

Haas Elson M., *Staying Healthy with the Seasons*, Celestial Arts, Berkeley, Cal., 1981

Hammer Leon, *Dragon Rises, Red Bird Flies. Psychology and Chinese Medicine*, Station Hill Press, Barrytown, N.Y., 1990

Hawking Stephen, "The Edge of Spacetime", in *The New Physics*, Paul Davies (cur.), Cambridge University Press, New York, 1989

Heinberg Richard, *Celebrate the Solstice*, Quest Books, Wheaton, Ill., 1993

Jarrett Lonny S., *Chinese Medicine and the Betrayal of Intimacy: the Theory and Treatment of Abuse, Incest, Rape and Divorce with Acupuncture and Herbs – Part I*, in "American Journal of Acupuncture", vol. 23, n. 1, 1995

Kaptchuk Ted, *Medicina cinese. La tela che non ha tessitore*, red!, Como, 1988

Kaptchuk Ted, *Medicina cinese. Fondamenti e metodo*, red!, Milano, 2002

Lauterbach Robert, *The World of Geology. The Earth Then and Now*, Edition Leipzig, Lipsia, 1983

Lip Evelyn, *Feng Shui. A Layman's Guide*, Heian International Inc., Torrance, 1979

Liu Jilin, Peck Gordon (cur.), *Chinese Dietary Therapy*, Churchill Livingstone, New York, 1995

Logan William Bryant, *Dirt, the Ecstatic Skin of the Earth*, Riverhead Books, New York, 1995

Maciocia Giovanni, *I fondamenti della medicina tradizionale cinese*, CEA, Milano, 1996

Matsumoto Kiiko, Birch Stephen, *Five Elements and Ten Stems*, Paradigm Publications, Brookline, Mass., 1993

Minelli Emilio, *Agopuntura clinica. Tradizionale e moderna*, red!, Milano, 2002

Minelli Emilio, Gatto Roberto, Berera Fabrizio, *Agopuntura. I principi e il metodo*, red!, Milano, 2014

Mollard Brusini Yvonne, Brusini C. Jack, *La dietetica cinese secondo la tradizione*, red!, Milano, 2004

Ni Maoshing, McNease Cathy, *The Tao of Nutrition*, Seven Star Communications Group Inc., Santa Monica, 1987

Ni Maoshing (trad.), *The Yellow Emperor's Classic of Internal Medicine*, Shambala Publications Inc., Boston, Mass., 1995

Pitchford Paul, *Healing with Whole Foods. Oriental Traditions and Modern Nutrition*, Rev. Ed., North Atlantic Books, Berkeley, 1993

Reid Daniel, *The Complete Book of Chinese Health & Healing*, Shambala Publications, Inc., Boston, Mass., 1995

Rochat de la Vallée Élisabeth, *Le 101 nozioni chiave della medicina cinese. Alle radici della cultura che l'ha generata*, red!, Milano, 2011

Rossbach Sarah, *Interior Design with Feng Shui*, E.P. Dutton, New York, 1987

Rossbach Sarah, Yun Lin, *Living Color. Master Lin Yun's Guide to Feng Shui and the Art of Color*, Kodansha America, New York, 1994

Schipper Kristofer, *The Taoist Body*, The University of California Press, Berkeley-Los Angeles, 1993

Skinner Stephen, *The Living Earth Manual of Feng Shui. Chinese Geomancy*, Penguin, New York, 1982

Sotte Lucio, Pippa Lucio, Ferraro Dominique, *Ginnastica medica cinese*, red!, Milano, 2000

Thuan Trinh Xuan, *The Birth of the Universe. The Big Bang and After*, Harry N. Abrams Inc., New York, 1993

Unschuld Paul U., *Medicine in China. A History of Ideas*, The University of California Press, Berkeley-Los Angeles, 1985

Waley Arthur, *Translations from the Chinese*, Alfred A. Knopf, New York, 1919, 1941

Walker Barbara G., *Woman's Dictionary of Sacred Symbols and Objects*, Harper Collins Publishers Inc., New York, 1988

Walker Barbara G., *Woman's Encyclopedia of Myths and Secrets*, Harper Collins Publishers Inc., New York, 1983

Wilhelm Richard, Baynes Cary F. (trad.), *The I-Ching or Book of Changes*, Princeton University Press, Princeton, N.J., 1977

Yang Jwing-Ming, *The Root of Chinese Chi Kung: The Secrets of Chi Kung Training*, YMAA Publication Center, Jamaica Plain, Mass., 1995

Yuen Jeffrey, *Notes from September 1993 lecture at the Tri-State Institute of Traditional Chinese Acupuncture*

Indice

Made in United States
Troutdale, OR
11/03/2026

56844388R00144